体のゆがみを治す！
筋肉・筋膜ほぐし

監修 村上一男

宝島社

体のゆがみを治す！　筋肉・筋膜ほぐし

体のゆがみを治す！　筋肉・筋膜ほぐし＊目次

プロローグ

肩こり編

頭痛編

「足がだるい」編

便秘編

本文イラスト
吉沢早織
レイアウト・DTP
砂田幸子
（酒井メディア工房）

プロローグ

筋肉・筋膜をおもいっきりほぐして肩こり・腰痛・不快症状を即効解消!!

肩こりや腰痛、体のこりによる様ざまな不快症状は、病気というほどではなくても実につらいもの。筋肉・筋膜のこりは背骨や骨盤を不自然な形にゆがめ、内臓の働きにまで悪い影響を与えます。

重力にさからう二足歩行の宿命?

人間の背骨は正面から見るとまっすぐですが、横から見ると美しいS字状カーブを描いています。

人間は四足歩行から二足歩行への進化によって自由に使える両手と広い視野、それにともなう高い知能など多くのものを獲得しましたが、その一方で重力にさからうという宿命も背負いました。背骨がS字状に曲がったのも重力に抵抗するためだといわれます。

悲しいことに、本来四足歩行に適するようにつくられた背骨なので、二足歩行には無理がともないます。つまり、二足で歩行するためには背骨が完全には進化しきれていないということです。

そこで、どうしても背骨がゆがんでくるのです。

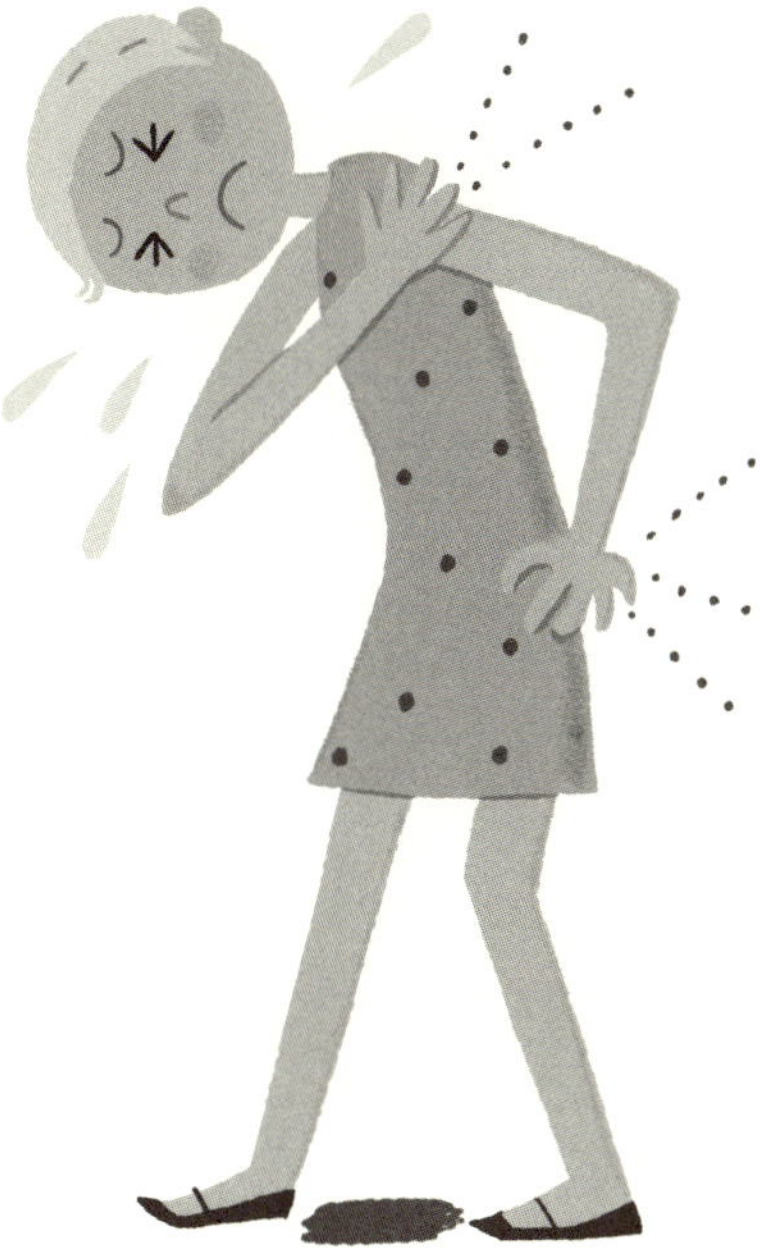

ただ歩いているだけでも、重力の関係で背骨には大きな負担がかかるのですが、人間の活動は歩行だけではありません。一定の姿勢を要求される長時間の作業が体にゆがみを起こさせるのです。

体によいと思われるのは、だれもが実感することです。

体によいと思われるスポーツだって、特定の部分だけ酷使すると、やはりゆがみを生じさせます。

思いがけない転倒や事故、精神的なストレスやショック、過度の緊張、薬の乱用や偏った栄養、出産、肥満なども背骨のゆがみの原因になることがあるのです。

現代人の腰や体は弱体化
筋肉・筋膜はカチカチ

せっかくきれいなS字状カーブを獲得した背骨ですが、現代人は歩くことを忘れ、筋肉を衰えさせています。また、ITの進化によって、パソコンなどの前に長い時間座っている仕事が増え、衰えた筋肉がカチカチにこっている場合が多くなりました。成人の2人に1人は腰痛もちだという調査結果もあります。

筋肉・筋膜のこりは背骨や骨格をゆがませる大きな原因となります。ただ単に「こりこりで苦しい」だけでなく、放っておけば体全体がゆがんで、その結果、神経系、ホルモン系のルートに障害が生まれて、内臓機能、免疫機能などにまで影響が出るの

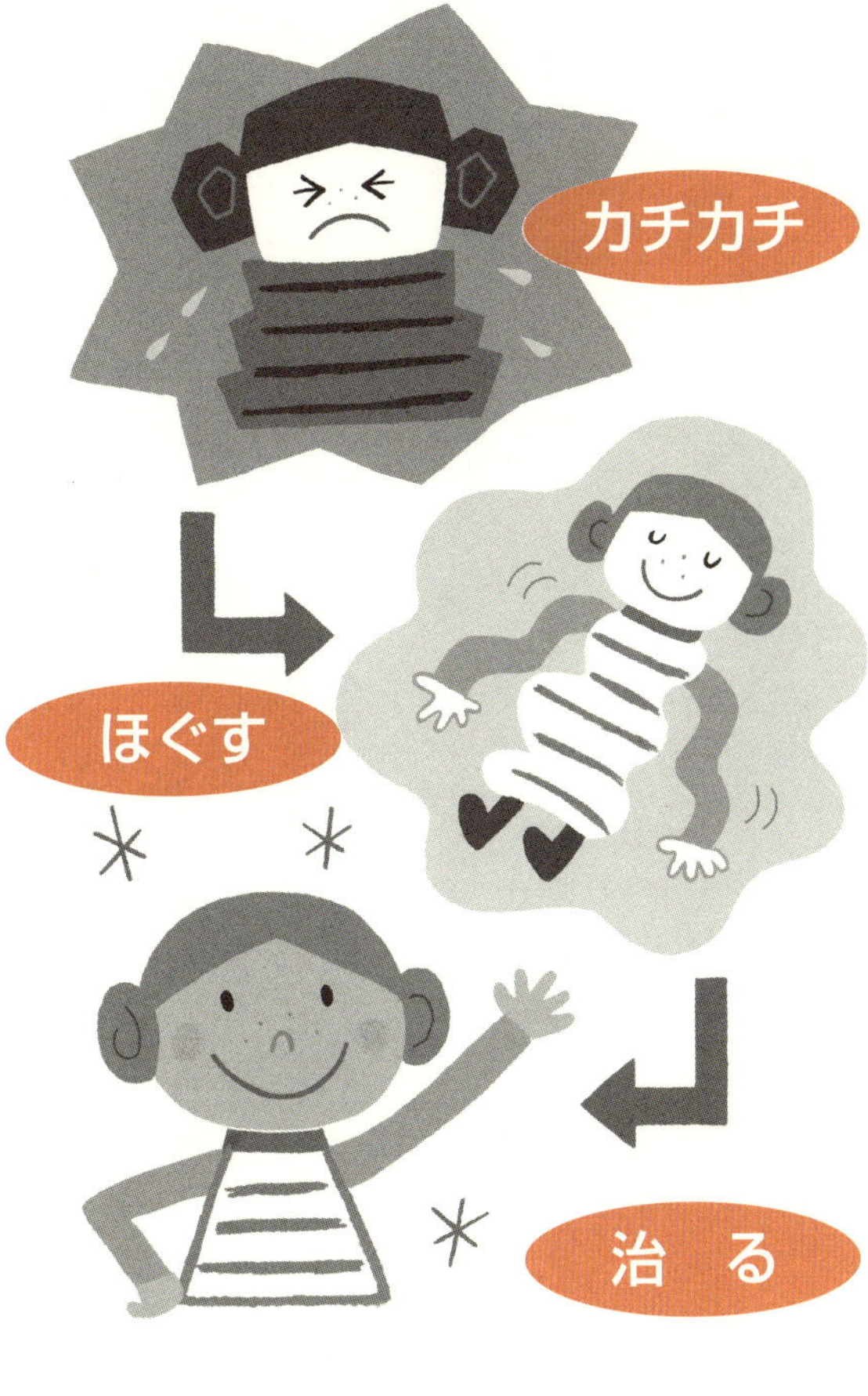
カチカチ
ほぐす
治る

です。

筋膜は耳なれない言葉ですが、筋肉を包んでいる薄い膜のことです。ソーセージの中身が筋肉だとすると、皮が筋膜です。ここがカチカチに硬くなると、当然筋肉も動けません。骨もゆがんでしまいます。

ですから、筋肉と筋膜の両方を同時にほぐす必要があります。筋肉と筋膜がしなやかでやわらかく弾力性に富んでさえいれば、骨格はゆがみにくくなります。たとえゆがんでも、すぐに元に戻す力が働きます。

筋肉・筋膜を充分にほぐすことが、肩こり・腰痛、様々な不快症状を解消する最高の方法なのです。

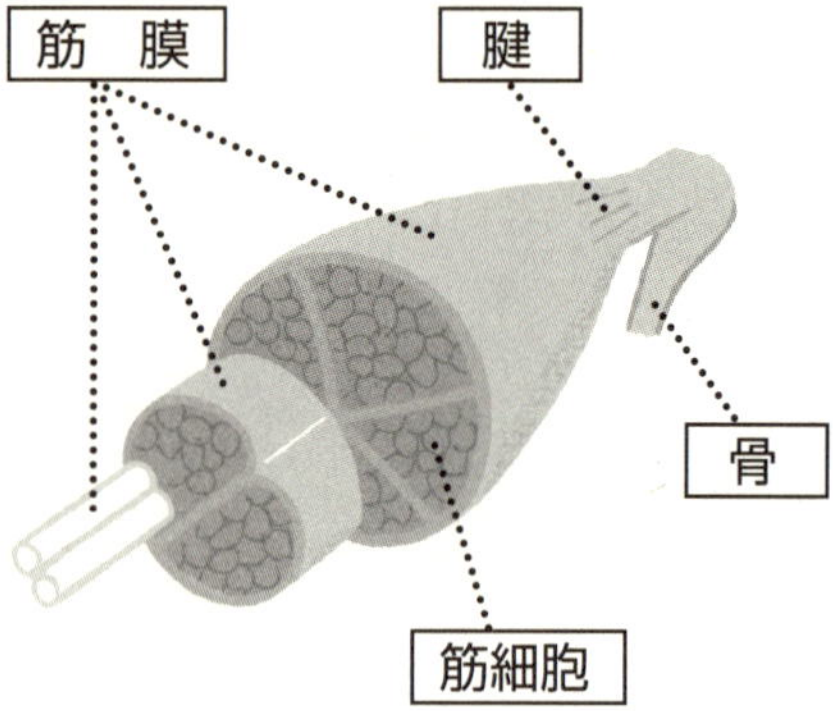

**脊椎のゆがみやズレが遠因となる
病気や症状はこんなにあります！**
（それぞれが脊椎のある部位のゆがみに対応しています。
22〜23ページ参照）

頭痛、めまい、不眠症、ノイローゼ、目・鼻・耳の疾患、白内障、鼻炎、耳鳴り、顔面神経痛、歯痛、咳、のどの炎症、扁桃腺炎、首の痛み、寝違い、首・肩のこりや痛み、上腕痛、ひじの痛み、五十肩、指先のしびれ感、ぜんそく、血圧異状、気管支炎、心臓疾患、乳腺症、乳房痛、胸骨痛、肺炎、胆のう障害、黄疸、下痢、神経性胃炎、胃・十二指腸かいよう、胃のもたれ、貧血、胸やけ、肝臓機能低下、帯状発疹、膵臓炎、脱力感、食欲不振、吐き気、腎臓機能低下、疲労、むくみ、尿の異状、下腹部痛、便秘、胃下垂、腸疾患、皮膚疾患、生理痛、前立腺疾患、生理障害、不妊症、性欲減退、膀胱障害、腰痛、膝痛、下肢の疾患、座骨神経痛、夜尿症、冷え性、膀胱炎、生殖器疾患、仙腸関節痛、背骨の湾曲、下肢の短縮、自律神経失調症、痔、座ったときの痛み

体ってこうなっている!! 内臓・骨・筋肉・筋膜の密接リンク

当たり前のことですが、体の各部分はつながり合っています。

だから筋肉・筋膜がカチカチだと骨格がゆがんだりズレたりします。

すると脊椎のまん中を通っている神経系統に障害が起き、結果的に内臓の働きまで悪くなります。

ついつい部分だけを見がちですが、全体のバランスがよい健康を考えましょう。

背骨は神経の通り道

現代人は体のどこかが悪いと、その箇所を治そうと一生懸命になります。もちろんそれは正しいことなのですが、体の部分は密接につながっていることを忘れてはなりません。細菌性の伝染病や悪性腫瘍などは、病原そのものをたたくのがもっとも効果的ですが、たとえば肩こりなどは、何が原因かよくわからない不快症状です。全体のつながりを見ないとなかなか治せないのです。

全体を見る上でとりわけ重要なのは背骨（脊椎）です。背骨の中には、中枢神経の一つである脊髄が通っています。そして、24個の椎骨が上下に重なって形成されています。もし背骨が一本の骨だったら、腰を曲げることも背中を反らすこともできないでしょう。

背骨の椎骨と椎骨の間には、クッションの働きをする椎間板というものがあり、また、上下の骨の間からは脊髄神経が出ています。

背骨は体を支えたり動かしたりする働きのほかに、神経の通り道になっているのです。

ですから、何らかの理由で背骨がゆがんだり、ズレたりすると、その部分と密接に関わっている内臓などに不都合が生じてきます（P22〜23参照）。

何かのはずみで椎間板が後方に飛び出して神経を圧迫する状態を「椎間板ヘルニア」といいます。ギックリ腰ともいいますが、これは耐えがたい痛みをともなう病気です。

背骨のゆがみを治して、自然治癒力をアップさせる

人間には自然治癒力（自然回復力）という実に優れたパワーがあります。「どこかが壊れたり、調子が悪くなったところができても、それをみずからの力で修復しようとする働き」といってもよいでしょう。

これは生き物にしかない能力です。机やイスは壊れても自分で修復することはできません。だれかが修理しない限り永遠に壊れたままです。物体には自然治癒力はないのです。

命ある、ということは自然治癒力が備わっていることを意味します。背骨を中心とした骨格のゆがみを矯正するのは、神経の伝達などを正常にし、結果的にこの自然治癒力をアップさせる行為だったのです。

この手技をカイロプラクティックといいます。約100年前、アメリカで誕生した手技療法で、アメリカでは正式な医療となっています。

カイロプラクティックは薬を使わない「手技」による治療法です。病気の状態や、あるいは内臓などの機能が衰える原因になっている障害を取りのぞき、自然治癒力を高める方法ですから、その治療範囲はとても広く、たくさんの病気や症状と関わりをもっているのです。

筋肉・筋膜のほぐしは、カイロプラクティック療法に基づいて、背骨と全身の骨格を解剖学的に診ながら施術しますから、ふつうのマッサージや指圧と違って、背骨と骨格のゆがみを治すところまでカバーします。

全身のつながりをよく診て行う根本的な施術方法です。

障害部位	症　状
頸椎1 頸椎2 頸椎3 頸椎4 頸椎5 頸椎6 頸椎7	頭痛、めまい、不眠症、ノイローゼ、目・鼻・耳の疾患、白内障、鼻炎、耳鳴り、顔面神経痛、歯痛、咳、のどの炎症、扁桃腺炎、首の痛み、寝違い、首・肩のこりや痛み、上腕痛、ひじの痛み、五十肩
胸椎1 胸椎2 胸椎3 胸椎4 胸椎5	肩こり、指先のしびれ感、ぜんそく、血圧異状、気管支炎、心臓疾患、乳腺症、乳房痛、胸骨痛、肺炎、胆のう障害、黄疸、下痢
胸椎5 胸椎6 胸椎7 胸椎8 胸椎9 胸椎10 胸椎11 胸椎12	神経性胃炎、胃・十二指腸かいよう、胃のもたれ、貧血、胸やけ、肝臓機能低下、帯状発疹、すい臓炎、脱力感、食欲不振、吐き気、腎臓機能低下、疲労、むくみ、尿の異状、下腹部痛
腰椎1 腰椎2 腰椎3 腰椎4 腰椎5	便秘、胃下垂、腸疾患、皮膚疾患、生理痛、前立腺疾患、生理障害、不妊症、性欲減退、膀胱障害、腰痛、膝痛、下肢の疾患、座骨神経痛
仙　椎 尾　骨	夜尿症、生理障害、冷え性、膀胱炎、生殖器疾患、仙腸関節痛、背骨の湾曲、下肢の短縮、自律神経失調症、痔、座ったときの痛み

背骨のゆがみが引き起こす部位別の病気や症状

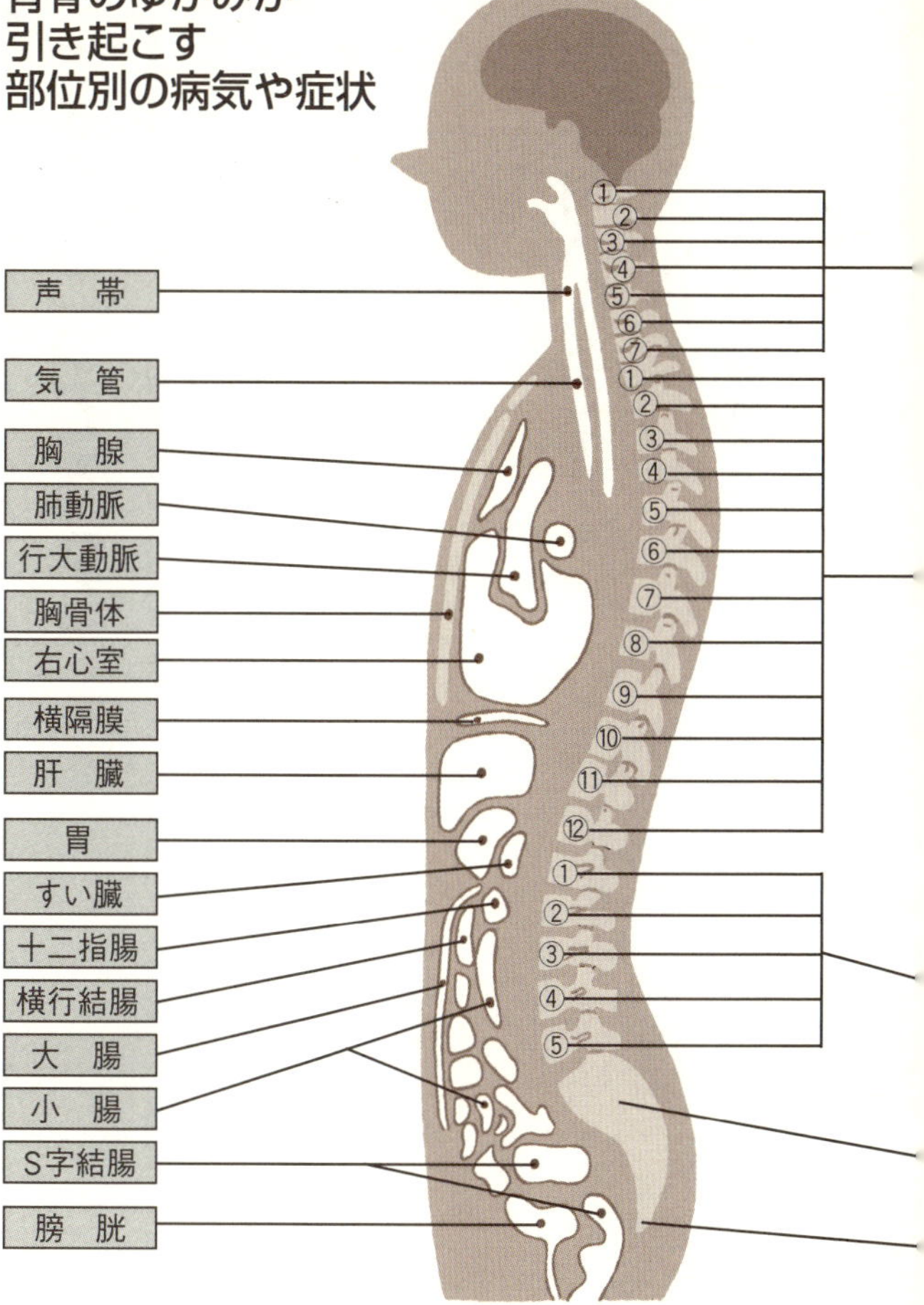

【ほぐし】って何？

「ほぐす」といえば、複雑にこり固まったものをやわらかくする、といった意味です。

この本では、カチカチにこった筋肉と筋膜を独特の手技や動作でやわらかくしなやかに解き放つ、という意味で使います。

ただ単にやわらかくするのではなく、背骨や骨格のゆがみやズレを治すことまで考えています。


自分でできる【ほぐし】初公開！

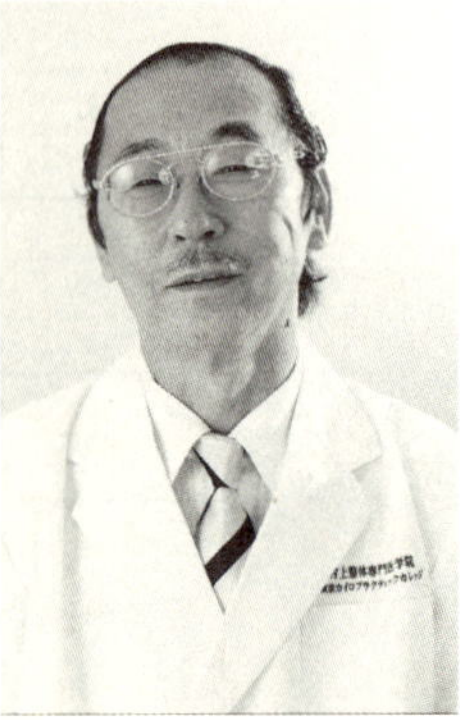

【ほぐし】創始者
村上　一男 先生

日本人の体格や生活習慣に合わせて

前述したように、カイロプラクティックはアメリカ生まれの手技療法です。背骨のゆがみやズレを解剖学に基づいた手技で元に戻し、脊髄を通っている中枢神経の流れを正常化し、結果的に体が生まれながらにもっている自然治癒力を高める療法です。

カイロプラクティックの手技による背骨矯正は、アジャストメントといいますが、やりようによってはあっという間に終わります。もちろんこれができるのは経験豊かなカイロドクターに限ります。日本で発達したあんま、鍼・きゅう、指圧、マッサージ、ツボなどと違って、時間はかからないのです。

ところが、日本人は昔から体をもまれたり、さすられたり、軽く押さえられたり、たたかれたりすることに深いリラックスを感じてきた国民です。あっという間に「ポキポキ」っとゆがみを矯正してしまう療法は、たとえそれが素晴らしい効果をもたらしたとしても、どうも日本人にはもの足りないのです。

アメリカ人とは体格も骨格も違います。食生活も違います。アメリカ生まれのカイロプラクティックを直輸入するのには、少し無理があったのです。

これにいち早く気づいたのが、村上一男氏（村上整体専門医学院理事長）でした。

１９７０年、村上氏はアメリカのパーマーカイロプラクティックカレッジに研修留学し、本場のカイロ手技をマスターして帰国。1日200人というたいへんな数の患者に最新のカイロを施していたのですが、どうも受けがよくありませんでした。

村上氏はじっくり考えました。欧米人に比べて、日本人の筋肉は柔軟性に乏しく、また長い習慣で「揉みほぐし」が大好きなのです。

そこで、アメリカ生まれのカイロ手技に、日本の古武道などから採用した独特の〈ほぐし〉技を加味して、〝村上式〈ほぐし〉カイロ〟という手技療法をあみ出したのです。

筋肉・筋膜のこりが背骨のゆがみやズレを生み出す

脊椎系のゆがみは神経を圧迫し、内臓機能に悪い影響を与えます。周囲の筋肉・筋膜に偏りを生じさせ、血液やリンパ液の流れも乱します。

アメリカンカイロは、「すべては背骨から」として、脊椎矯正をメインにしますが、村上氏は「筋肉・筋膜のこりが逆に背骨をゆがませる」

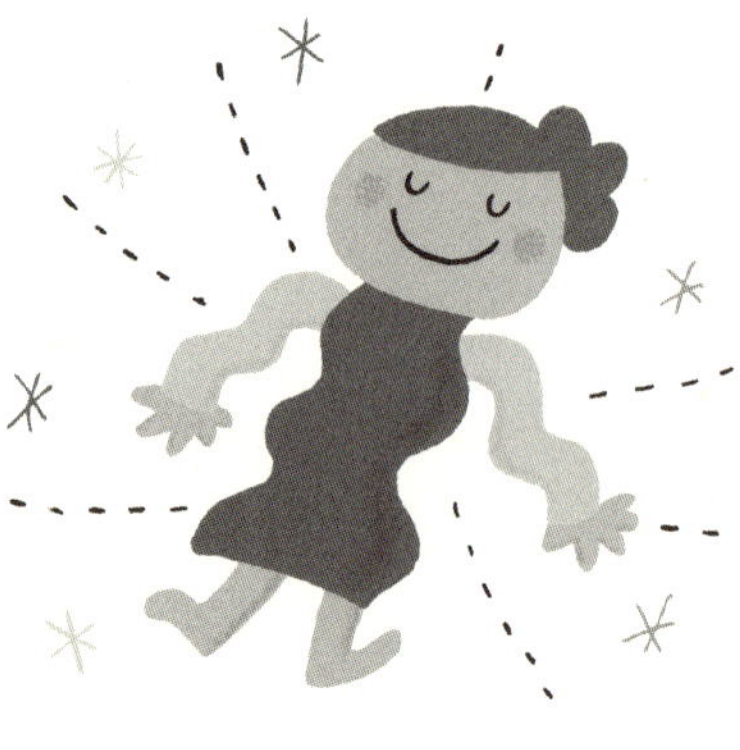

ことに、豊富な臨床体験から気づいたのです。

ですから、村上式〈ほぐし〉カイロはすぐには背骨や骨格の矯正は行いません。まず、充分に周辺の筋肉・筋膜をほぐしてから矯正します。〈ほぐし〉だけでも矯正になる場合があります。

〈ほぐし〉は、主要な骨格を支える筋肉・筋膜を、押さえて伸ばします。押す（押圧）、ひっぱる（牽引）、伸ばす（伸展）、まわす（回旋、ローリング）などの手技を用います。

東洋と西洋の手技がみごとに融合した〈ほぐし〉

〈ほぐし〉カイロは一見するとあんま、マッサージ、指圧などとよく似ていますが、骨格系のつながりを解剖学的によくみて施術しますので、リラックス効果のみならず体のゆがみも治っていきます。

P43から紹介する〈ほぐし〉動作は、この村上式〈ほぐし〉カイロを、いつでもどこでも簡単に、自分ひとりでできるように考え出されたもので、日本初公開です。

筋肉系の全景（前面）

左半身は皮膚をはいだところ。
右半身ではさらに
筋膜も取り去ってあります。

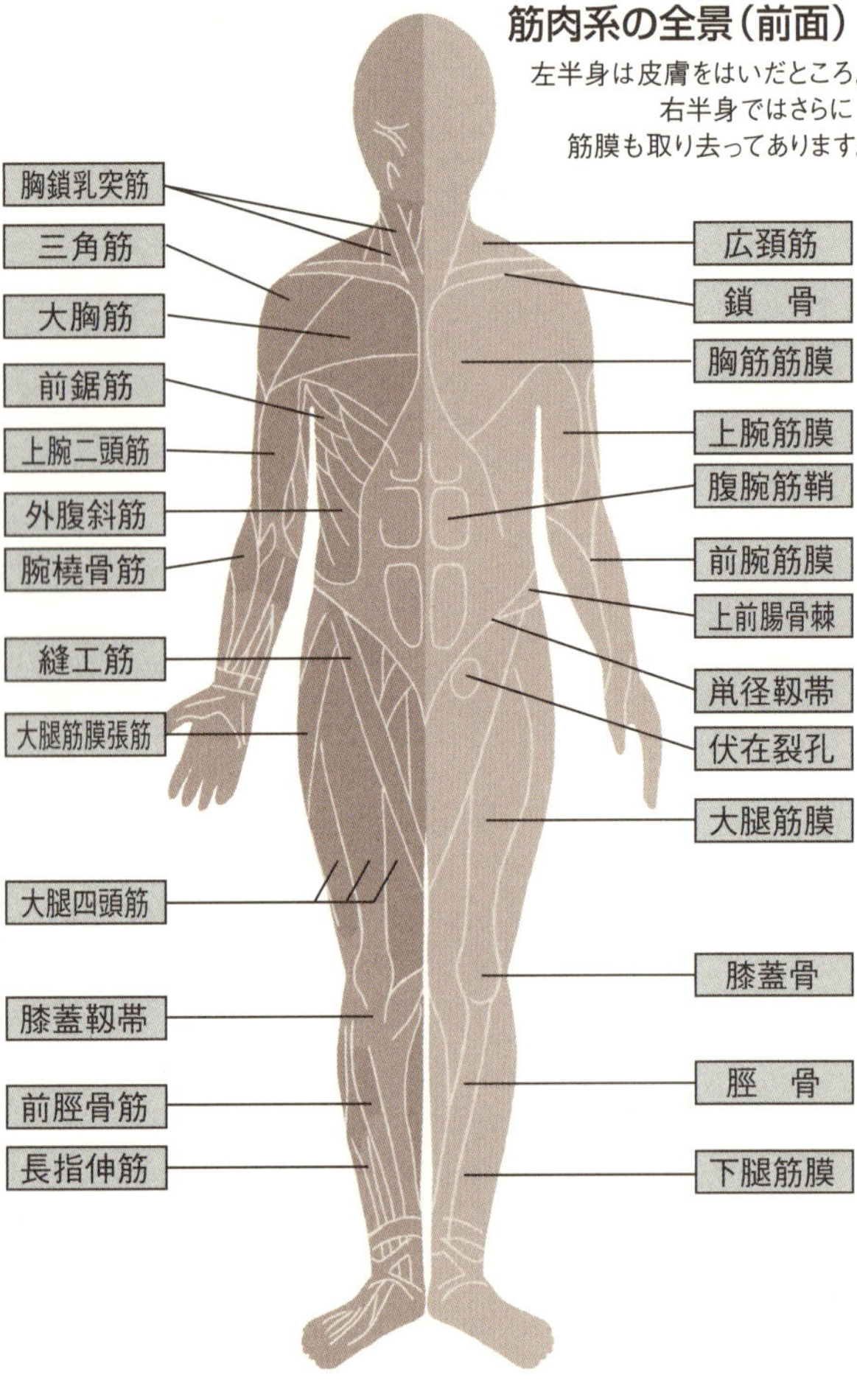

筋肉系の全景（後面）

左半身は皮膚をはいだところ。
右半身ではさらに
筋膜も取り去ってあります。

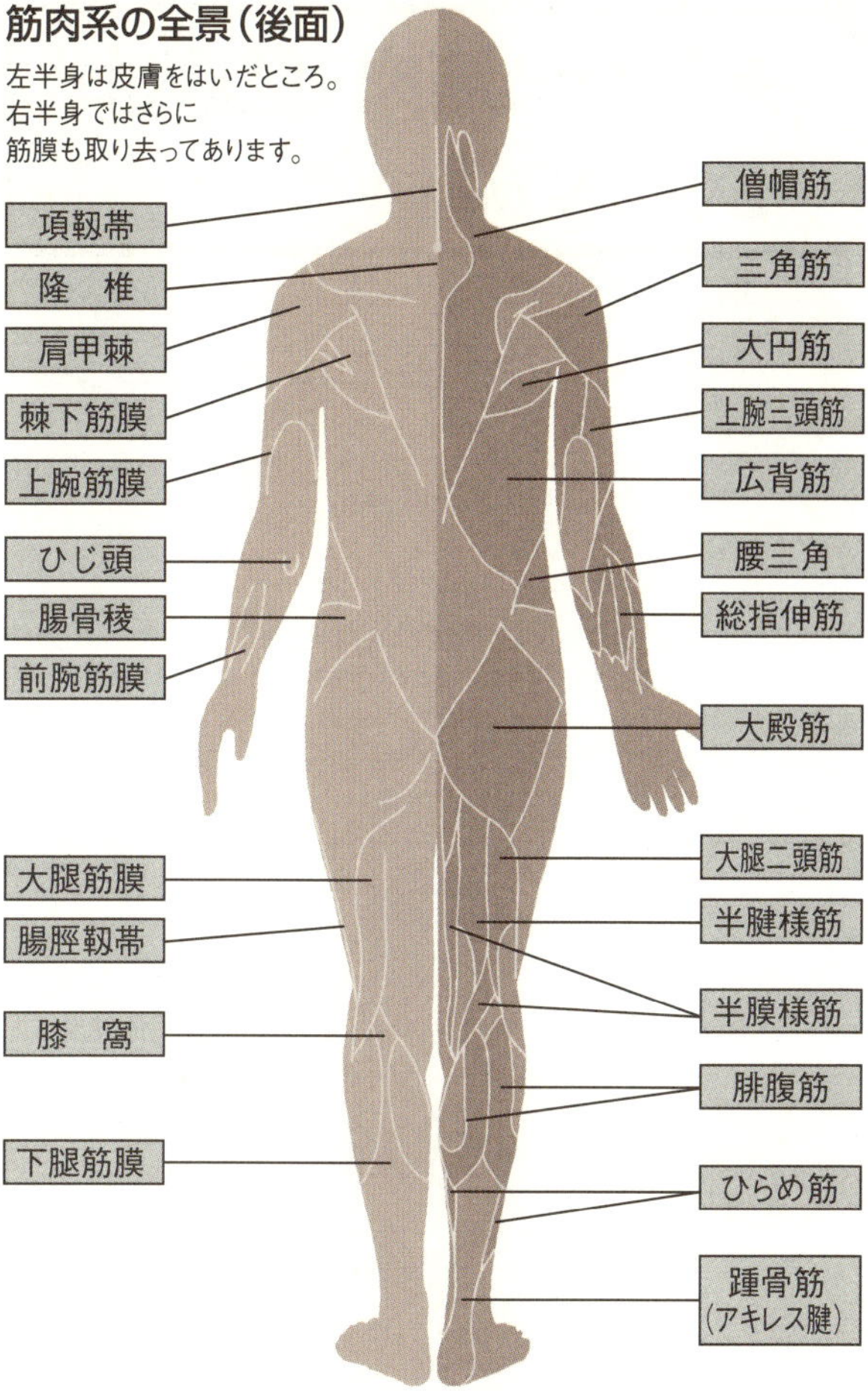

あなたの筋肉・筋膜はこっていない？

筋肉 筋膜 カチカチ度セルフチェック

両耳の高さは水平になっていますか？

体のゆがみを調べるときに、意外にわかりやすいのが、この方法。両方の耳の高さを比べてみましょう。どちらかが上になっていたら、まず頸椎（首の骨）のゆがみが疑われます。当然、背骨が曲がっていれば耳の高さは不均等になります。骨盤のゆがみも考えられます。鏡に映して確かめましょう。

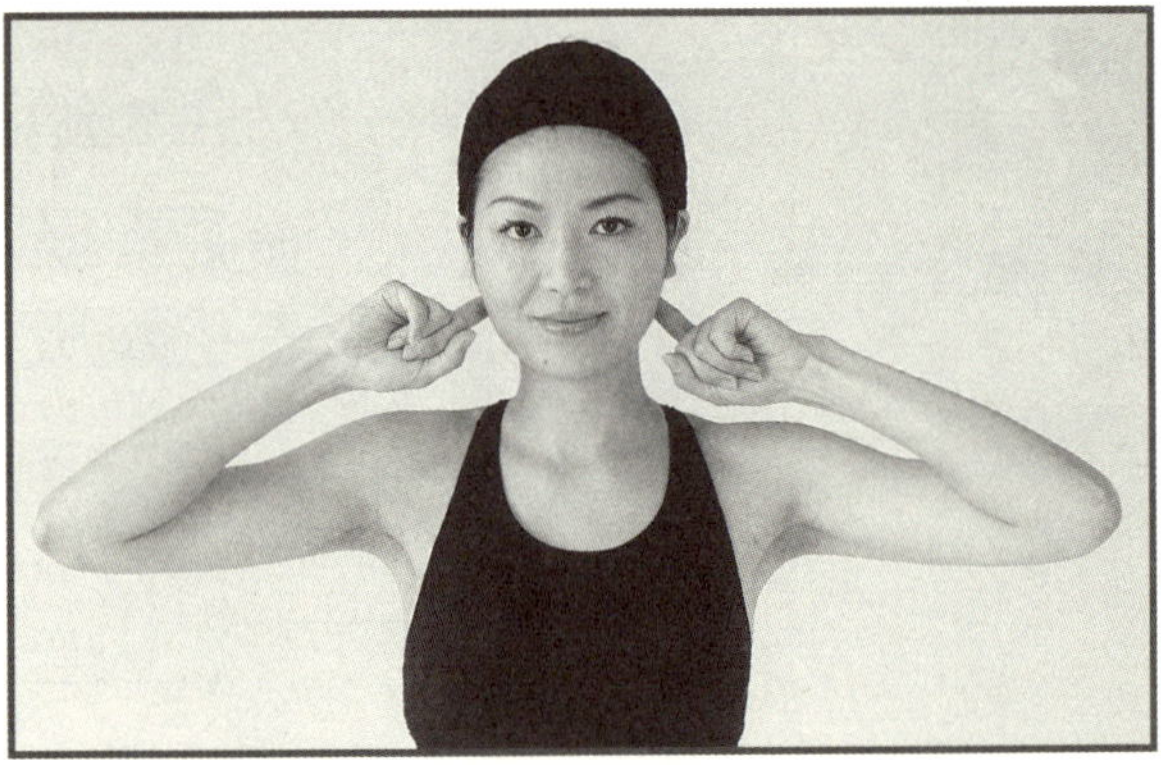

ひじを曲げずに手の甲が頭上でつきますか？

まず両手を水平に伸ばして、横に広げます。
次いで、手のひらを下に向けたまま両手を広げて、ひじを曲げないようにして真上に上げ、手の甲をくっつけます。

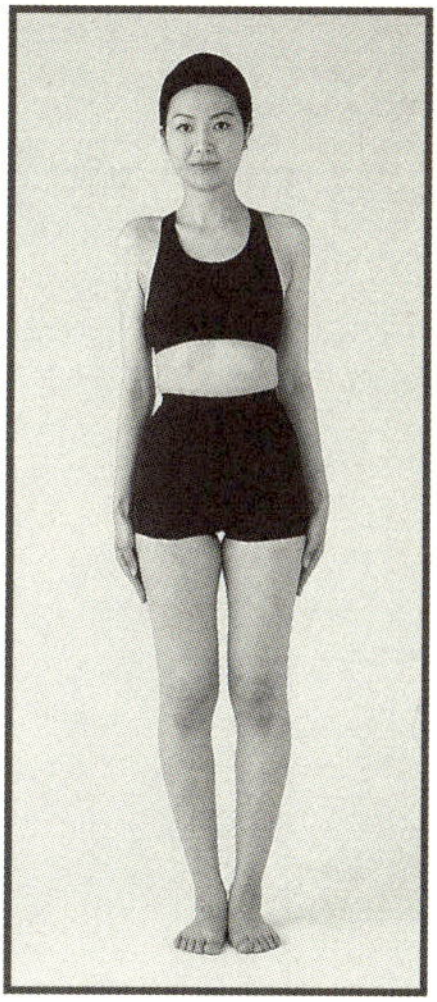

腕が両耳につかなかったり、手の甲がつかない人は筋膜が縮んでいます。とくに肩や両脇の筋膜のこりが考えられます。腰が悪い人もつかない場合があります。

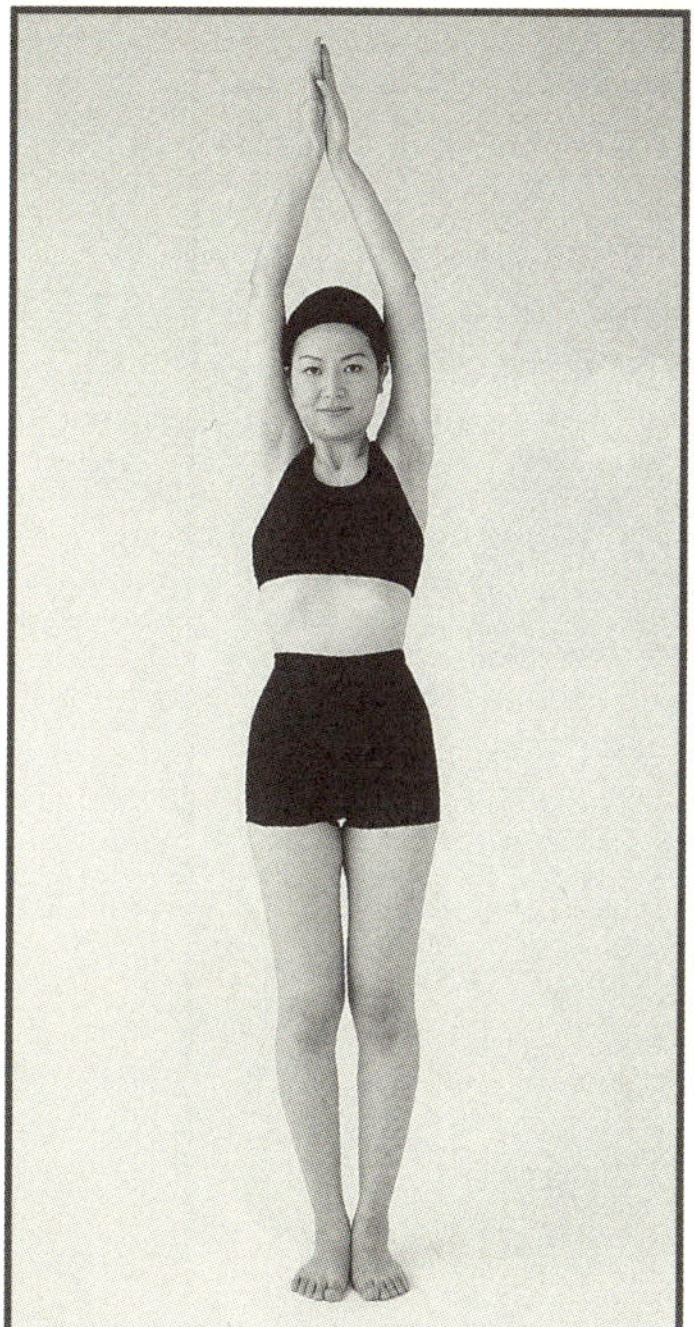

肩の高さは水平ですか？

両の肩は同じ高さにあるのが正常ですが、背骨や骨盤がゆがんでいるとどちらかが上がってしまいます。自分では気づきにくいのですが、かなり多くの人が左右、高さが違います。身近な人にチェックしてもらってもよいでしょう。

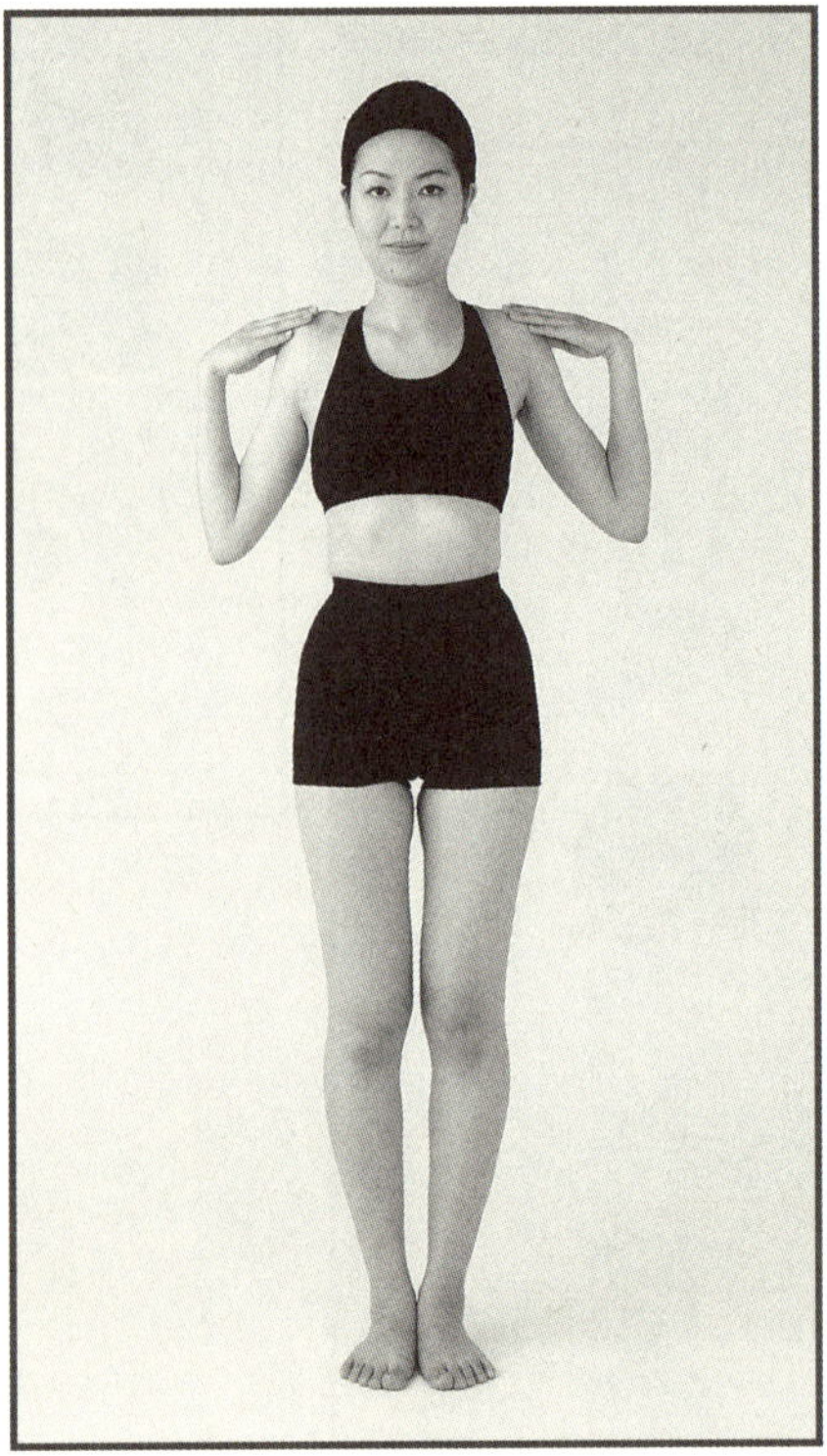

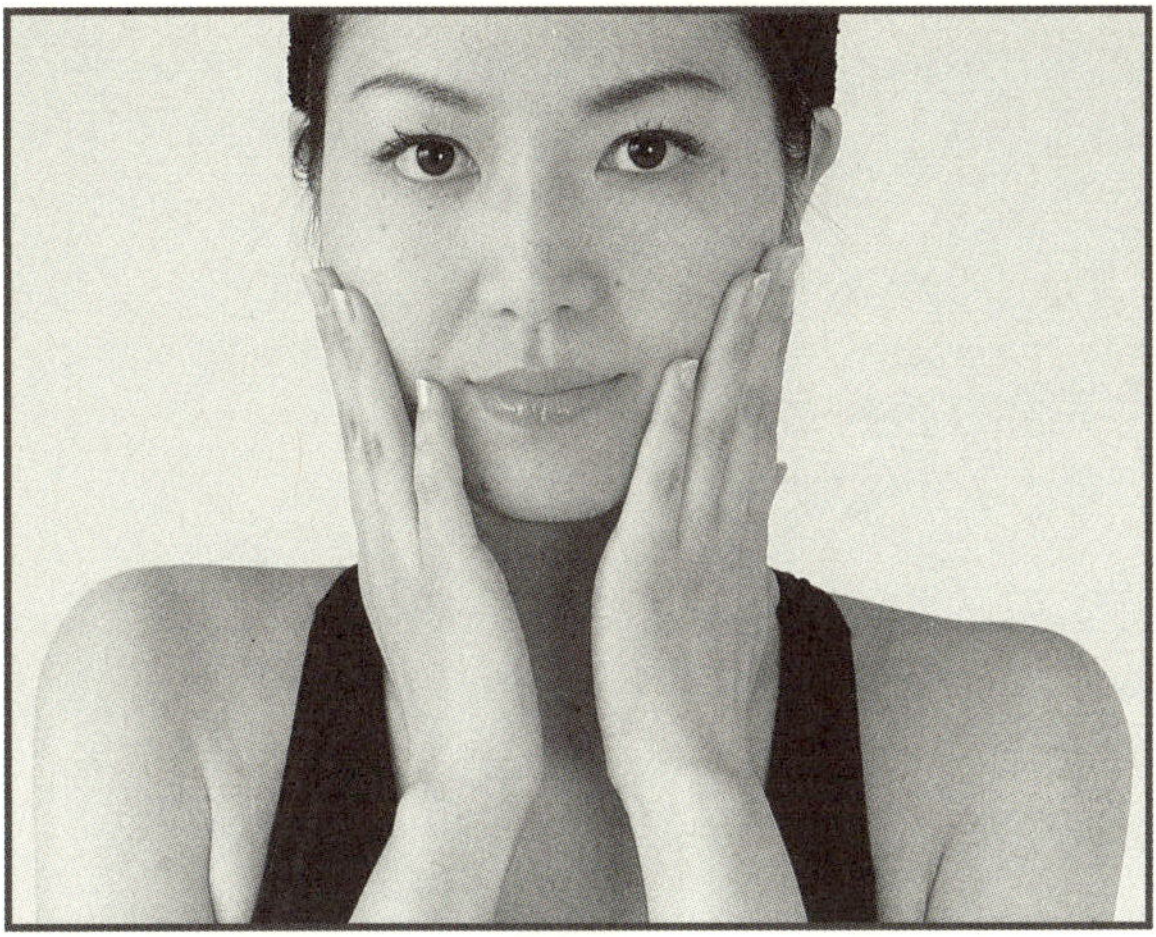

顔の左右のバランスはどうですか？
顔の左右が完全に対称形になっている人はほとんどいませんが、極端に違う場合は要注意です。噛み合わせが悪いせいもありますが、骨盤のゆがみが顔の不均衡となって現れることは意外と知られていません。鏡で確認してみましょう。

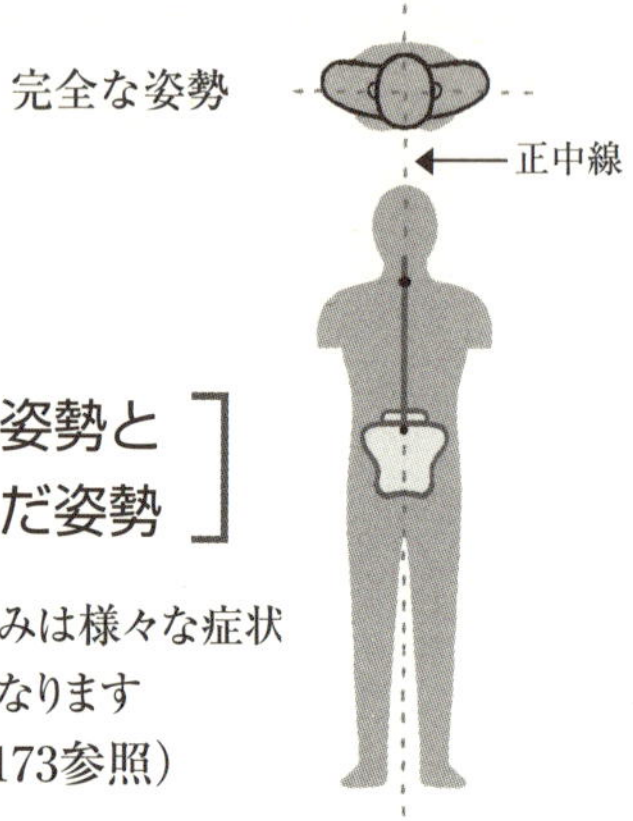

［完全な姿勢とゆがんだ姿勢］

骨盤のゆがみは様々な症状
病気の元となります
（P168～P173参照）

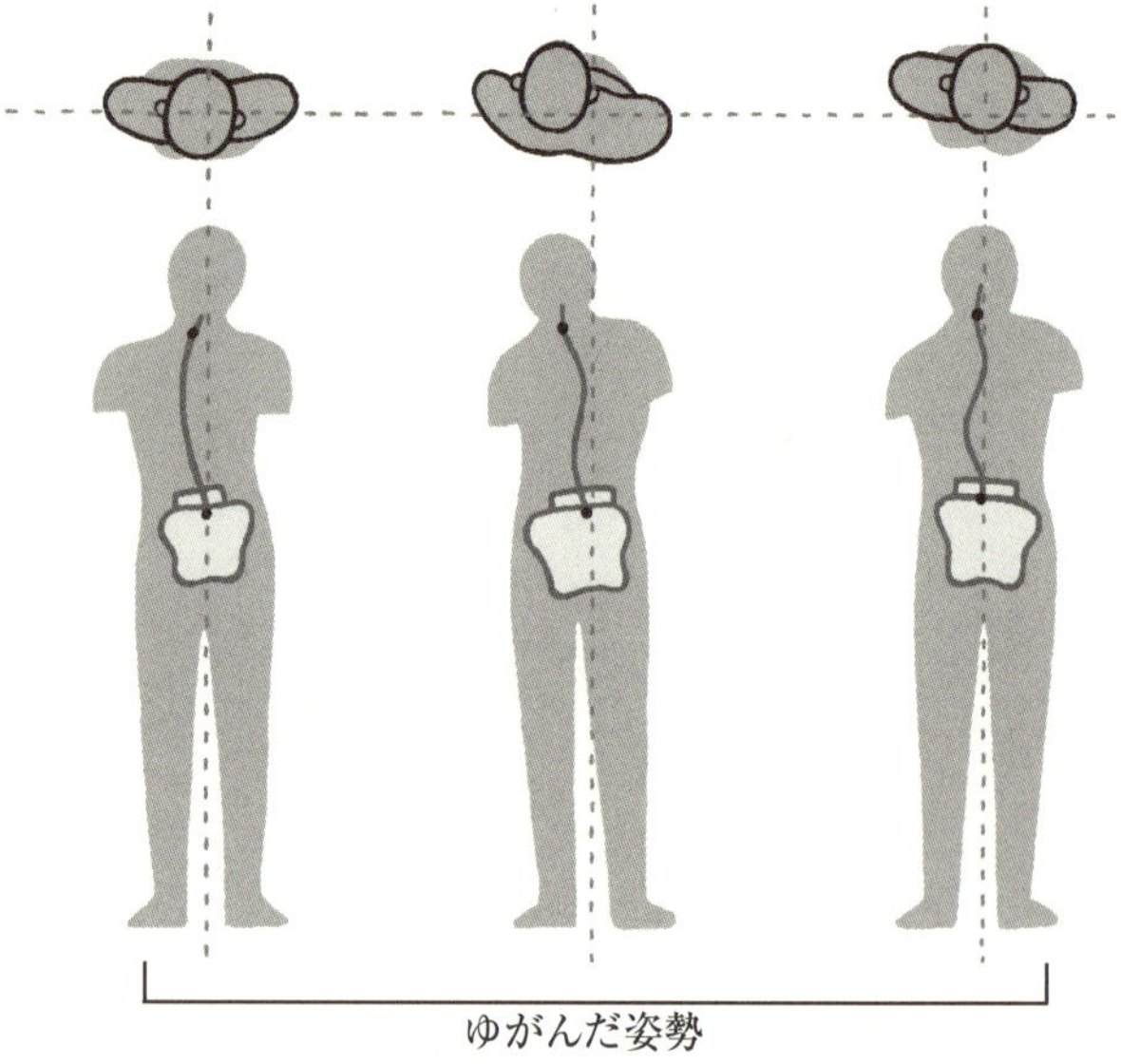

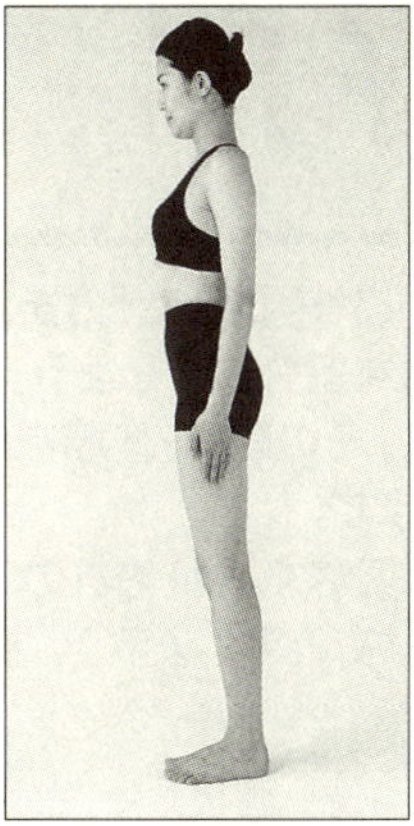

【よい姿勢】
おなかを縮め、お尻の穴を縮め、腹圧をかけます。すると自然に胸が開きます。あごを引き、頭をまっすぐにします。心もち上を見るようにしましょう。頭の下に体がぶら下がっているような感じです。そして力を抜きます。

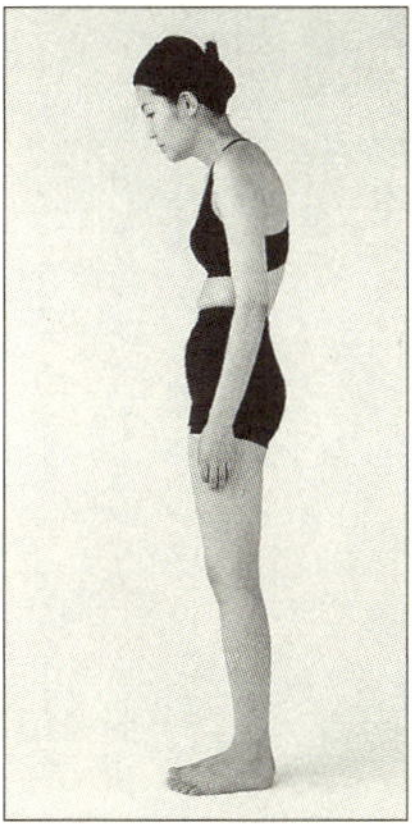

【悪い姿勢】
背中が曲がり、首も垂れています。
おなかが突き出てしまっています。
筋力が衰え体がゆがんでいる悪い例です。

カチカチ度をテストしてみよう！

あなたの筋肉・筋膜がどれくらいこり固まった「カチカチ状態」にあるかがわかるテスト法を紹介しましょう。

硬くなった部位がわかるとともに、その筋肉・筋膜をほぐして強化するテスト法でもあります。

こりがわかったら、この動作だけでなくそれぞれのフキダシに示したページの動作も続けてみましょう！

①婦人科系などに関わるテスト

仰向けに寝て足を開きます。40度以上開きますか？　膝が曲がってしまう人は、骨盤にズレがあったりゆがんでいる場合があります。脚を開く途中で腰や背中の左右どちらかが床から浮いてしまう人も要注意。放置すると卵巣の働きが悪くなり、生理不順や不妊、更年期障害を引き起こすことも。

P102のほぐし

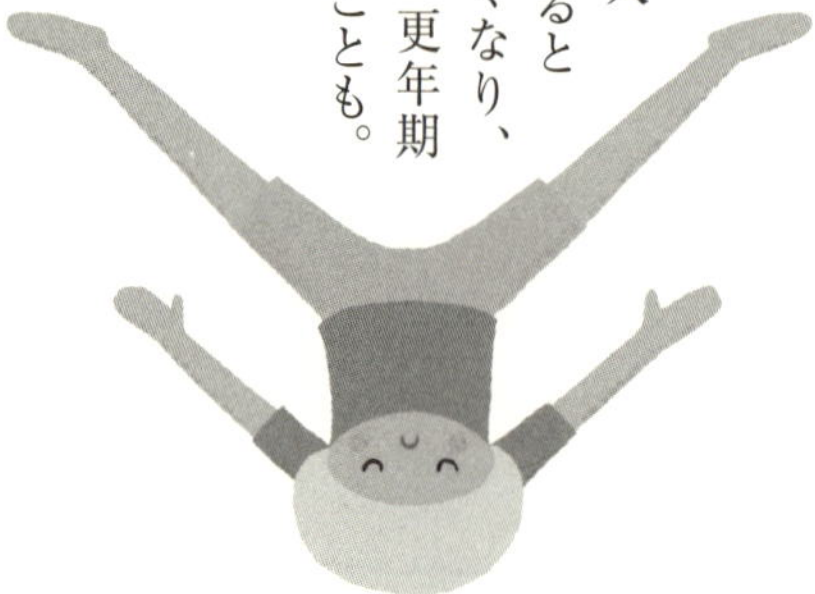

②お通じなどに関わるテスト

仰向けのまま左足を床から離さないようにして、右足を真上に上げます。反対側も同様に行います。膝が曲がってしまう人は、背中の筋肉がカチカチです。大腸、腎臓、小腸、膀胱、眼、肛門に何らかの異状があるのかもしれません。とくに慢性的な便秘の人は、筋肉のこりが原因の場合があります。

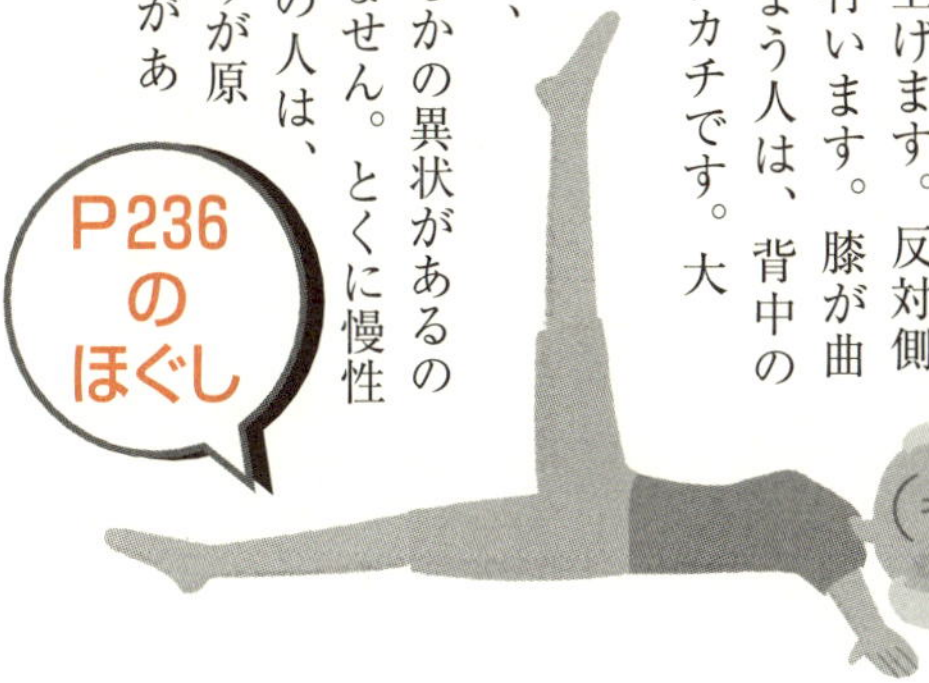

③膀胱などに関わるテスト

お尻が浮かないようにしながら、左図のように両膝を揃えて胸につけます。反動はつけないでゆっくり行ってください。膝が胸につかない人は、腰の筋肉がカチカチです。盲腸、生殖器、膀胱などが弱り始めているかもしれません。

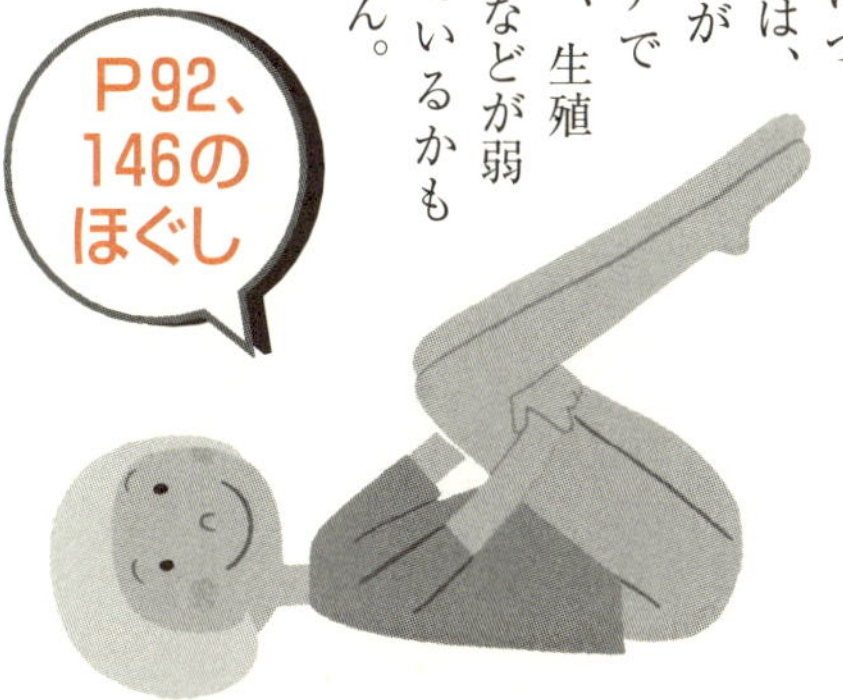

④姿勢に関わるテスト

仰向けのまま両足を曲げてお尻の下に敷くポーズです。できにくい人は、背中を床につけたまま膝を曲げ、体の両側につけるだけでもＯＫです。背中が床につかない人、胸が浮いてしまう人は腹筋が硬くなっています。足の外側の筋肉に張りがある場合もあります。

P154のほぐし

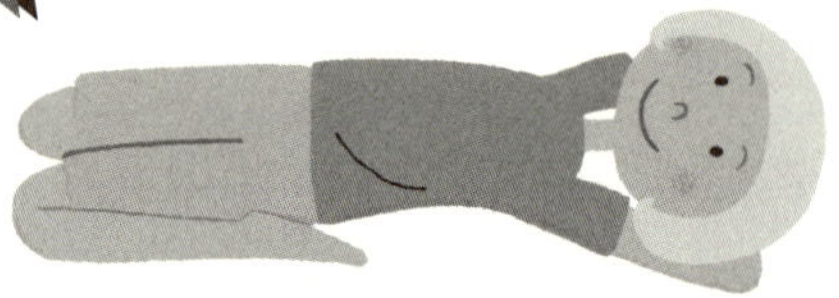

⑤肩こりに関わるテスト

両膝をかかえ、軽く反動をつけて上体を起こします。これができにくい人は、肩の筋肉がカチカチになっている人です。きっと頑固な肩こりがあるでしょう。肝臓や横隔膜、胆のうなどの内臓も心配です。糖尿病一歩手前の人もいるかもしれません。

P64のほぐし

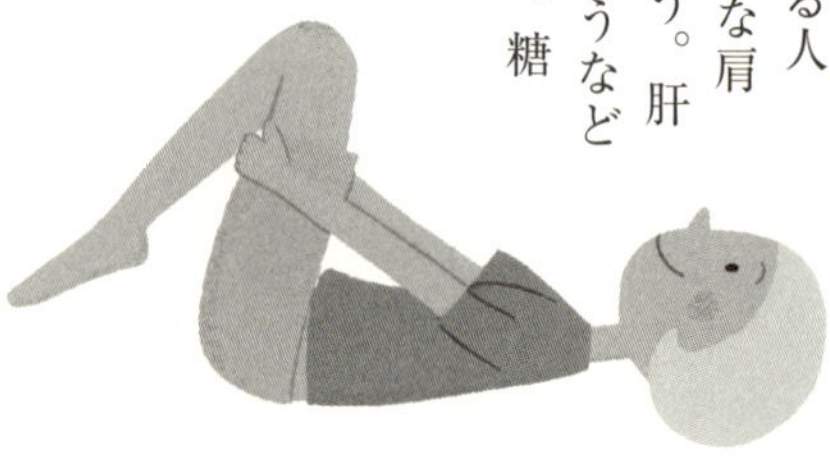

⑥イライラに関わるテスト

両足の裏を合わせ、膝をひじで押さえるようにして床につけます。次に上体を曲げていきます。この動作で左右の足の裏が離れてしまう人は、腰の筋肉がカチカチになっています。また、この動作ができにくいとイライラが起きやすくなります。

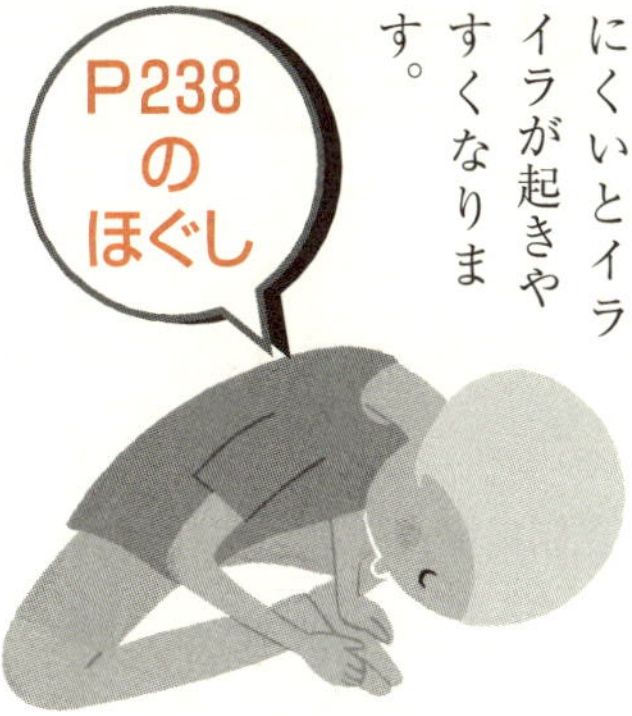

⑦体全体のねじれに関わるテスト

両手を頭上に伸ばし、目を閉じます。両方の膝を曲げないように、片足をできるだけ上げます。反対側も同様に行いましょう。体が大きく揺れて、10秒も立っていられない人は、背中から腰にかけてのかなり広い範囲で筋肉のバランスが崩れています。そのため体が左右どちらかにねじれている可能性も高いのです。また、腰の筋肉はカチカチになっていて、左右の足の長さが違ってしまうほどに骨盤がズレているのかもしれません。骨盤のズレは背骨のズレにつながり、万病のもとになりかねませんから要注意です！

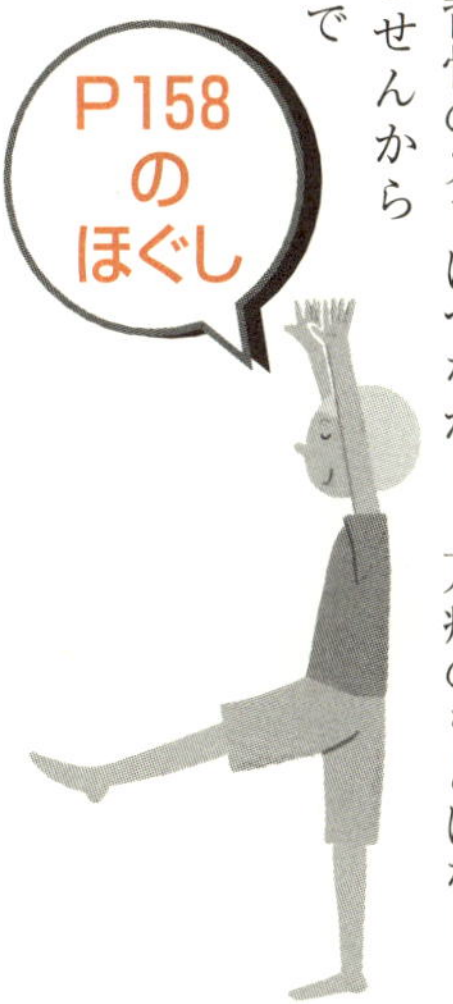

筋力の左右バランスチェック

次の10個の質問のうち、あなたにあてはまるものはいくつありますか？　それぞれのチェック項目は、どの筋肉が衰え、左右のバランスが崩れているかがわかるようになっています。

□ おへその形が悪い（おなかの筋肉）
□ 最近よくつまずくようになった（スネの裏側の筋肉）
□ イスに座るとき、脚を組むくせがある（太ももの内側の筋肉）
□ 坂を下るときになぜか早足になってしまう（太ももの裏側の筋肉）
□ 左右の目の大きさがかなり違う（顔の筋肉）
□ 立ち上がるとき、床に手をついてしまう（太ももの前側の筋肉）
□ 気がつくと、頬杖をついている（おなかの筋肉・背中の筋肉）
□ 靴の底の減り具合が、左右でかなり違う（スネの外側の筋肉）
□ ペットボトルのキャップを開けられないことがある（腕の筋肉）
□ 左右のバストの大きさがかなり違う（胸の筋肉）

【診断】

あてはまるものがいくつありますか?

0個	今のところ問題なし
1〜2個	30代なら平均値です。バランスが崩れている筋肉の部位を知って強化を心がけましょう。
3〜4個	40代なら平均値です。しかしこのままでいくと、筋肉のバランスは崩れる一方。ウオーキングやこの本の<ほぐし体操>でバランスアップを!
5〜6個	50代なら平均値です。しかしそろそろ本格的なメンテナンスが必要です。もしあなたが20〜40代なら、この結果は問題です。筋肉にとってよくない生活習慣があるはず。見直してみましょう!
7個以上	筋肉のバランスの悪さと筋力の衰えからくる弊害がすでにあるはずです。今すぐこの本の<ほぐし体操>を実行しましょう!

【肩こり編】

矯正する主な脊椎の部位
頚椎1～7番、胸椎1～5番

【肩こりの原因と対策】

長い時間同じ姿勢でいたり、極度に緊張したりすると肩がこります。目の疲れや虫歯、歯ならびが原因になることもあります。しかし、根本の原因は体のゆがみにあります。逆に筋肉・筋膜のこりがゆがみを生じさせる場合もあります。これは相互関係といってもよいので、まずは頚椎、胸椎にゆがみをもたらしている筋肉・筋膜を充分にほぐしましょう。血行が悪くなるのも筋肉・筋膜のこりのせいです。

Ｐ71まで、13通りの自分でできる＜ほぐし＞動作を紹介しています。どれかひとつでも続けてみてください。即効性のある動作ばかりです。

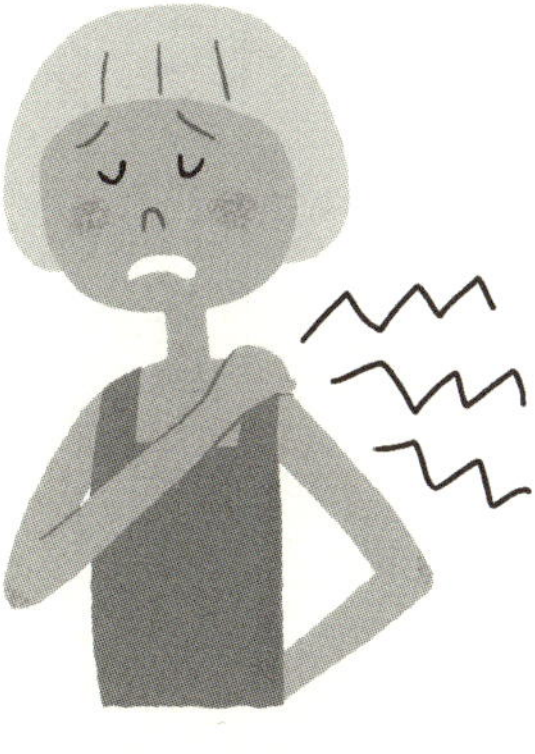

【腕ひねり】

とてもカンタン。どこででもできる肩こり10秒解消法

まず右腕をひじで曲げ垂直に上げます。手のひらは顔に向けてください。次に、左手でひじのあたりを握ってください。専門的にいうと前腕筋膜の付け根を押さえることになります。下の写真で押さえている筋膜は、肩こりの原因となっている僧帽筋や三角筋、広頚筋など肩まわりの筋肉の膜につながっていますから、押さえてひねりながら伸ばすことにより、肩まわりの筋膜が伸びて、ほぐされていきます。筋肉・筋膜ほぐしは、このように筋膜の付け根を押さえて伸ばす動作が特徴です。押さえたまま、手を内側にひねりながら前に伸ばします。

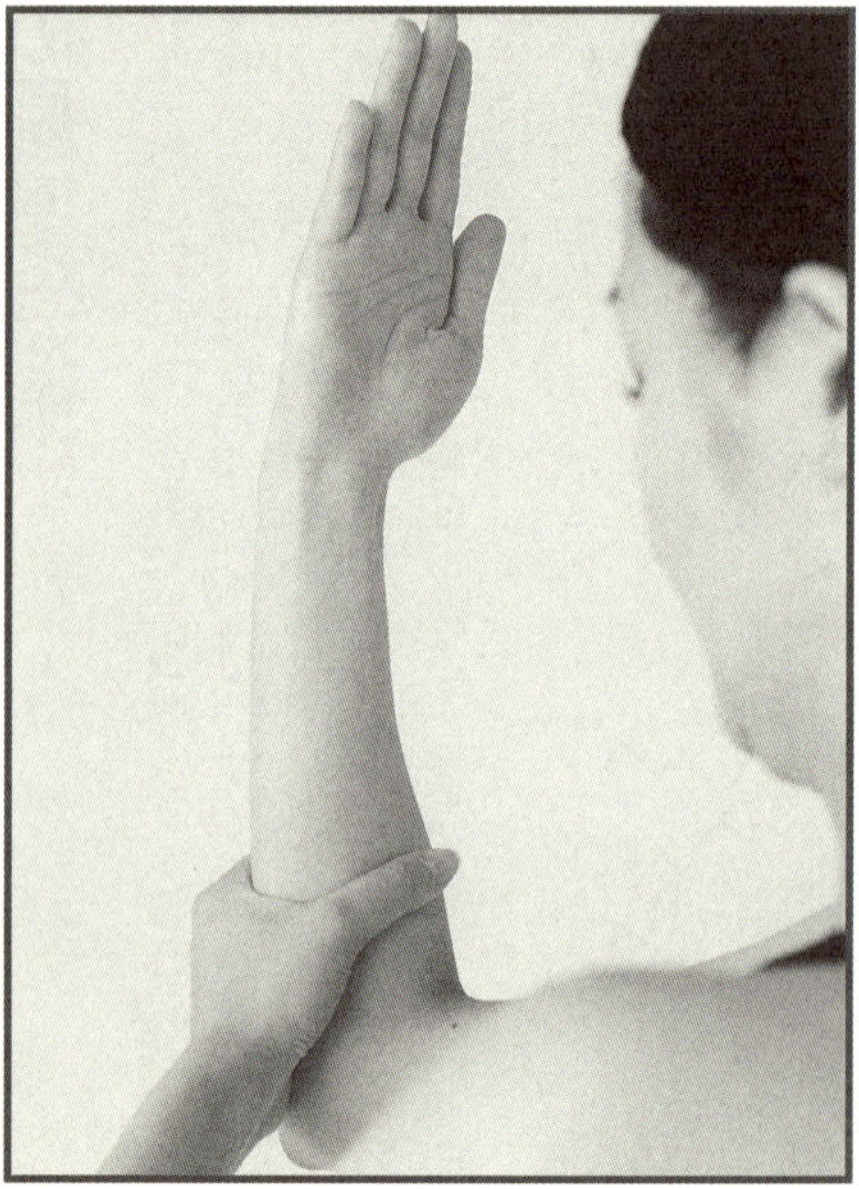

押さえたまま、手を内側にひねりながら前に伸ばします。あまり強く押さえる必要はありません。手を内側にひねるとき筋膜の付け根が動かないようにすれば充分です。肩から随分離れた部分を押さえて伸ばすのですが、やってみると肩まわりの筋肉がぐっと伸びることが実感できるでしょう。10秒くらいで左右交替します。これを数回くりかえしてください。息はとめないでください。

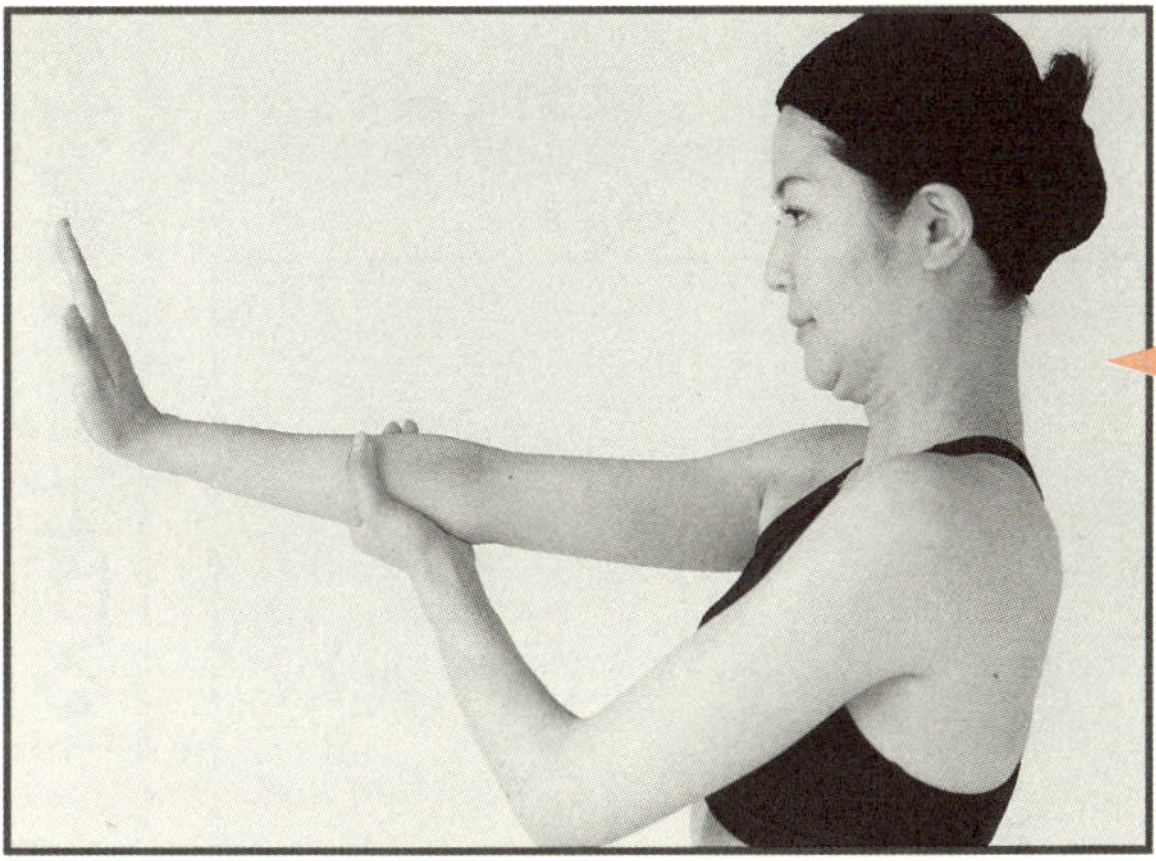

【首の付け根を押さえて手を真上に上げる】

腕が上がらないのを予防し、即効解消する動作です

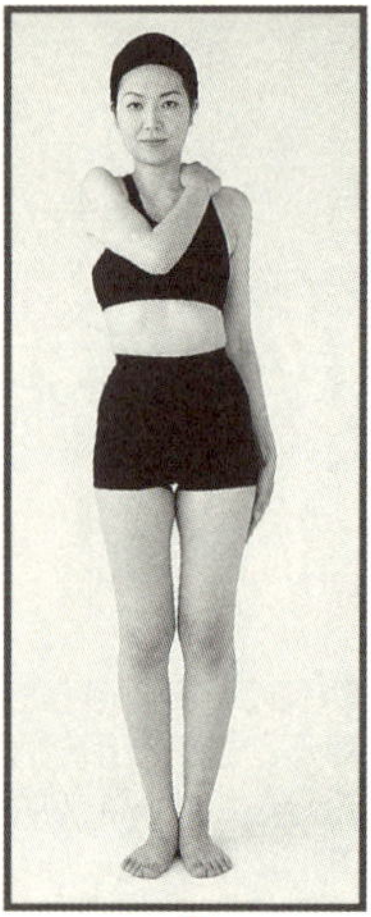

まず、左のようにまっすぐに立ち、首の付け根（胸鎖乳突筋の膜の付け根）を右手で押さえます。

次に、下のように水平に上げていきます。筋膜の付け根は押さえたままです。

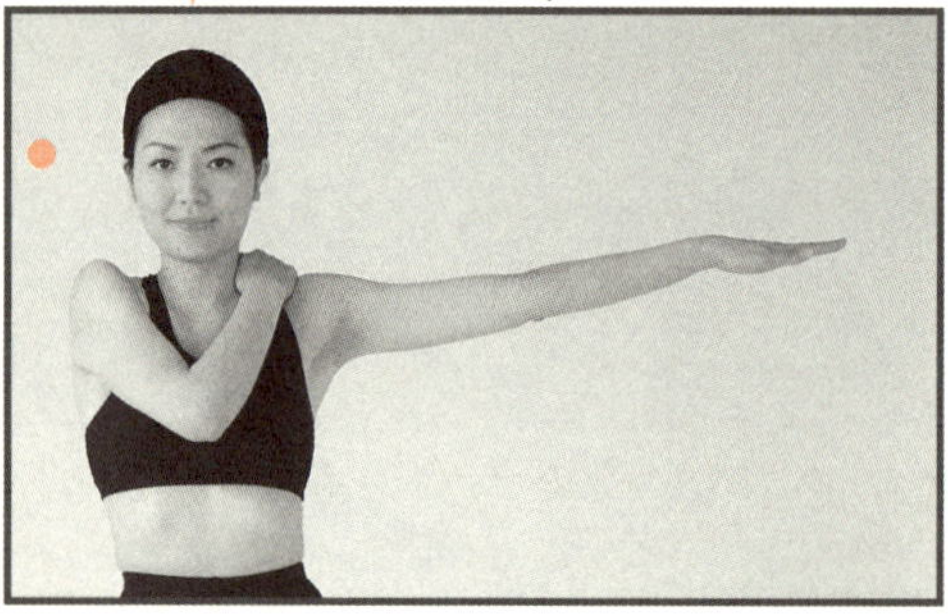

両手を上げるのもいい

下の写真の連続動作で、そのまま両手を真上に上げていきます。両の二の腕が耳につくくらいまっすぐに上げます。手のひらは正面を向けましょう。一度水平にして上に上げていくのがポイントです。体の前からバンザイのように上げていくのはあまり効果がありません。手の指先に力を入れ、まっすぐに伸ばしましょう。

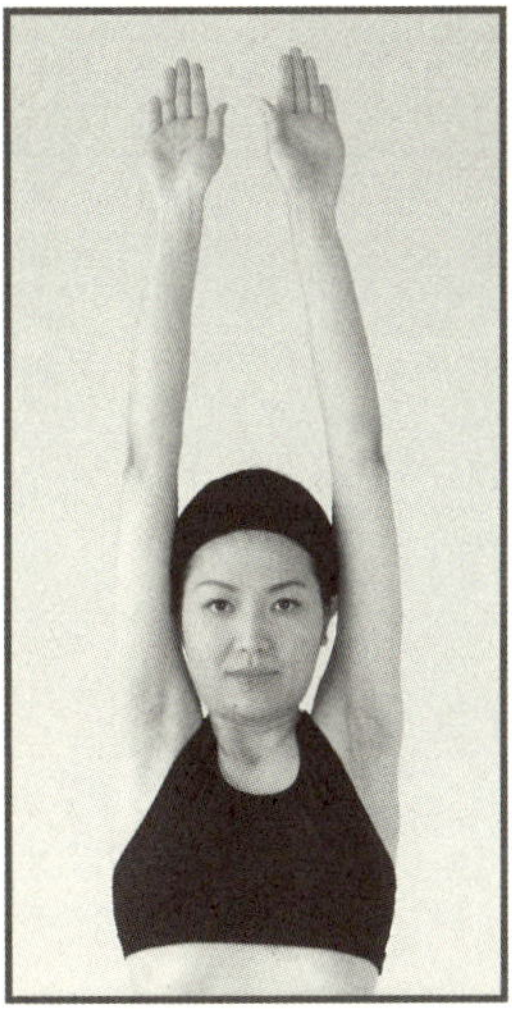

そのまま手を真上に上げていきます(下)。このとき手のひらは外に向けます。ひじは曲げないようにしてください。10秒ほど上げていたら、右手と交替します。この動作はとくに、腕が上がらないような肩こりに効果があります。

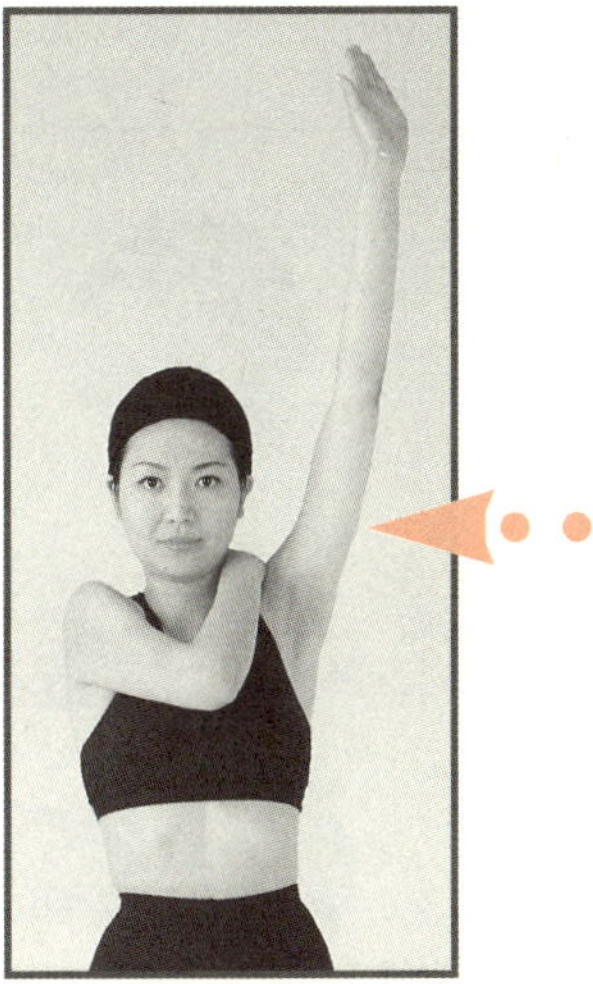

［腕を外側にひねる］

手首のあたりを押さえてひねります

手首のあたりもP44と同じく、前腕筋膜の一方の付け根です。まず、左手を前に伸ばして、右手で手首の付近を軽く押さえます。

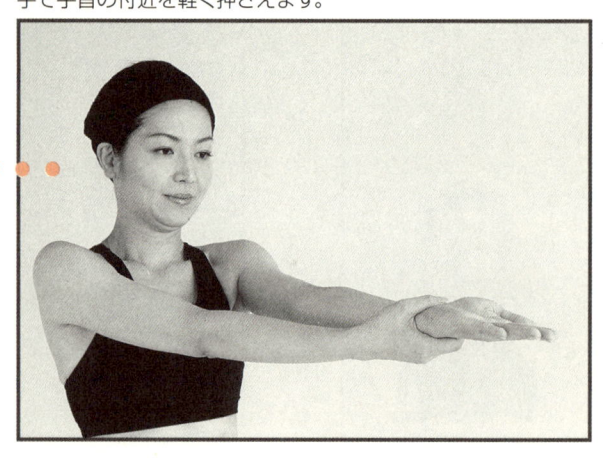

次いで、右手で左手を外側にひねります（下）。このとき左手の指先をまっすぐに伸ばしましょう。この動作によって、肩まわりの筋肉・筋膜が伸びます。10秒くらいで手を交替します。これを何度かくりかえしてください。これもとても手軽にできて即効性のある動作です。

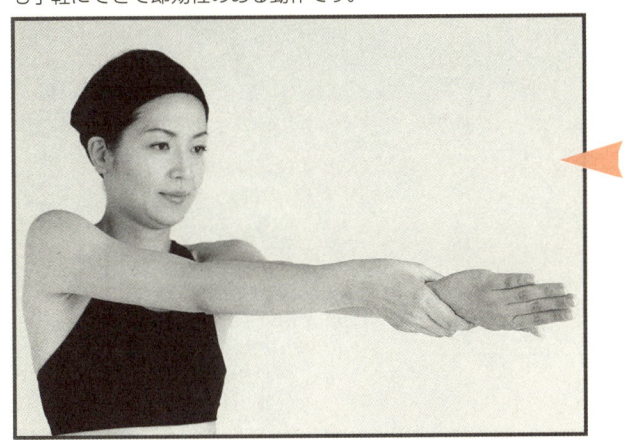

【首の付け根を押さえて下を向く】

背中のこりを予防し、即効解消する動作

下のように、まず首の付け根（胸鎖乳突筋の膜の付け根）を両手で押さえます。

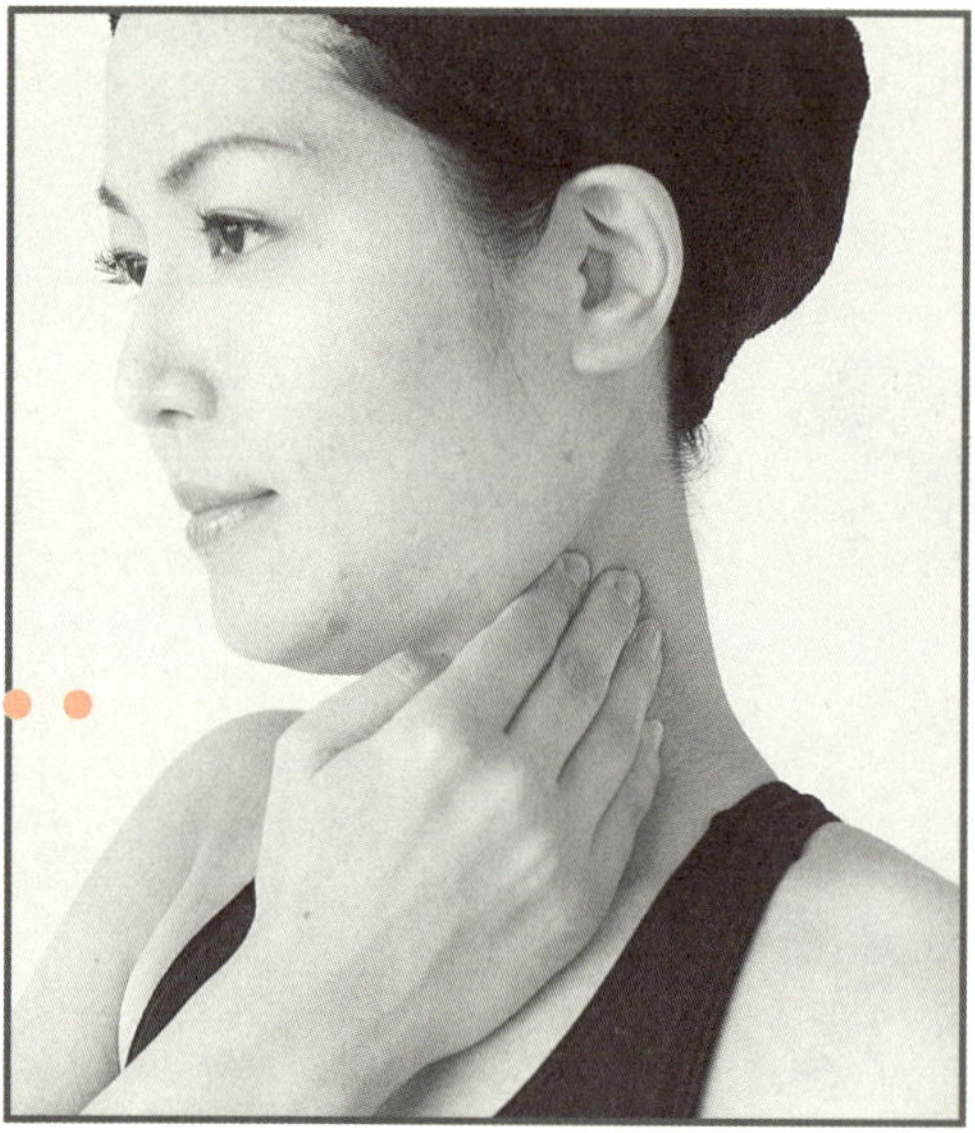

次に、押さえたまま下を向きます。ここの筋膜が肩まわりの筋膜につながっていますから、押さえて下を向くことで肩まわり、とくに僧帽筋や棘下筋膜、大円筋などの背中の筋肉・筋膜が伸びてほぐされます。押さえどころは、右の写真のように耳の真下あたりです。軽く押さえるだけで大丈夫です。

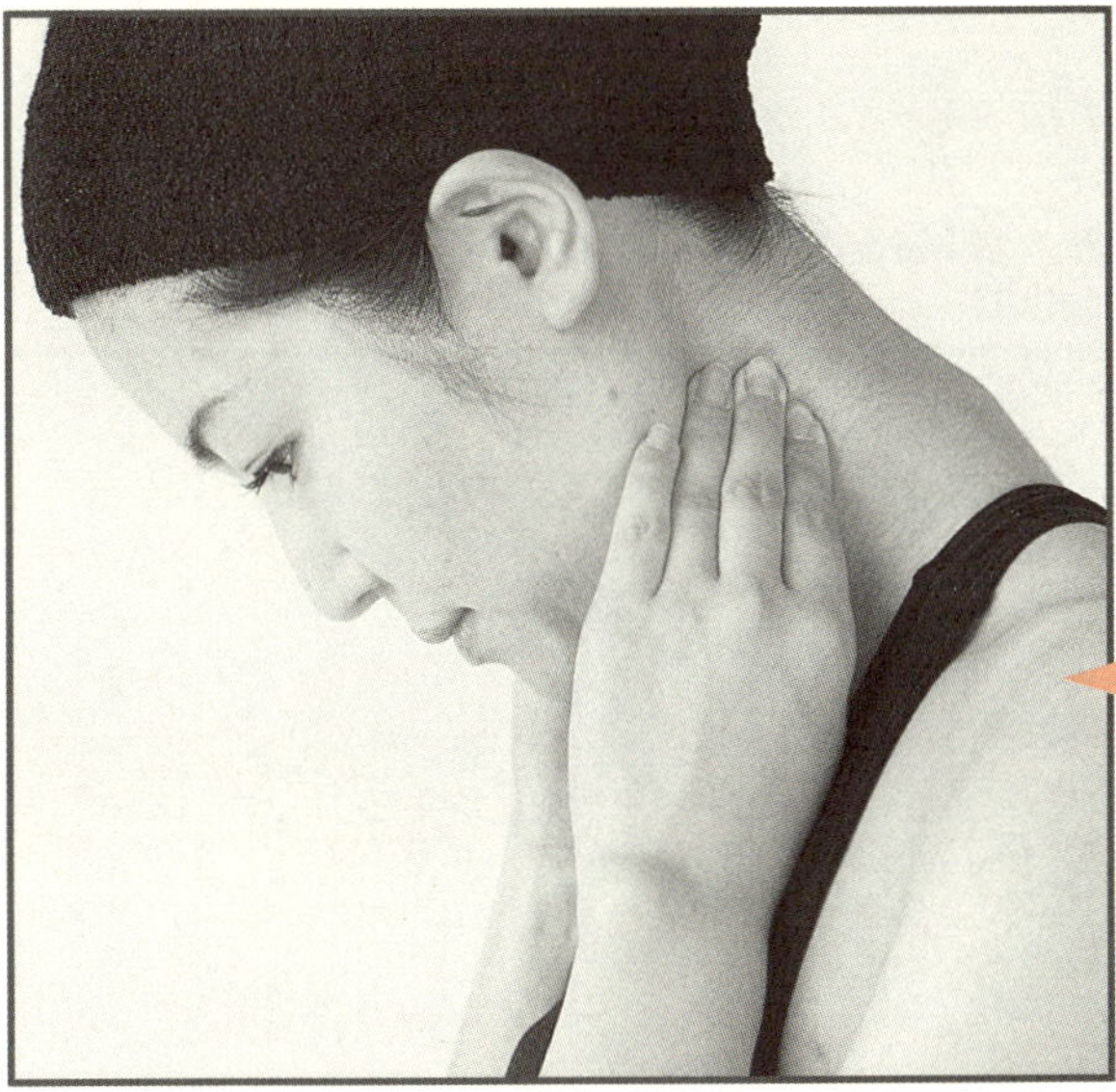

【横に寝て肩を反らす】

体の軸がぶれないように

まず、横に寝る姿勢（横臥）をとります。枕などを用いましょう。膝は軽く曲げます。

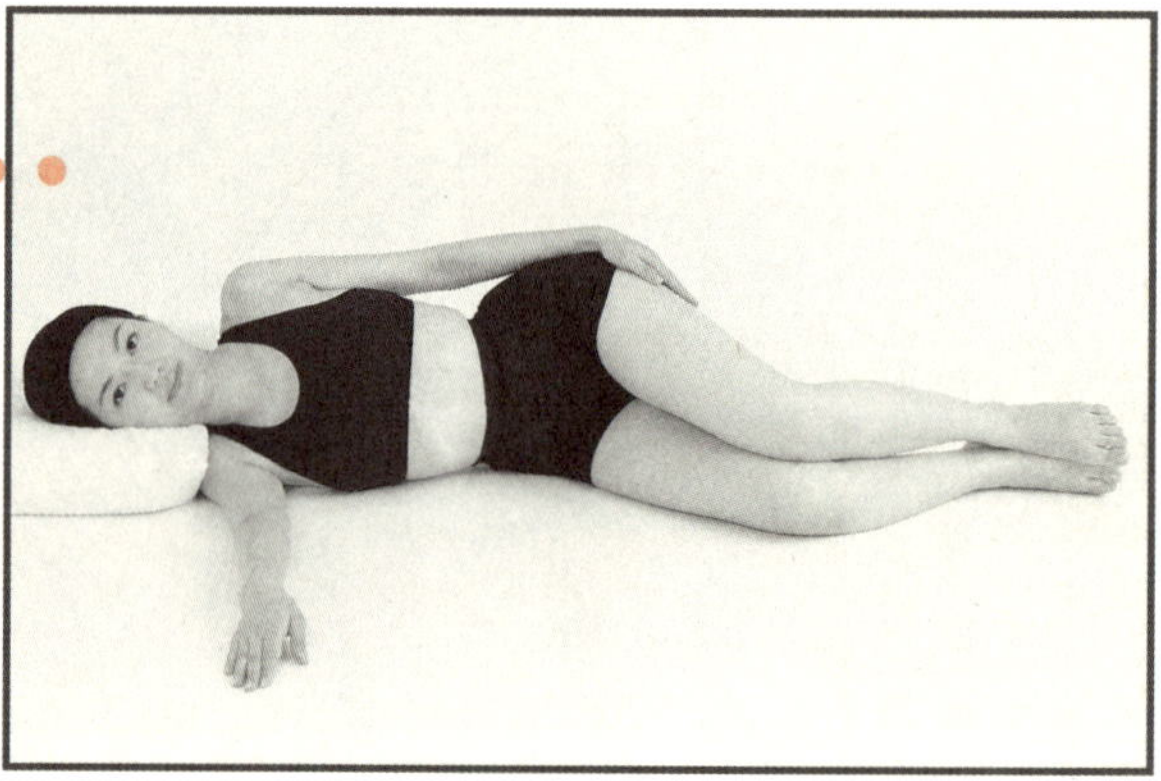

右腕を前に出し、体を支えるようにします。左手は脇につけておきますが、ゆっくりと後ろに反らしていきます（下）。このとき、体の軸がずれないようにしてください。支えの右手が床から浮かないようにしましょう。反動はつけません。無理に反動をつけると、肩を痛めることもあります。充分に伸びたら左右交替します。ダイナミックな動作です。夜、ふとんやベッドの上で行うとよいでしょう。肩が痛いときなどは控えてください。

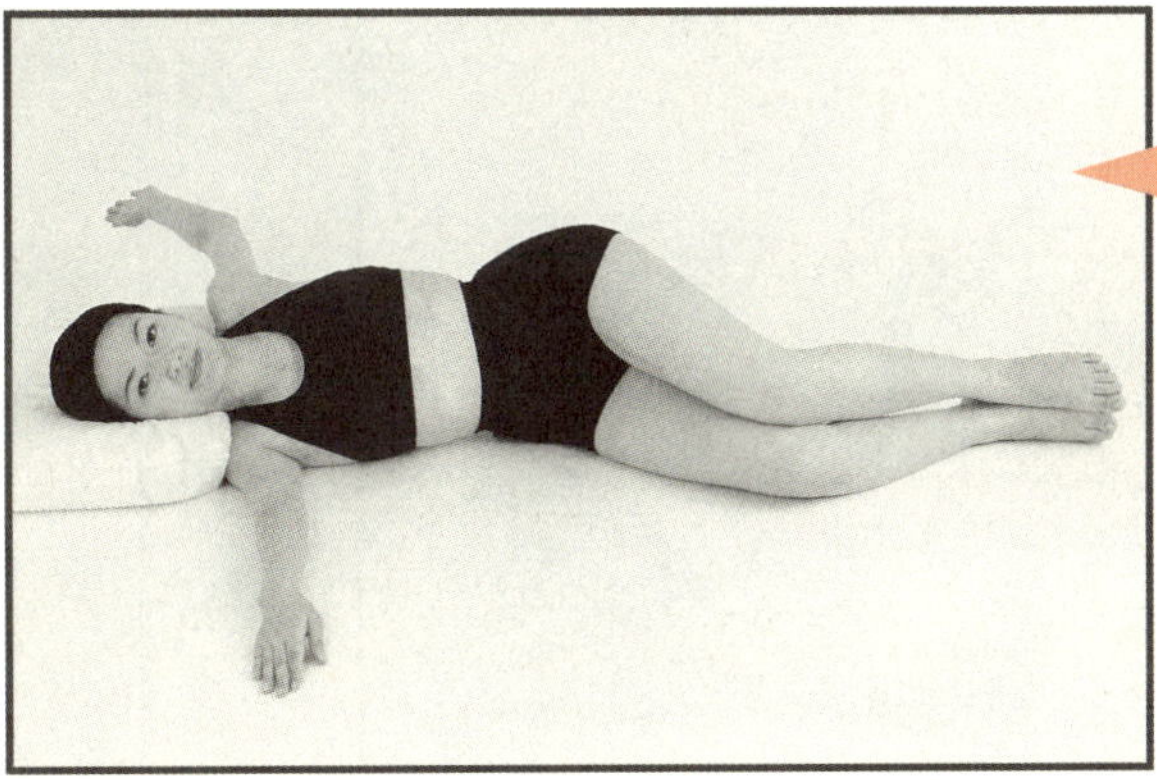

「肩口を押さえてまわす」

広頚筋、僧帽筋、三角筋などの肩まわりの筋膜の付け根を軽く押さえます（下）。次いで、ゆっくりと手を上げ、肩口を押さえたまま肩を前方から上、後ろへまわします（左）。押さえないでまわすと、ただ単に肩関節が動くのみで、筋膜は多少ほぐれてもあまり伸びません。筋膜の付け根を押さえると、押さえた部分から先がしっかりと伸びます。ここがふつうのストレッチなどと違うところです。

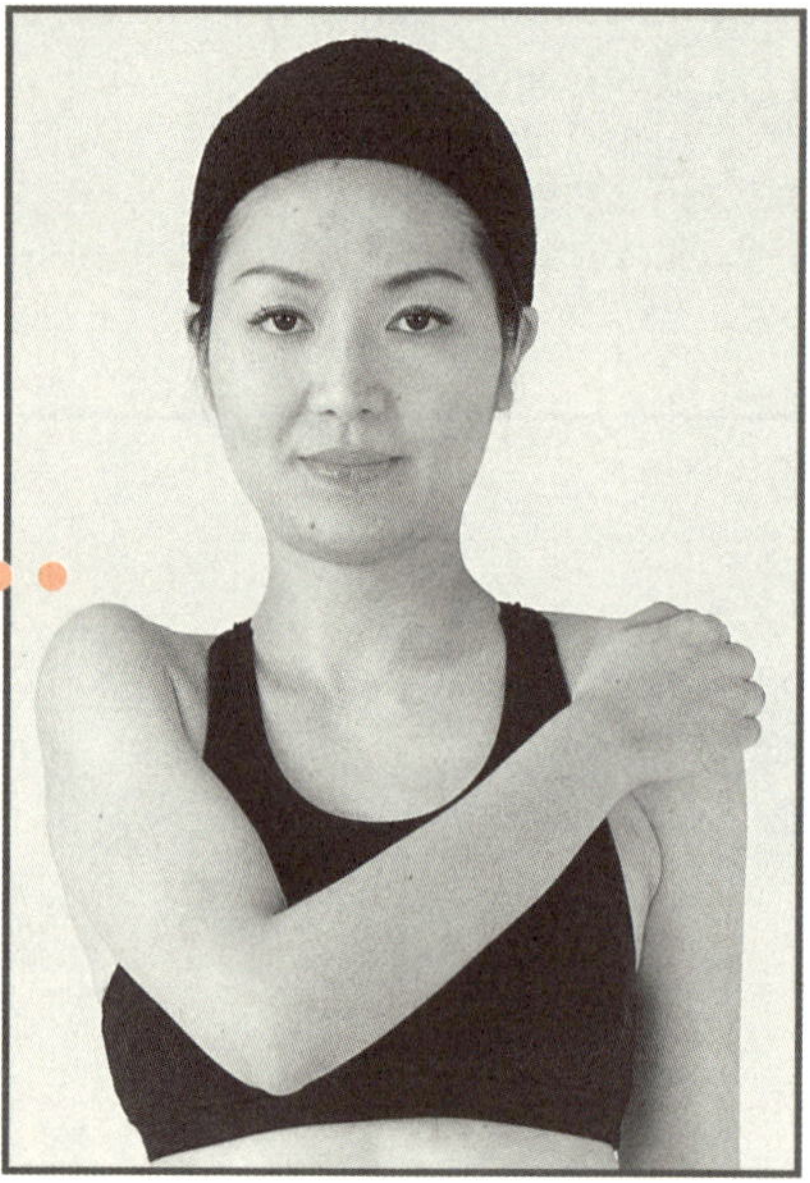

肩をまわすときは、無理をせずゆっくり。指先はまっすぐに伸ばしましょう。10回くらいまわしたら、左右交替します。息はとめないでください。他の動作も同じですが、<ほぐし>動作は基本的に有酸素運動です。肩が痛いときは避けてください。

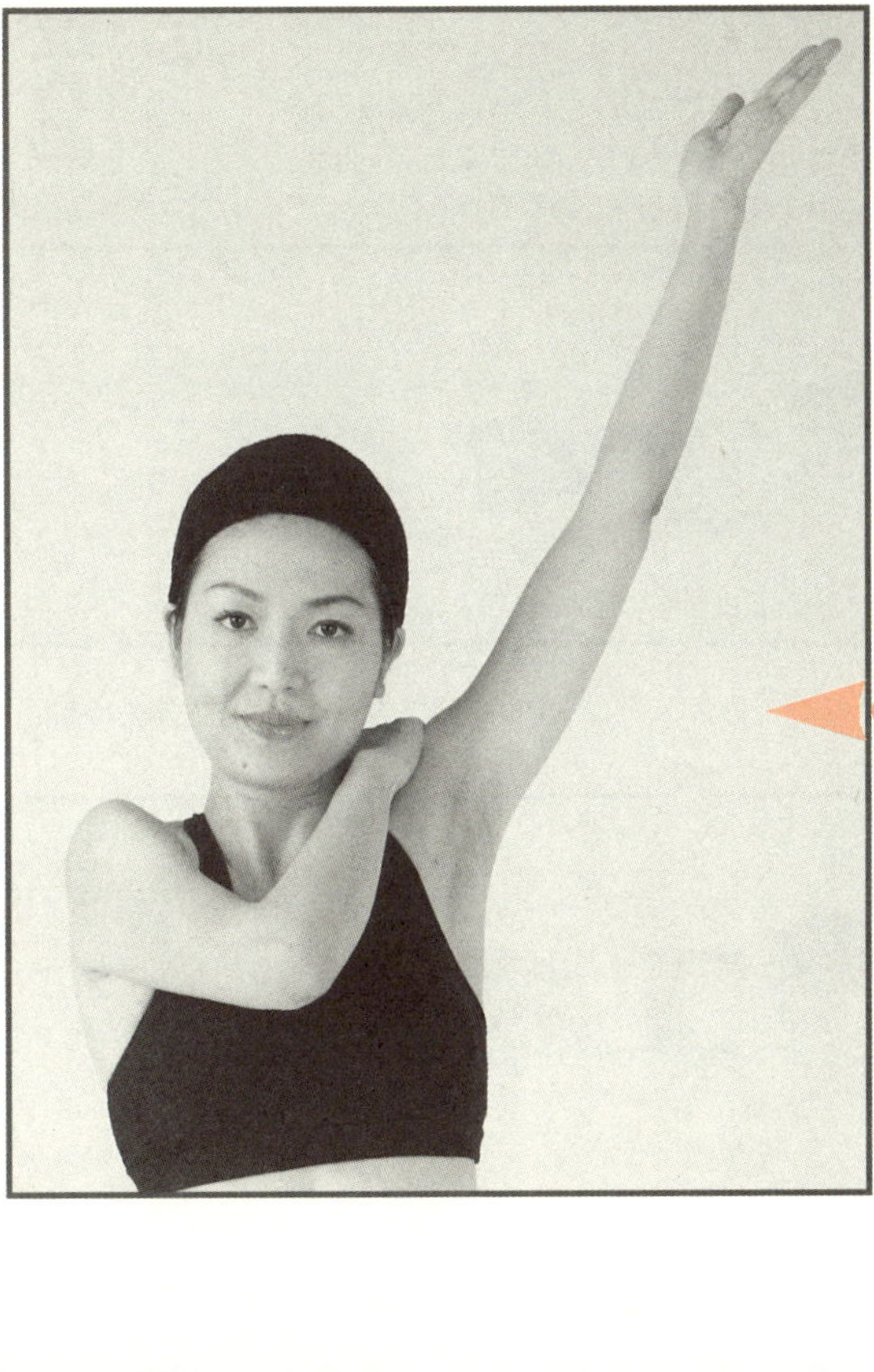

［腹ばい反り］

背筋も強くなる

床ないしはベッド、ふとんなどの上に腹ばいになります。ベッドやふとんはできるだけ固いものを。両手は脇につけておきます（下）。

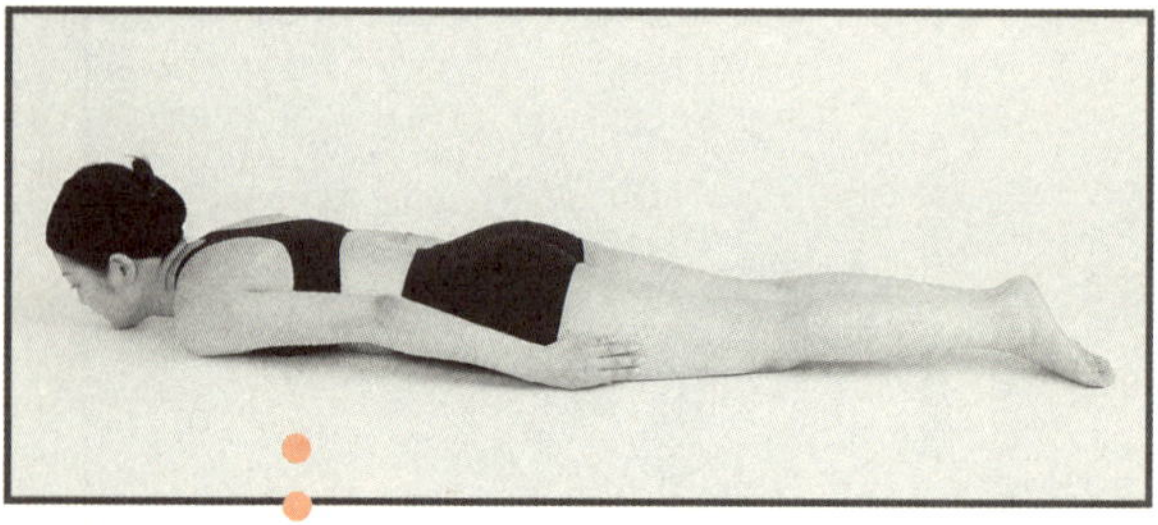

次に、両手のひじを曲げて顔の両側に出します（下）。

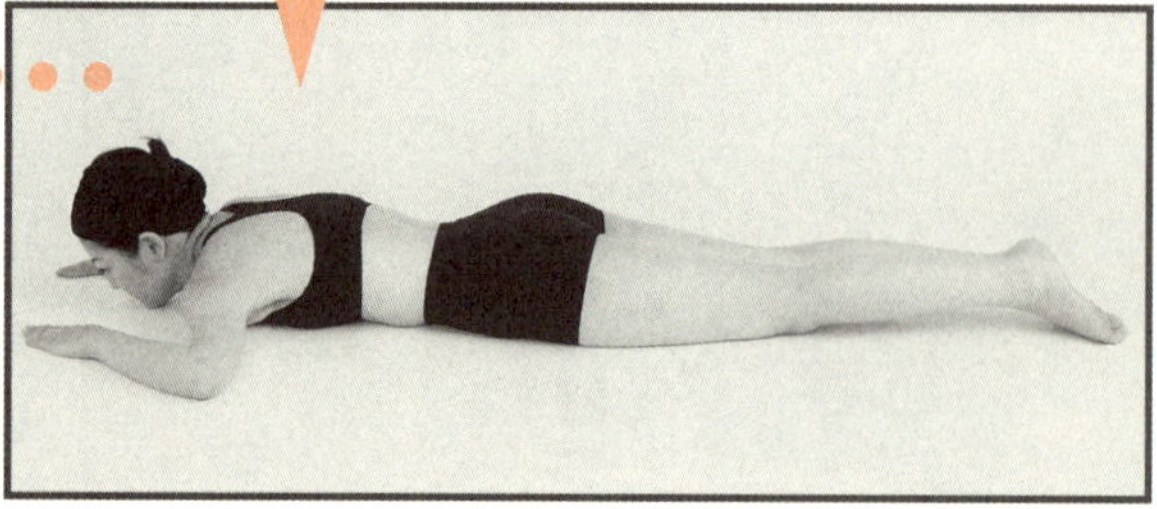

出した両手を後ろにまわしながら、手のひらを太ももにつけて、ゆっくりと上体を反らしていきます（下）。顎を前に突き出すようにします。このとき、膝が曲がらないように注意しましょう。反ったままの姿勢を10秒くらい維持してください。終わったら、右頁上の写真の姿勢に戻り、全身の力を抜きます。数回この動作をくりかえしてください。肩まわりの筋肉・筋膜はほぐされるだけでなく、広背筋などの強化にもなります。

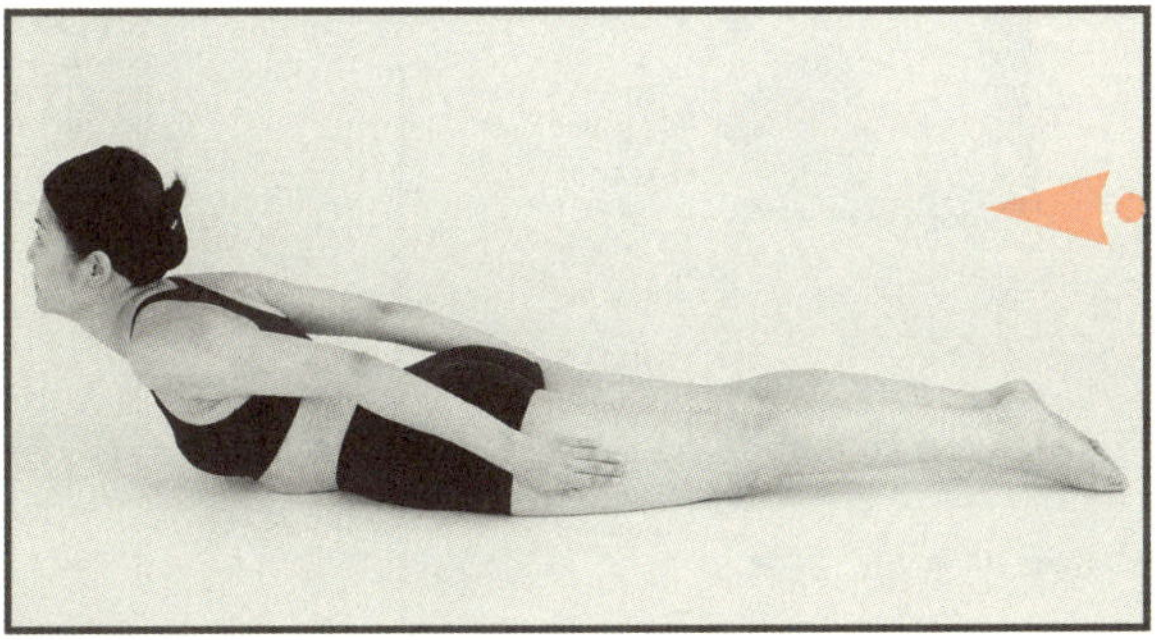

【硬いイスに肩甲骨を押しつける】

オフィスでも駅のベンチでも

背もたれが後ろに曲がらない固いイスに浅く腰掛けます。背筋はピンと伸ばしてください。顎は引きます。両手はももの上に置きます（下）。このとき、浅く腹式呼吸をしてください。全身の筋肉の緊張がゆるんできます。

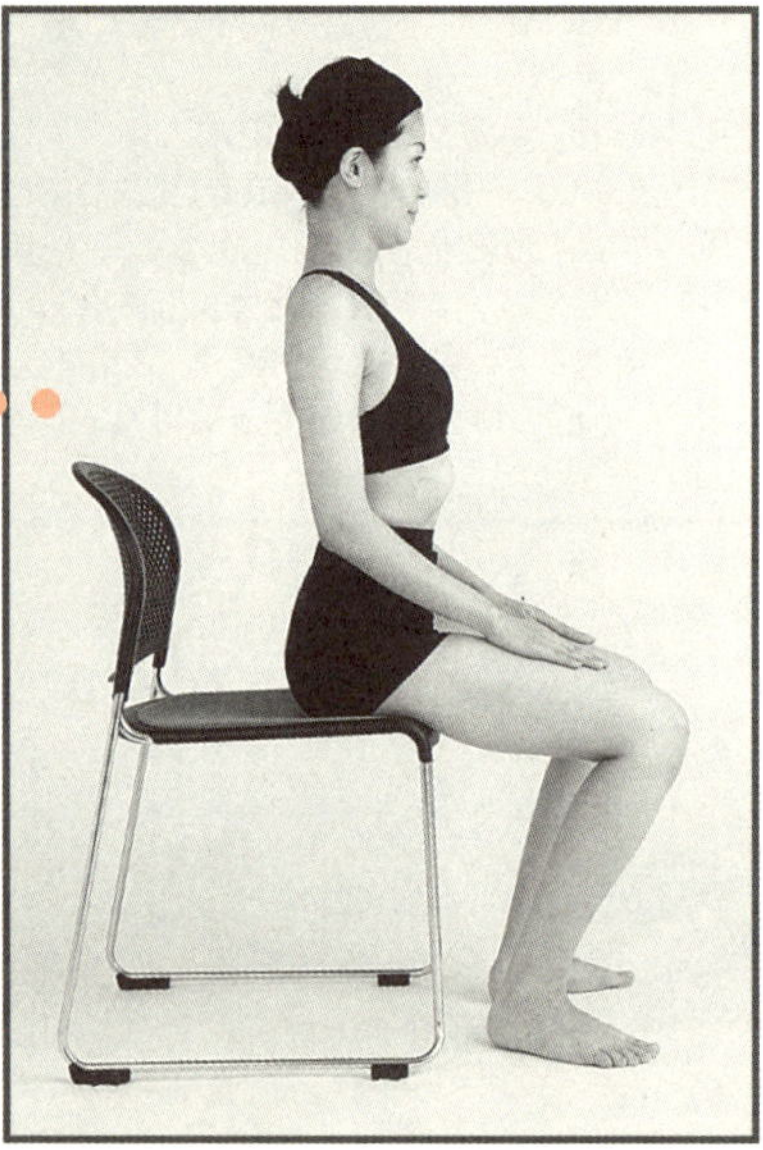

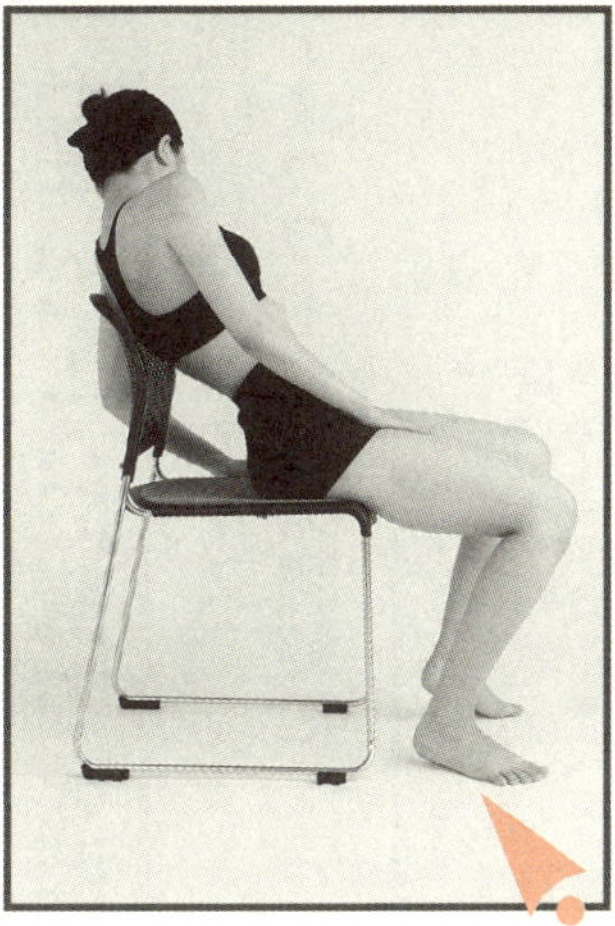

右の肩甲骨を数回押しつけたら、左を押しつけます(左)。ごりごりとこねるように押しつけてもよいでしょう。しかし、あまり反動はつけないでください。

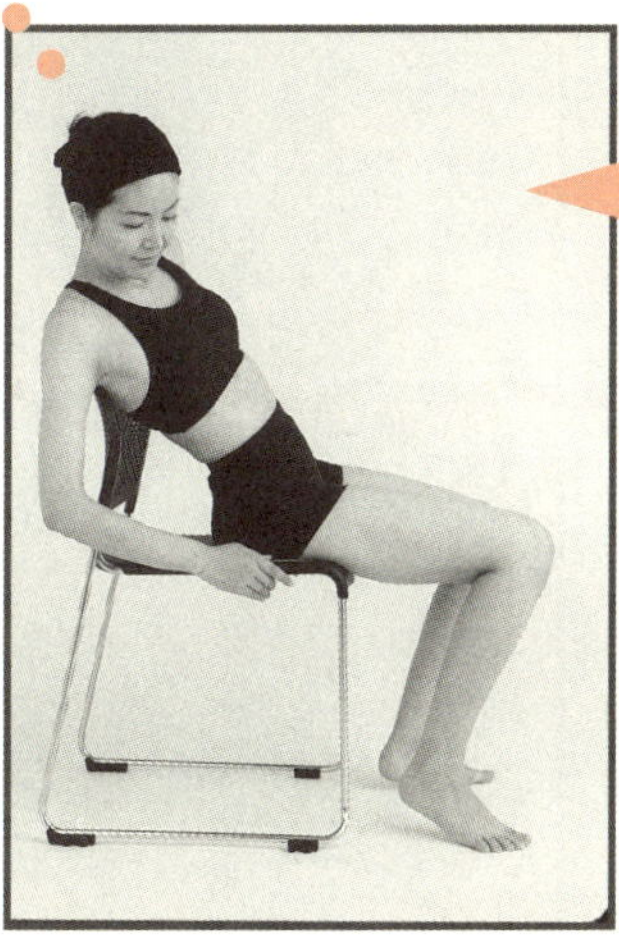

押しつける側の手でイスの端(イスのひじあてでもよい)をつかみ、肩甲骨の付近を背もたれに押しつけます(右)。空いている手は、肩を押しつけるときの補助に使います。顎を引き、思いっきり体重を預けてください。肩甲骨付近の筋肉・筋膜の緊張がほどけるだけでなく、首の筋(胸鎖乳突筋、広頚筋、項靭帯など)がほぐされていきます。

【硬いイスに背中を押しつける】

低い背もたれのイスでデスクワークの休憩時に

イスの中盤に腰掛けます。背筋をまっすぐ伸ばして、両手を真上に上げてください。足の裏は床にぴったり着けておきます（下）。イスに座ったままバンザイをする感じです。

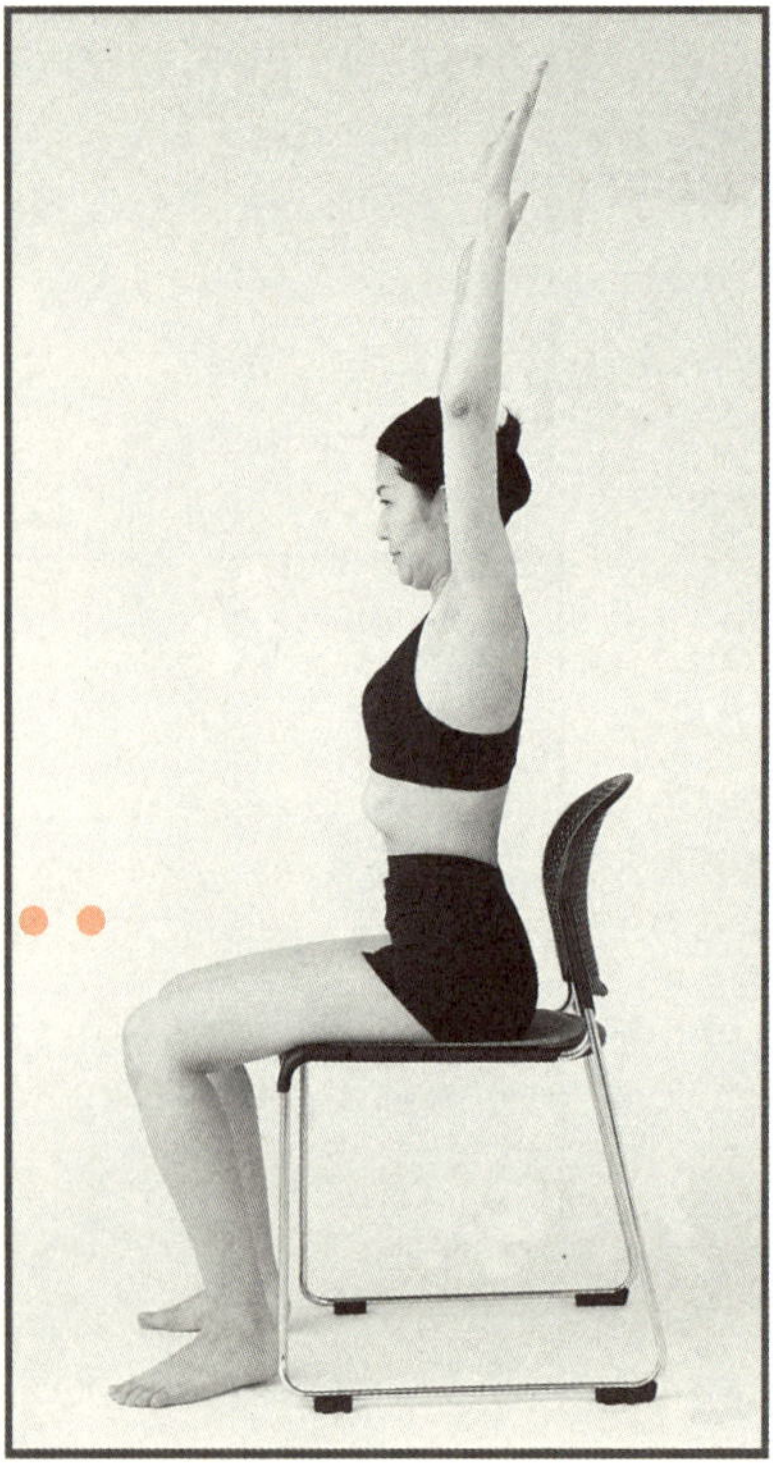

背中を背もたれにつけ、バンザイをしたまま上体を反らしていきます。顎も上げて、天井を見るようにします(下)。手の指先はピンと伸ばしてください。全身の力を抜き、背もたれに上半身を完全にゆだねてください。10秒ほどこの姿勢を維持し、右の写真の姿勢に戻します。これを数回くりかえしてください。背中全体の筋肉・筋膜の緊張が解けます。同時に、首まわりの筋、大胸筋、胸筋筋膜、腹直筋などの胸とおなかの筋肉・筋膜もほぐれます。二の腕の内側(上腕二頭筋、上腕筋膜)もかなり伸びます。肩こりだけでなく、上半身全体が緊張しているときにおすすめの動作です。

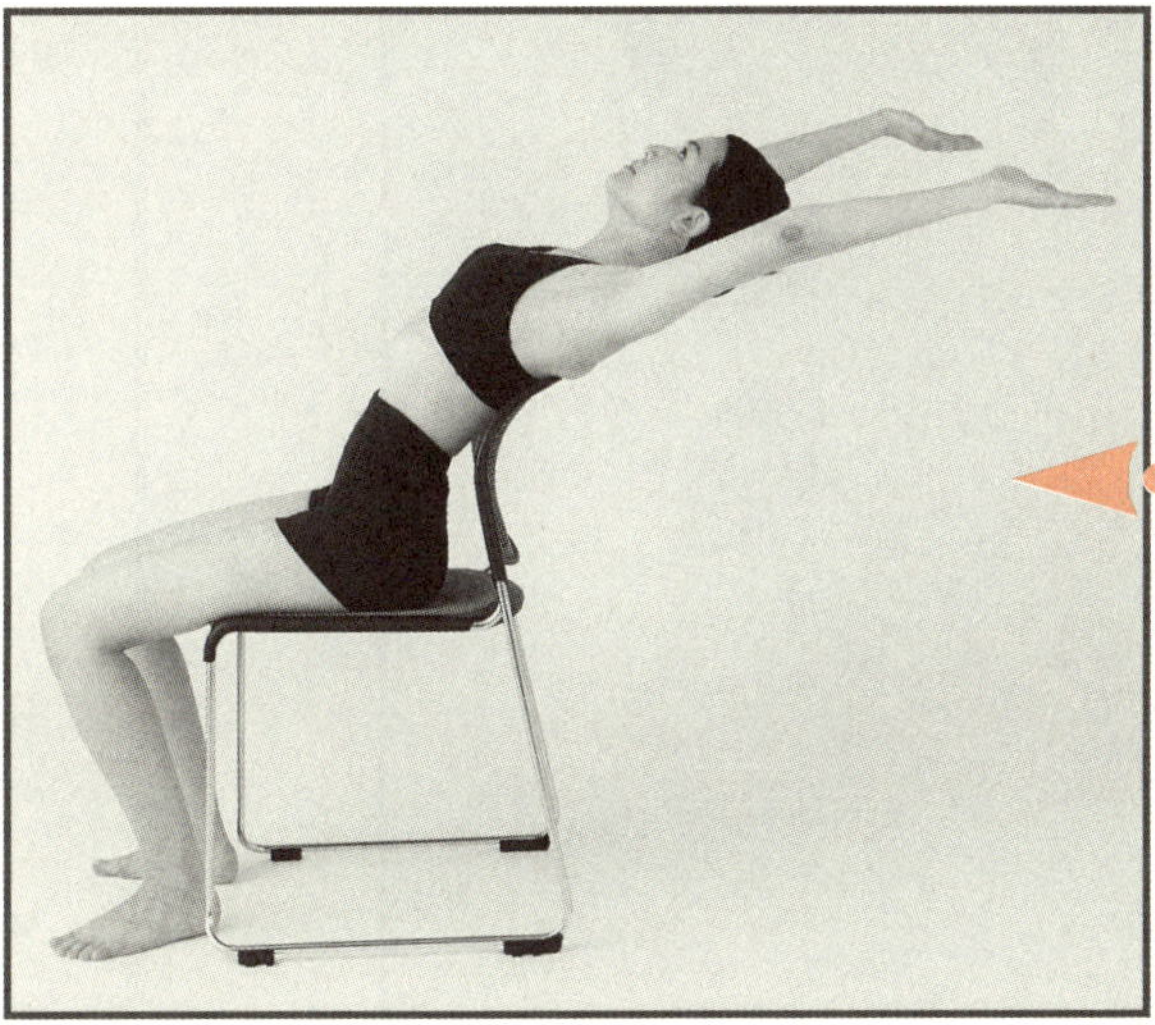

【背伸ばし】

上半身の緊張をほぐす

足を前後に開きます。50センチくらいの間隔です。次に、両手を真上に上げます。バンザイのスタイルです（下）。手の指先はピッと伸ばします。このとき、顎は引いておきます。両の膝は曲げないようにしてください。この姿勢だけでも、肩まわりの筋肉・筋膜はゆるみます。両脇の筋肉（前鋸筋など）もとても気持ちよく伸びるのがわかります。

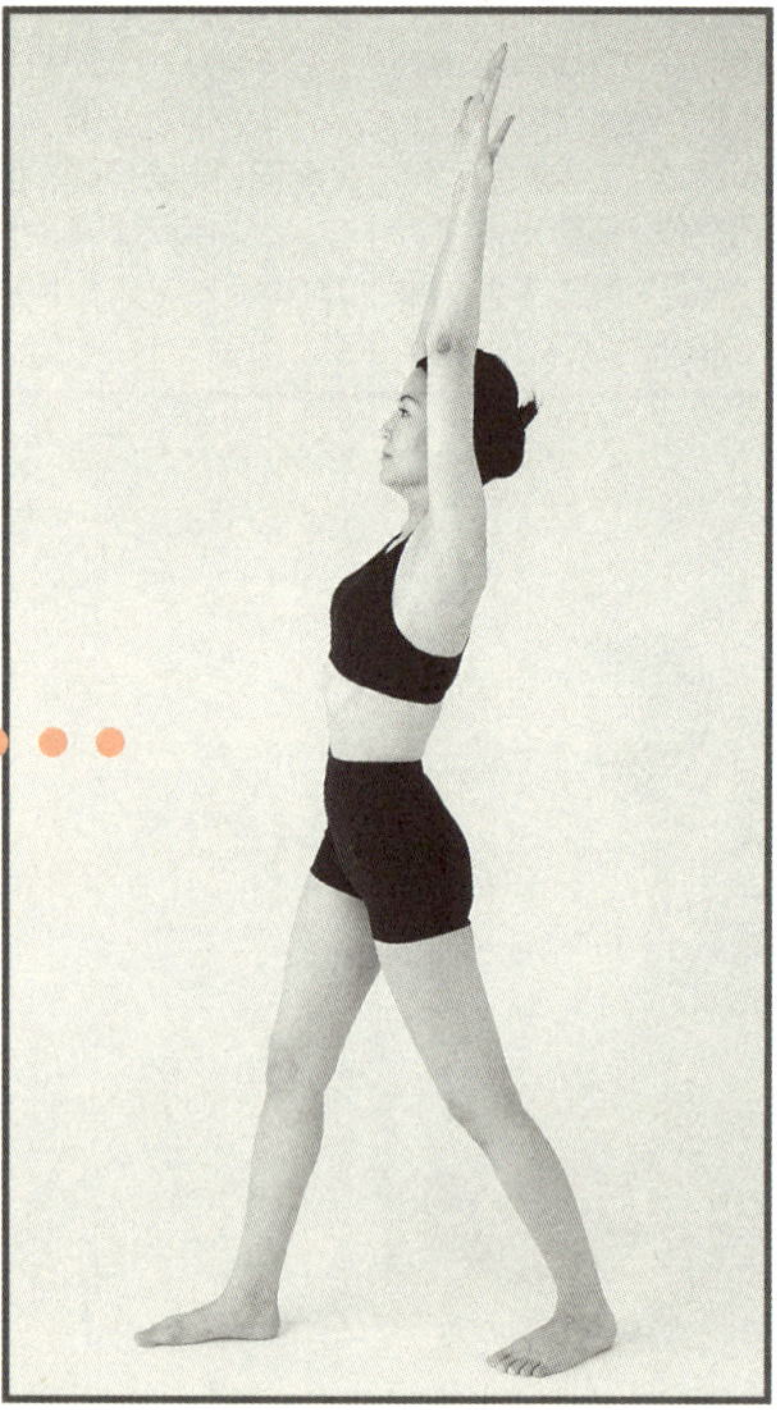

次いで、腰と胸、おなかを前方に突き出し、顎を上に上げて背を思いっきり反らします(下)。天井を見るくらいのつもりで充分に反ってください。このとき、後ろの足はつま先立ちにします。重心がぐっと前方に移ります。この動作で、上半身全体の筋肉の緊張が解けていきます。首まわり、胸筋、脇腹の筋、後ろ足の後ろの筋(大腿二頭筋、大腿筋膜)、骨盤まわりなどもよく伸びて、とても快適な動作です。上半身が充分ほぐれたら、前後にしている足を替えて、同じ動作をしましょう。バンザイ動作をするときは、息を吐きましょう。そうすることで、大きく反れます。

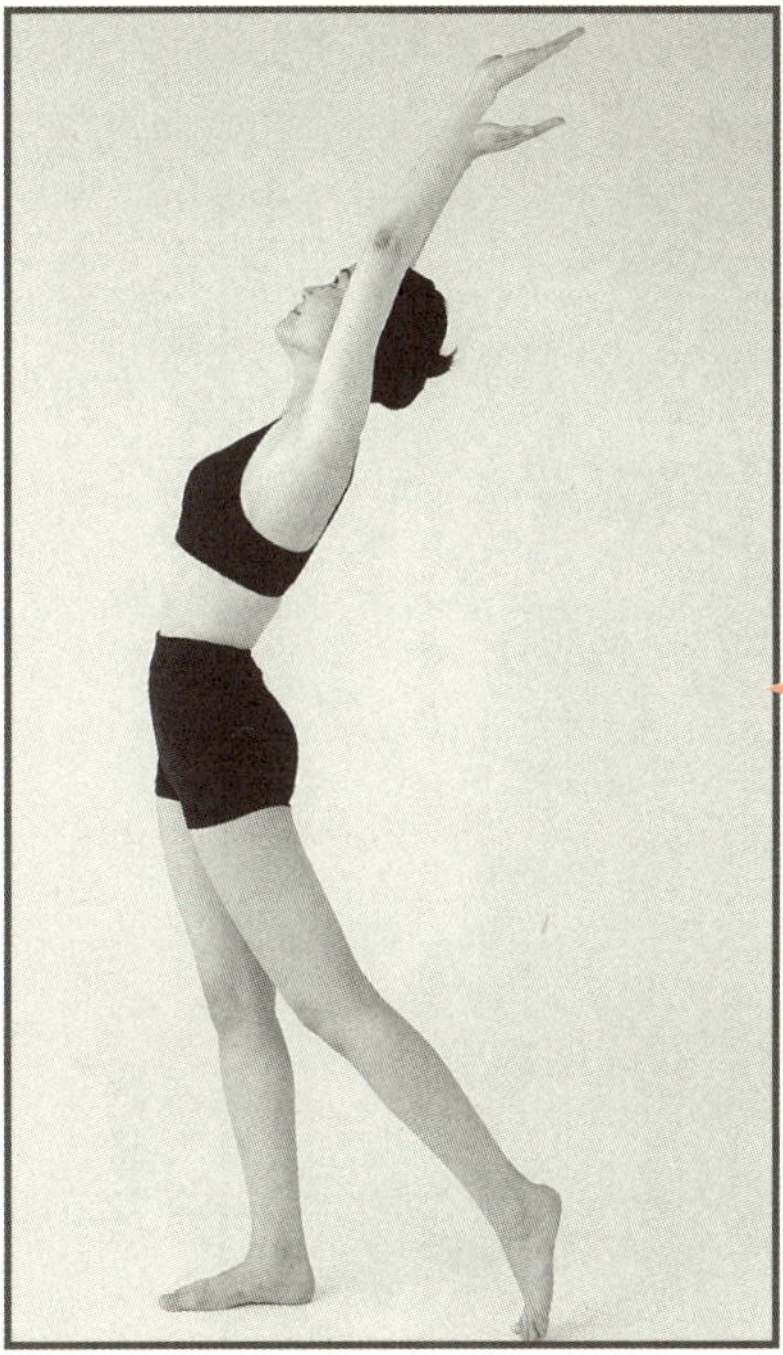

【上体ひねり】

とくに肩まわりをひねりましょう

次に、肩を両手とともに左側にゆっくり、充分にひねります。首も一緒にひねってください。両足の裏は床から離さないようにしましょう。膝は曲げないように(左)。肩の運動ですから、腰は入れなくて結構です。

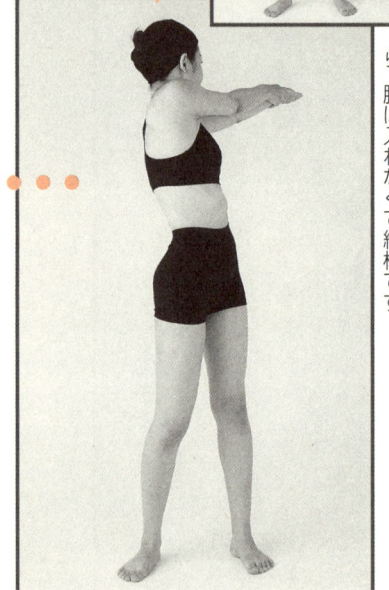

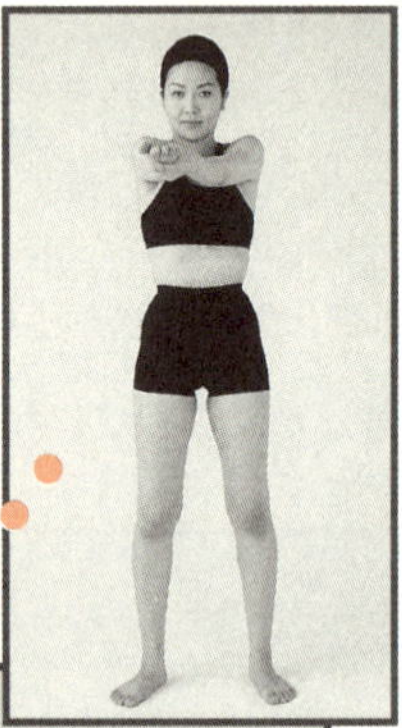

両足を肩幅くらい開いて立ちます。右手を前に伸ばして、ひねる側の左手で右手首をつかみます(右)。

充分にひねったら、今度は逆にひねります。同じ動作です(下)。これは上半身、とくに脇腹の筋肉・筋膜(広背筋、前鋸筋など)がよく伸びる動作です。首まわり(項靱帯、広頸筋、胸鎖乳突筋など)から肩まわり(僧帽筋、三角筋、肩甲棘、棘下筋膜、大円筋など)も充分にほぐせます。

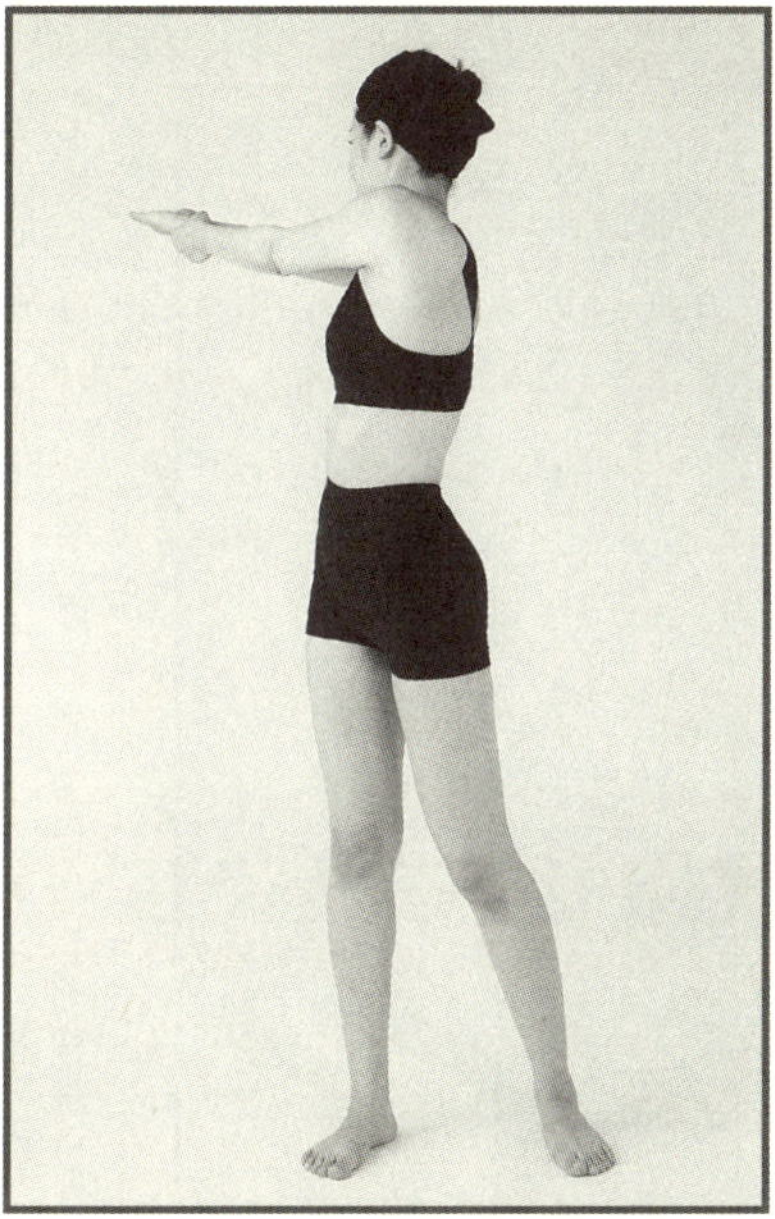

【ひじ振り】

座っても立ってもOK

ひじを曲げたまま、上に上げます（左）。反動をつけるためで、この動作自体には、さほど意味はありません。左の写真よりも、もっと上に上げてもよいでしょう。

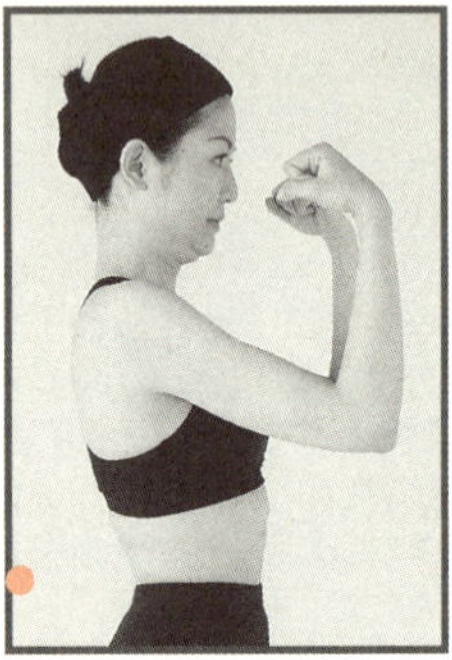

両手のひじを曲げ、ボクサーのガードの姿勢のように前に出します（右）。拳は軽く握る程度です。指先を伸ばしてもかまいません。立っても座っても、効果はあまり変わりません。肩まわりの緊張をゆるめる動作です。

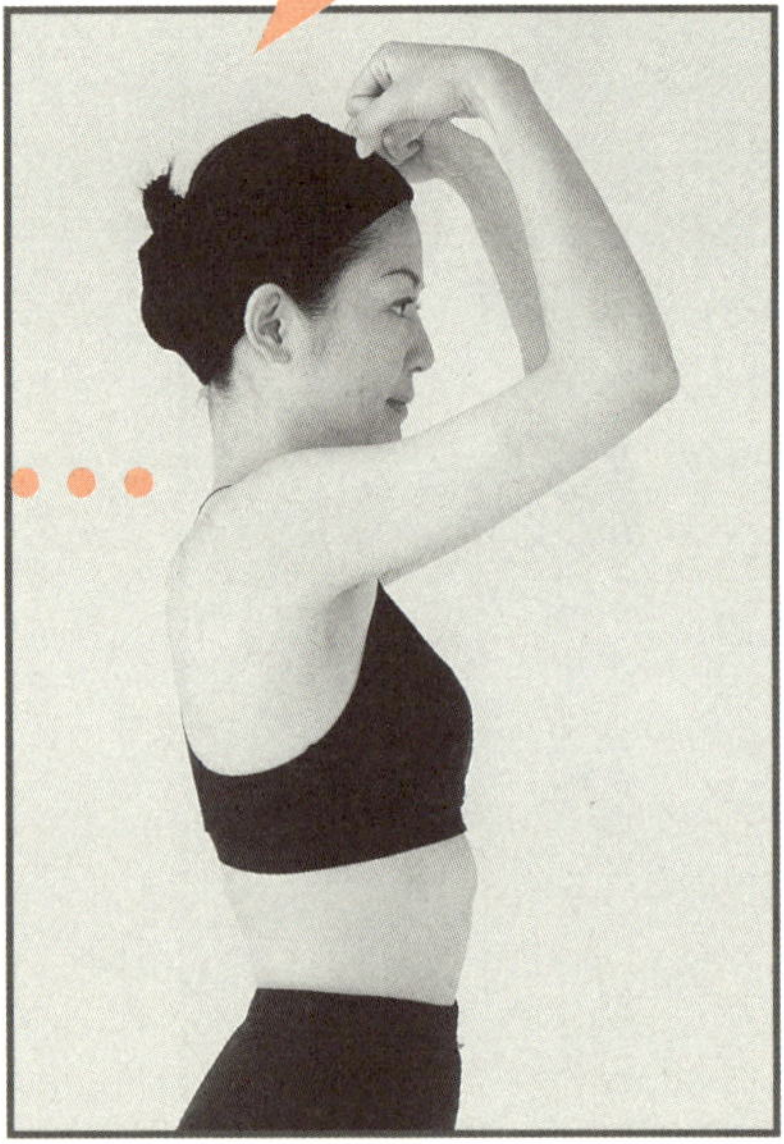

ひじを曲げた両手を上から両脇に振り下ろします(下)。写真右下の動作との連続動作です。反動をつけて10回ほどくりかえしてください。肩まわりの三角筋、僧帽筋、肩甲棘、棘下筋膜などが充分にほぐれるでしょう。両手を上に上げているときに息を吸い(鼻から吸う)、振り下ろすときに吐く(口から吐く)ようにしてください。息をとめて行わないよう注意してください。

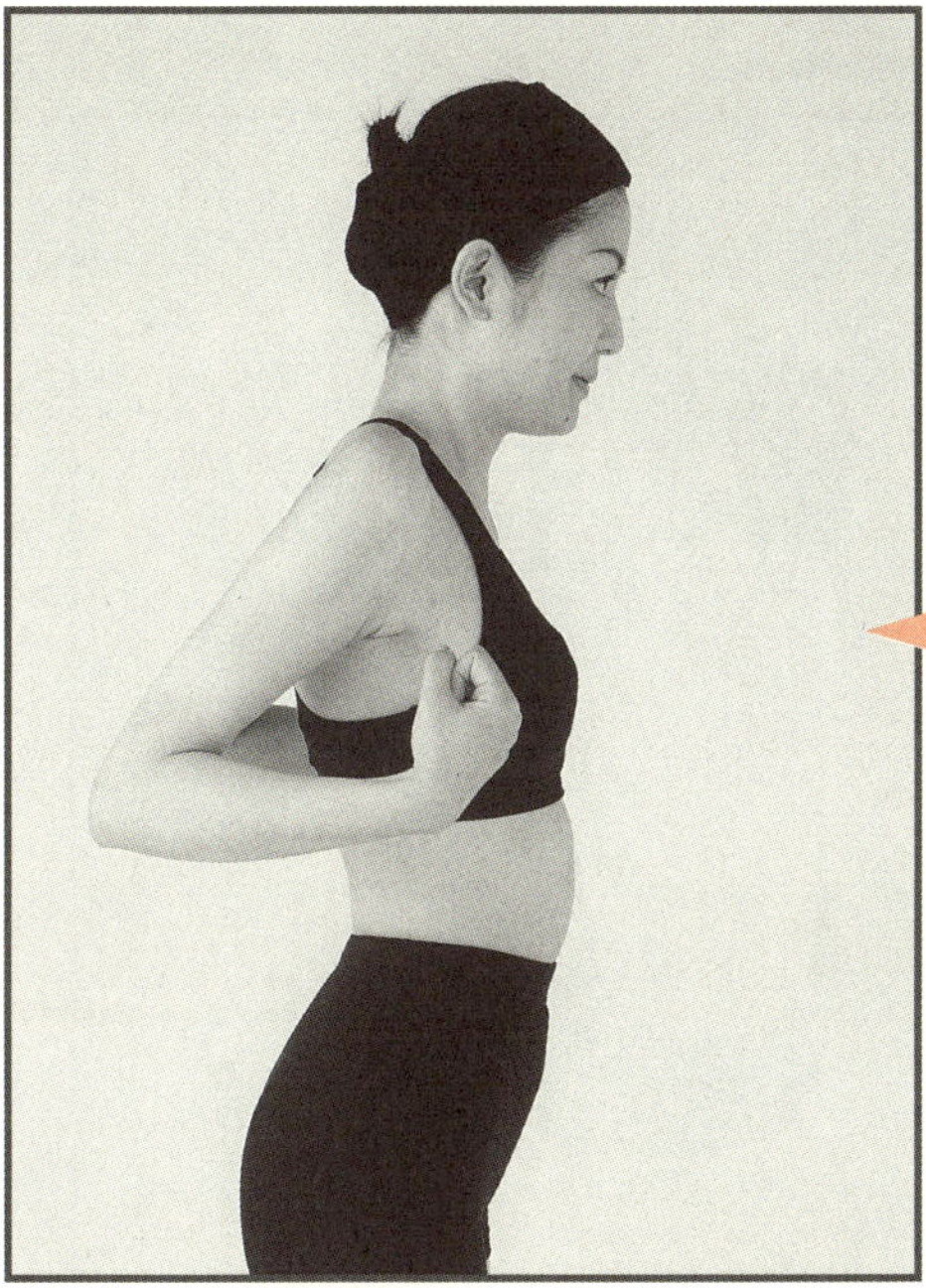

[上腕を押さえてひじ振り]

反動をつけずゆっくりと

前ページ[ひじ振り]の別バージョンです。こちらのひじ振りは二の腕の筋膜(上腕筋膜)を押さえながら行います。まず、右ひじを曲げて上に上げ、左手で二の腕の力こぶのあたりを軽く押さえます(下)。

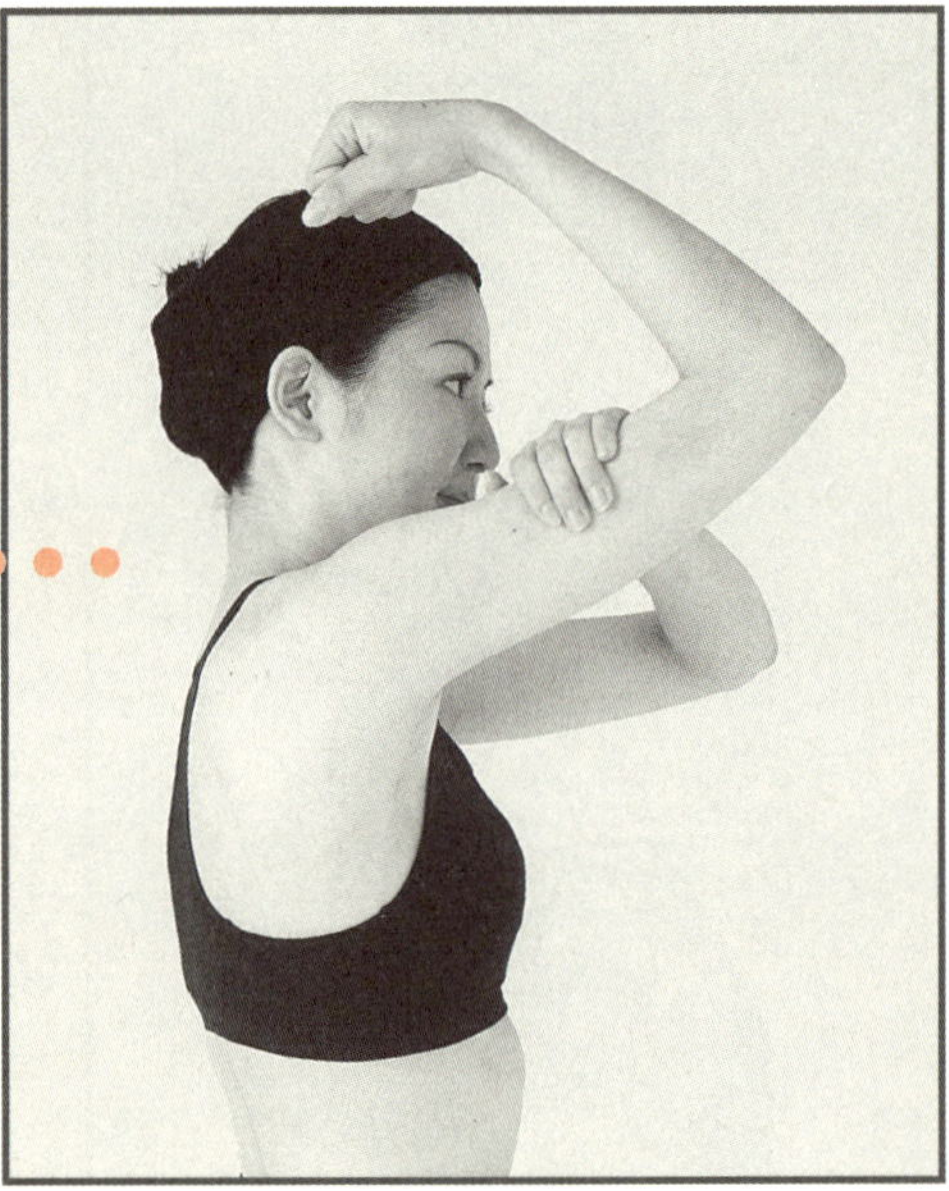

次に、押さえたままゆっくりとひじを下ろしていきます(下)。押さえた手が二の腕から離れそうになりますので、力こぶの付近を軽くつかんでください。この動作を10回くらい行い、左右交替してまたくりかえします。上腕筋膜を押さえていますので、筋膜がつながっている僧帽筋のほぐしになります。

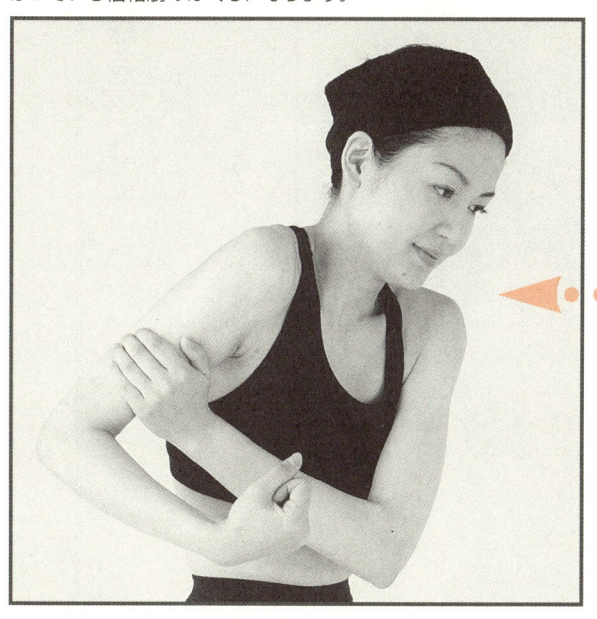

【左右振り】

リズミカルに「大手を振る」

両足を肩幅くらい開いて立ち、両手を交互に上下させる動作です。いわゆる、大手を振る、という動作となります。

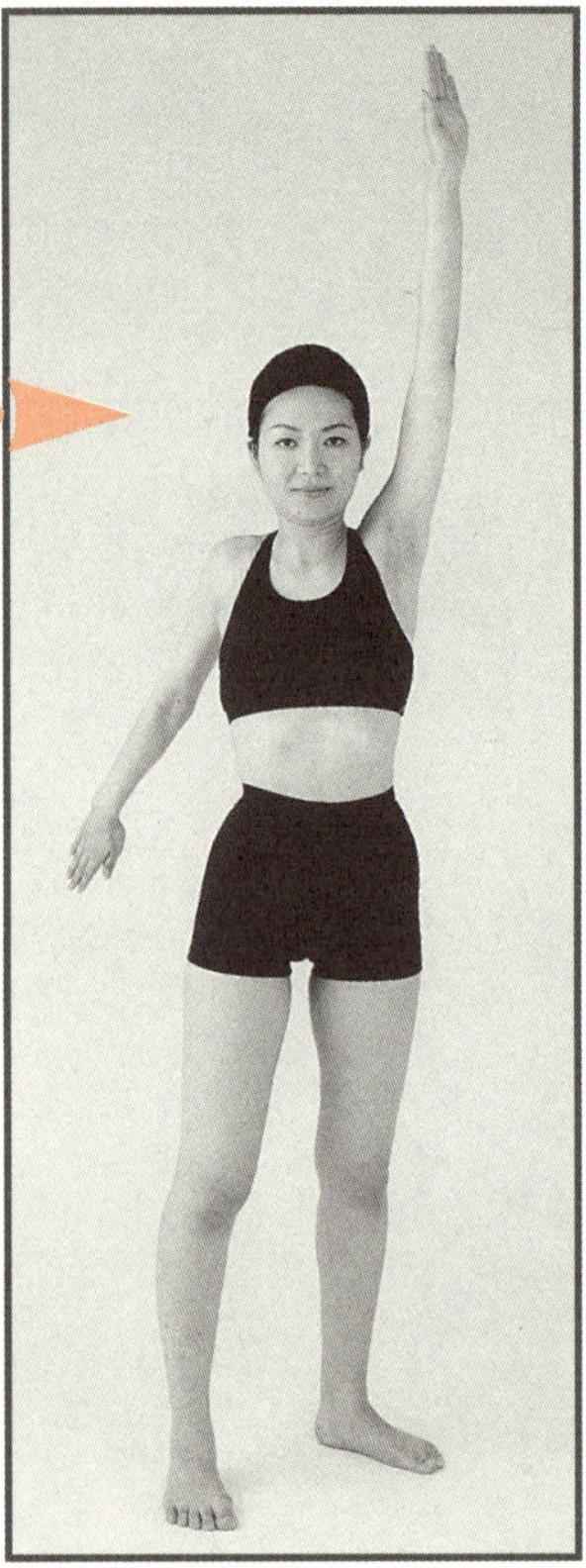

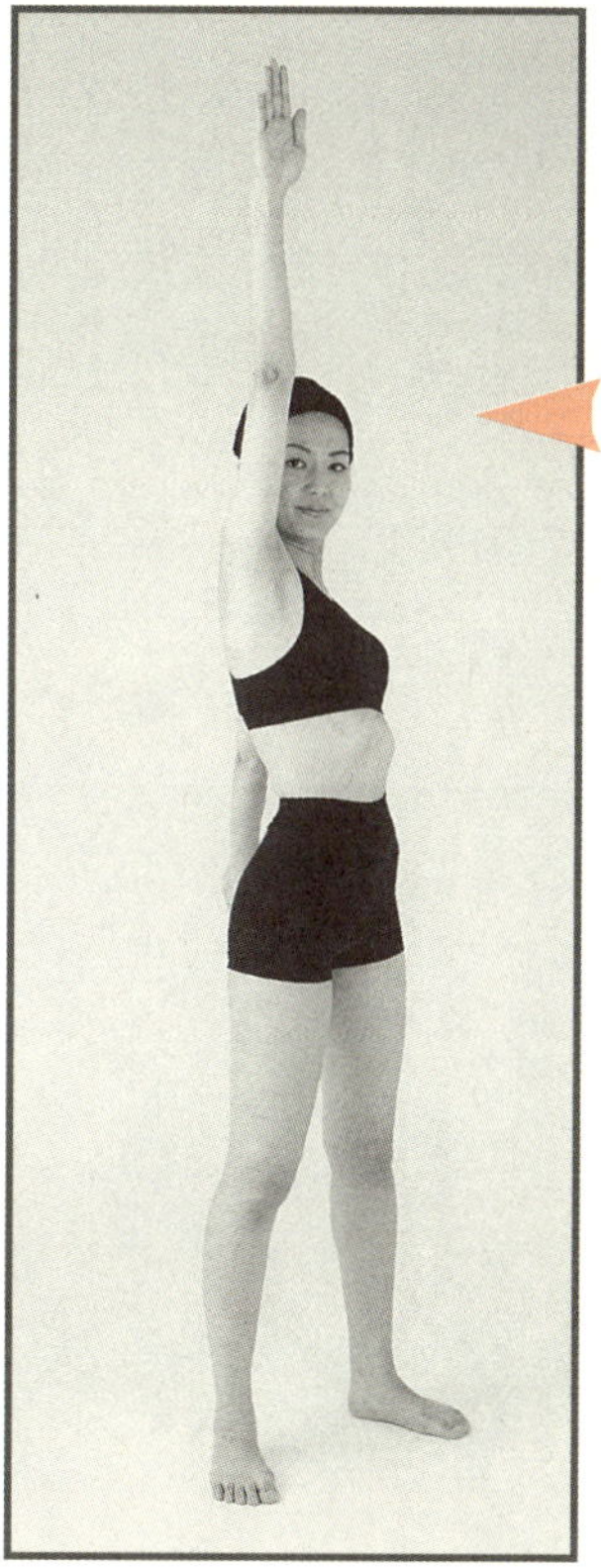

リズミカルにやや反動をつけ、大きく上、下、と振ってください。肩まわり全体のこりをとるのに、とてもよい動作です。20回くらい振ってください。やり過ぎるとかえって筋肉が緊張しますので注意してください。手の指先は伸ばしたほうがよいでしょう。

【肩こり解消のプロの＜ほぐし＞テク】

頸椎後頭骨のほぐし

首は頸椎という骨が7つ、リングを積み重ねたようにつながって支えられています。

肩こりは主として、頸椎の1番目から7番目のゆがみから生じますので、カイロドクターはまずこの付近の筋肉・筋膜を充分にほぐします。

下は、頸椎1番のゆがみを矯正する前に、ゆがみの原因になっている首の筋肉・筋膜（項靱帯など）をほぐしているところです。

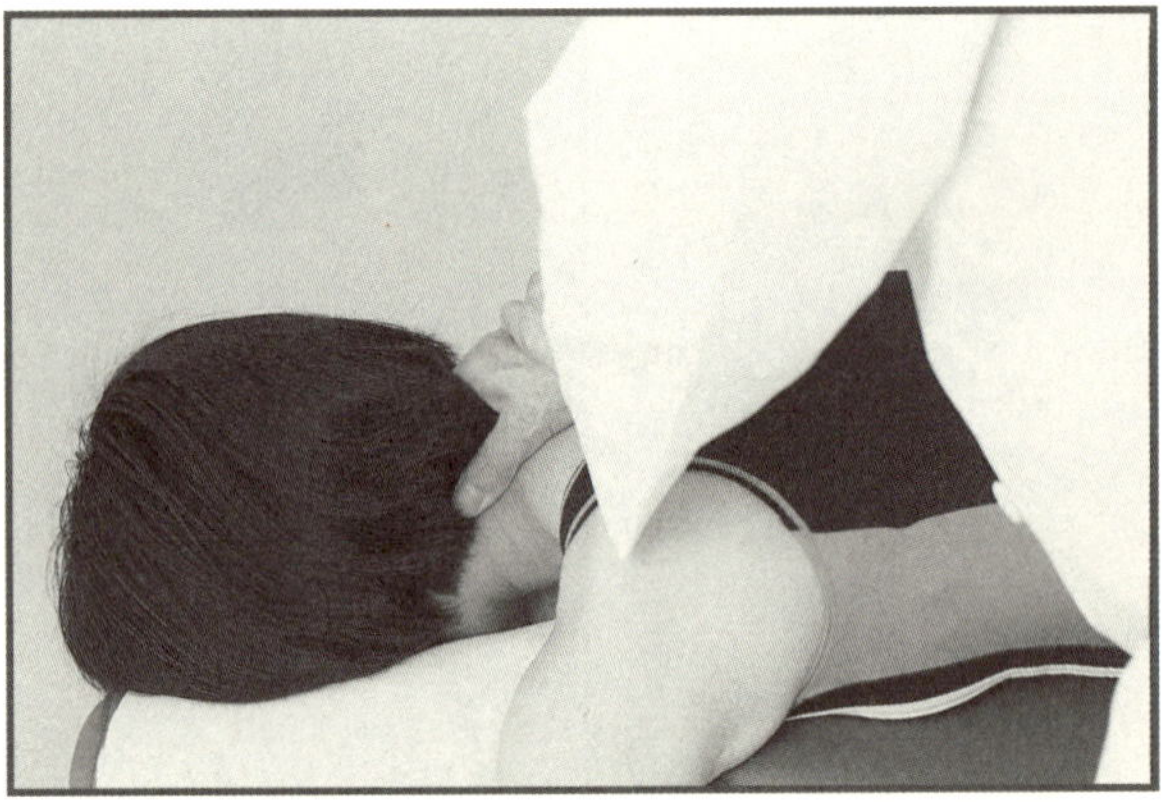

三方牽引

右肩に右手、左臀部（お尻）に左手、というように両手を対角線上に置き、背中全体が伸びるように施術します（下）。何度か行い左右交替します。

これも肩こりの原因となっている胸椎1番のゆがみを治すために、この手技で肩から臀部にかけての筋肉・筋膜を充分にほぐします。ほぐされるのは、僧帽筋、広背筋、大臀筋などです。

三方牽引は〈ほぐし〉の基本中の基本技です。

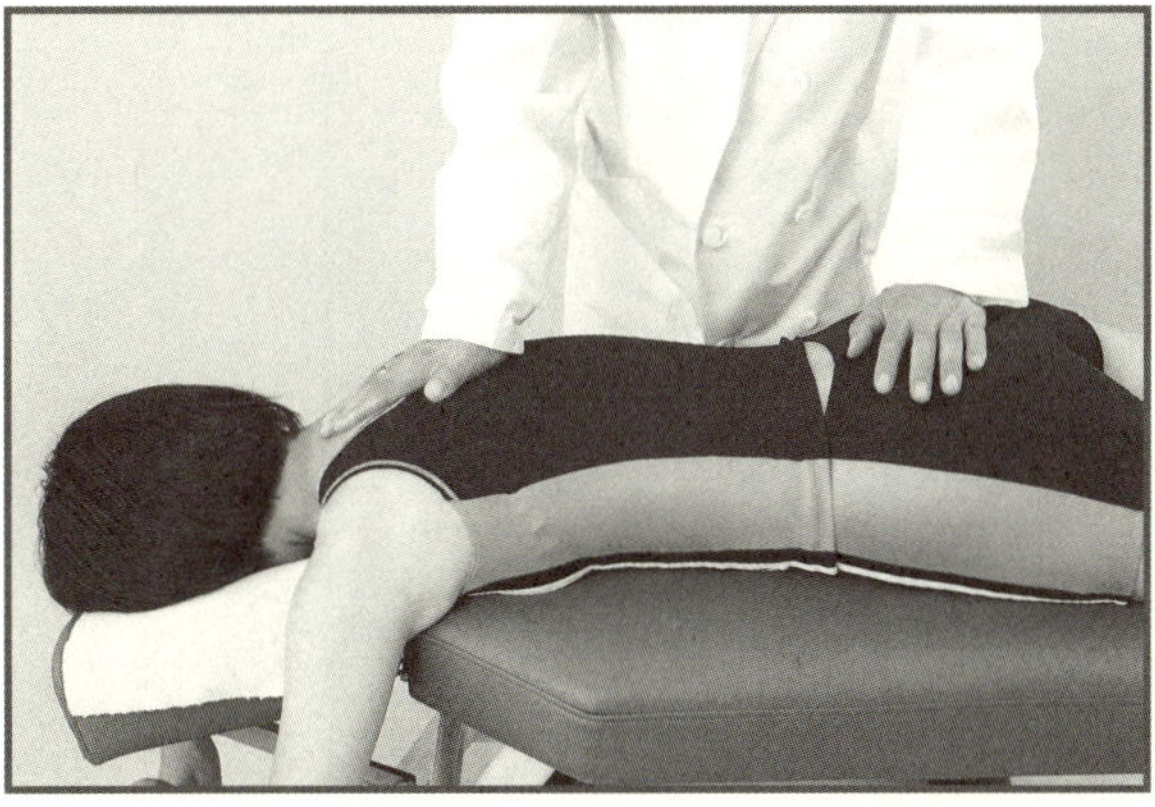

首のほぐし……頸椎の曲げ伸ばし

前ページの写真の手技に似ていますが、こちらは主として頸椎がなめらかに曲げ伸ばしできるようにします。

先生の両手は左右交差しており、上の腕で患者の首の後ろを支えます。両手の指先は患者の肩先に触れています（下）。テコのようにして、静かに患者の頸椎を前に曲げ伸ばしします。

この手技によって、項靱帯、胸鎖乳突筋などが充分にほぐされ、肩こりの原因となっている頸椎1番から7番、胸椎1番のゆがみが改善されていきます。

完全にゆがみを治すためには、矯正テクニック（アジャストメントといいます）を施します。

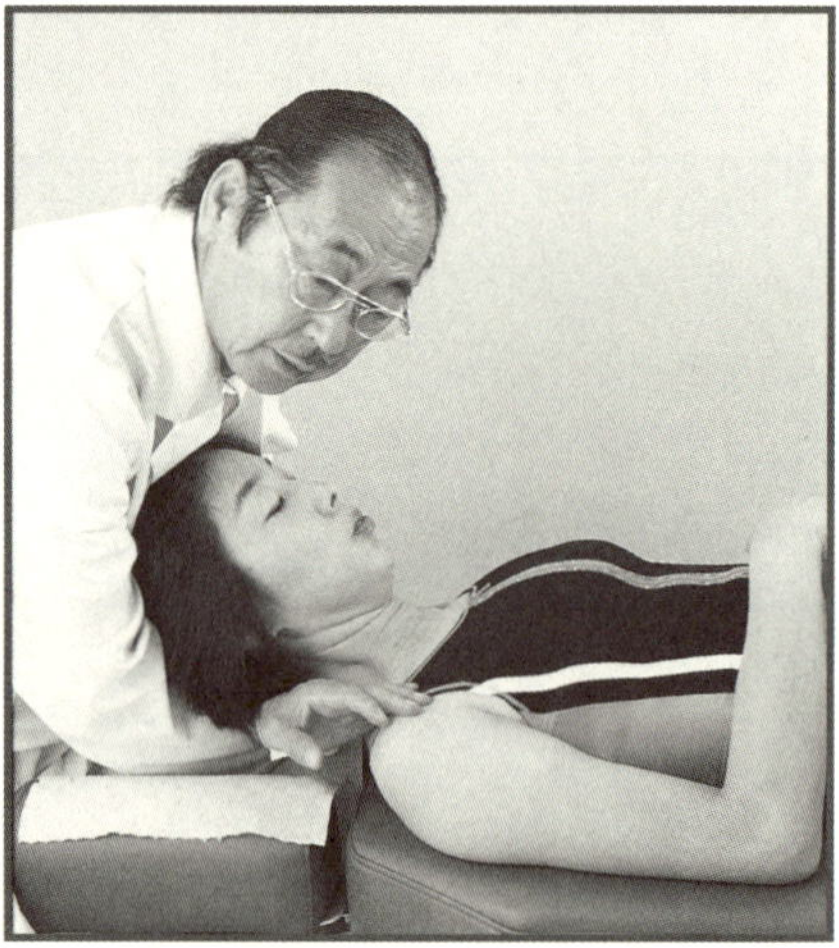

【ほぐしQ&A】

●＜ほぐし＞カイロが受けられる治療院のガイドはP251を見てください。

Q　まだ若いのに骨粗鬆症気味ですが＜ほぐし＞は受けられますか？

医師の最近の診断で「骨粗鬆症気味ですね」といわれました。肩こり・腰痛がひどいので、一度プロの＜ほぐし＞を受けてみたいのですが、大丈夫でしょうか？　治療によって骨が折れるようなことはありませんか？

（45歳・女性・公務員）

A　まったく心配ありません

＜ほぐし＞は、骨格のゆがみを矯正する前段階の筋肉・筋膜緩和操作術（ゆるめてほぐす技）ですから、乳幼児から高齢のお年寄りまで受けられます。

ただし、骨粗鬆症がかなり進んだ状態の人は、施術の先生にきちんとその旨を告げて、熟練したカイロドクターを選ぶようにしましょう。

この本で紹介する自分でできる〈ほぐし〉を少しずつでもいいですから毎日実行していけば、筋肉・筋膜が柔軟になり、強くもなりますから、骨粗鬆症の進行を遅らせる上でとても有効です。

ぜひ、試してください。また、この病気は女性ホルモンと密接な関わりがありますから、女性ホルモン同様の作用がある大豆製品などをたくさん食べるようにしましょう。

Q 温めるの？ 冷やすの？

肩、腰、膝が痛むときは、患部を温めたほうがよいのですか？ それとも冷やしたほうが？ 私は腰が痛いとき、よく使い捨てカイロを患部に当てます。とても気持ちがいいのですが……。

（35歳・OL）

A　ケースバイケースです

突発的な痛みを＜ほぐし＞やカイロプラクティックでなんとか癒した場合、温めるのは避けるのがふつうです。質問にある使い捨てカイロも入浴も避けましょう。飲酒もよくありません。

こんなとき患部を温めると、矯正したばかりの筋肉や靱帯の血行がよくなり過ぎ、だらりとゆるんでしまいます。

逆に、脊柱や手足の急激な痛みは冷やしたほうがよいとされます。ずっと冷やしっぱなしにしないで、インターバルをとりましょう。

ただし、腹部の急激な痛みについては、温めも冷やしもしないで、早めに専門医の診察を受けてください。

Q　＜ほぐし＞カイロの治療を受ける前に気をつけることは？ また、治療後に気をつけることは？

＜ほぐし＞に興味があり、一度専門の治療院で受けてみたいのですが、ふつうの病院に行くのとどう違うのでしょうか。また、薬なども出ないわけですから、治療後はどうしたらよいのでしょう？

（32歳・女性・教師）

A 基本的には変わりありません

一般の病院や鍼灸院にかかるのとそうは変わりません。ただ、＜ほぐし＞カイロは、事前の問診がとてもきめ細かいですから、病歴や症状などを整理しておいたほうがよいでしょう。

痛みやこり、しびれなどについても、どこがどのように、いつ頃からそうなったのか、スムーズに答えられるようにしておきましょう。

治療後は、以下のことに気をつけましょう。

①ハードな運動、長いドライブは避けましょう。
②治療当日は、重すぎる荷物をもつのは避けましょう。
③当日の入浴は避けましょう（軽いシャワー程度ならＯＫ）。
④当日は早めに眠りましょう。

【腰痛編】

矯正する主な脊椎の部位
腰椎1～5番

【腰痛の原因と対策】

筋力の衰えが引き金に

「魔女のひと突き」という言葉があります。ある日突然襲ってくる腰の激痛のことです。お年寄りの専売特許かと思うと、実は「魔女のひと突き」に遭いやすい年代は20～30代なのです。

原因は運動不足と動きの少ない毎日の仕事、日常生活にあります。筋力が衰えているのです。人は直立しているので、背骨と首に弱点があります。ここで重い頭を支え、背骨は骨盤の上で直立する形で上半身を支えています。

おなかや背中の筋肉が発達し、腰骨を支えているのであればめったに腰痛は起きません。しかしながら、ここの筋肉・筋膜がこり固まっていれば、柔軟な動きができず、背骨も曲がります。

この章で紹介するのは、腰の痛みに関わる筋肉・筋膜を充分にほぐして、強くする動作ばかりです。

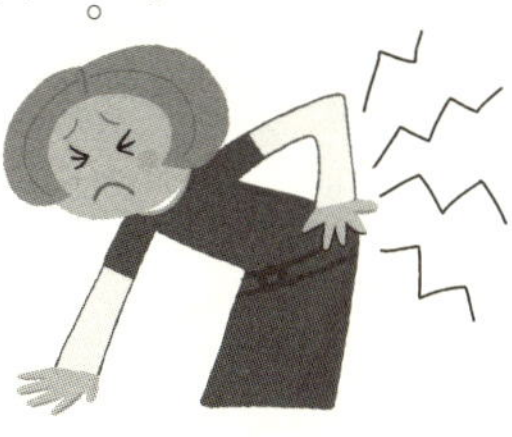

[腰のすぐ上を押さえ、脇腹を伸ばす]

これで腰の悩みが解消
いつでもどこでもできる

筋肉・筋膜ほぐしの特徴は、痛みや悩みのある部位から遠い部分を伸ばしたりして癒すところにあります。筋肉・筋膜のつながりに目を向けているからです。この動作も、直接は腰に触れたりしません。それでも即効で腰の痛みや悩みが消えるから、人の体は本当に不思議な小宇宙です。まず、右手で腰骨の上を押さえます(下)。専門的にいうと、腸骨稜という部分の筋膜を押さえることになります。

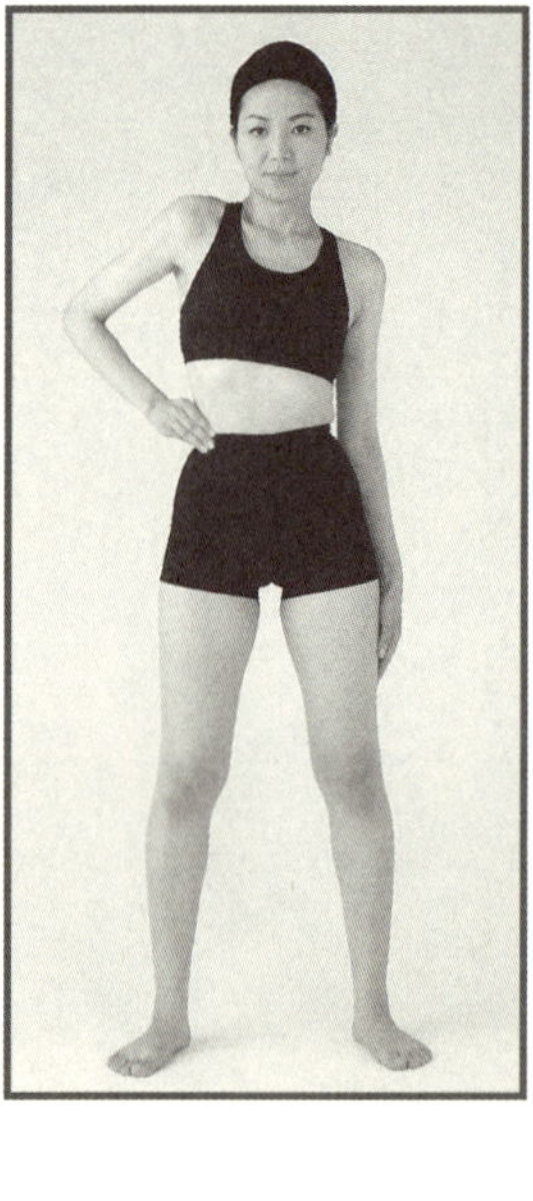

脇腹を充分に伸ばす

次いで、右の脇腹をぐっと伸ばしていきます。首も同時にかしげましょう(下)。この動作によって、広背筋から胸鎖乳突筋にかけての筋肉・筋膜が伸びてほぐされます。緊張がゆるむだけでなく、脇腹の筋肉の強化にもなります。この動作をくりかえし行っているうちに、腰骨を支える筋肉群が強くなるのです。

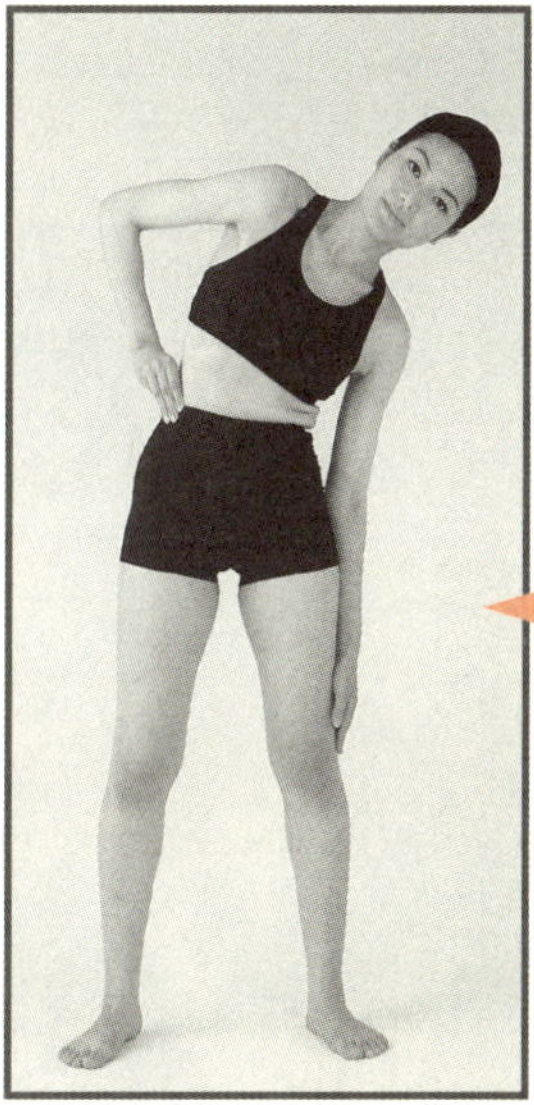

押さえどころは腰骨の真上軽くつまむようにして

下のように、腸骨稜の筋膜をつまむように押さえます。ここを押さえることによって、脇腹の筋肉・筋膜が充分に伸びるのです。押さえないで伸ばすと、腰骨の部分の筋膜まで伸びてしまい、効果が半減します。ソーセージを想起してみてください。真ん中あたりで押さえて伸ばせば、押さえたところから端の部分がきっちり伸びます。押さえなかったら、全部がダラダラっと伸びてしまいます。

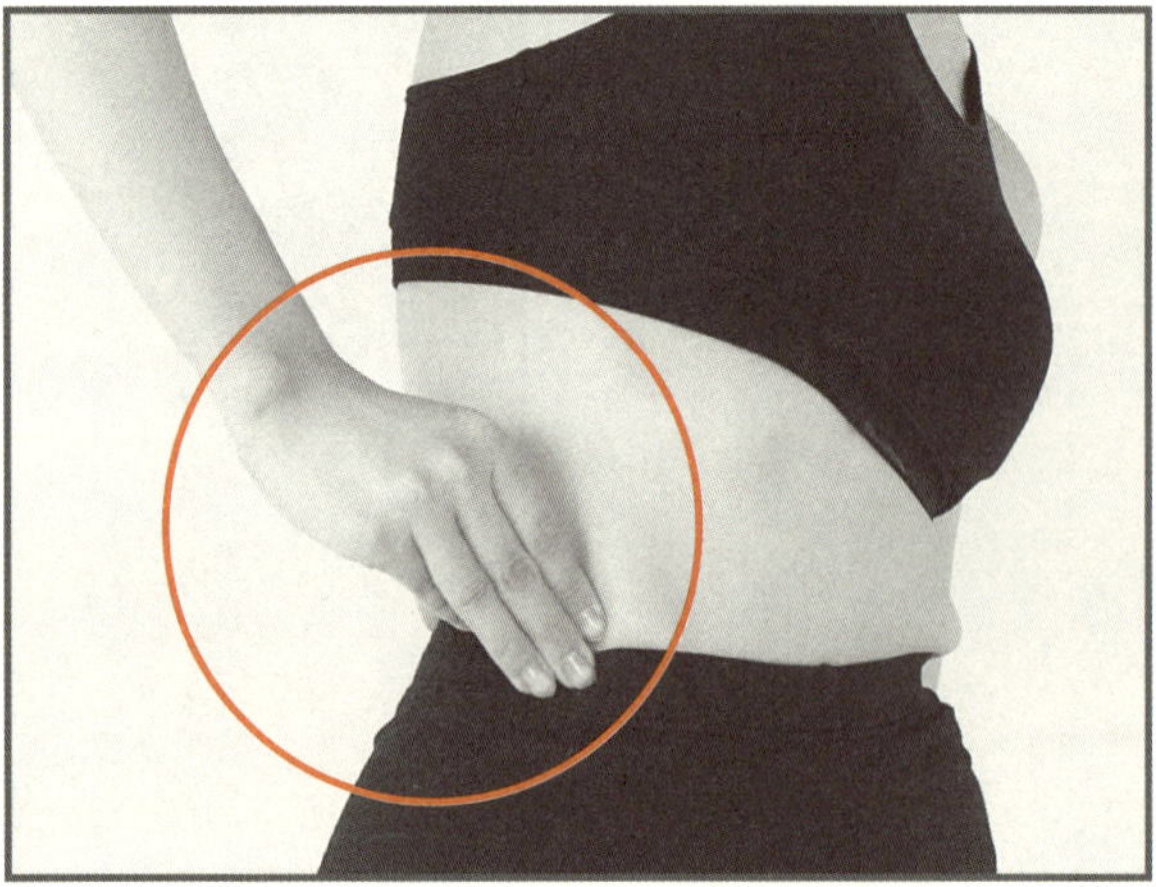

人の体もこれによく似ています。ただ単に伸ばすと、筋膜はつながっていますから、必要のない部分までずるずると伸びてしまいます。力がそがれて、効果が減ることになるのです。20秒くらい伸ばしてください。充分に伸びたと実感できたら、左に移ります（下）。同じようにやってください。脇腹が伸びていくとき、押さえている手（指）がずれる感じになりますから、つまんで少し下に押すようにするとよいでしょう。

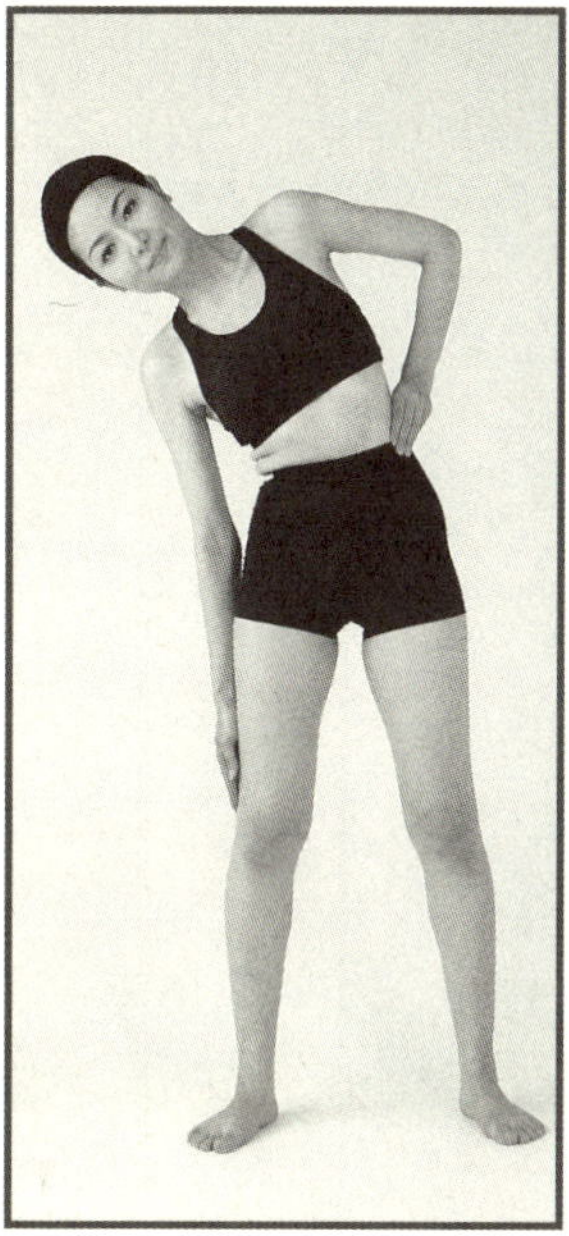

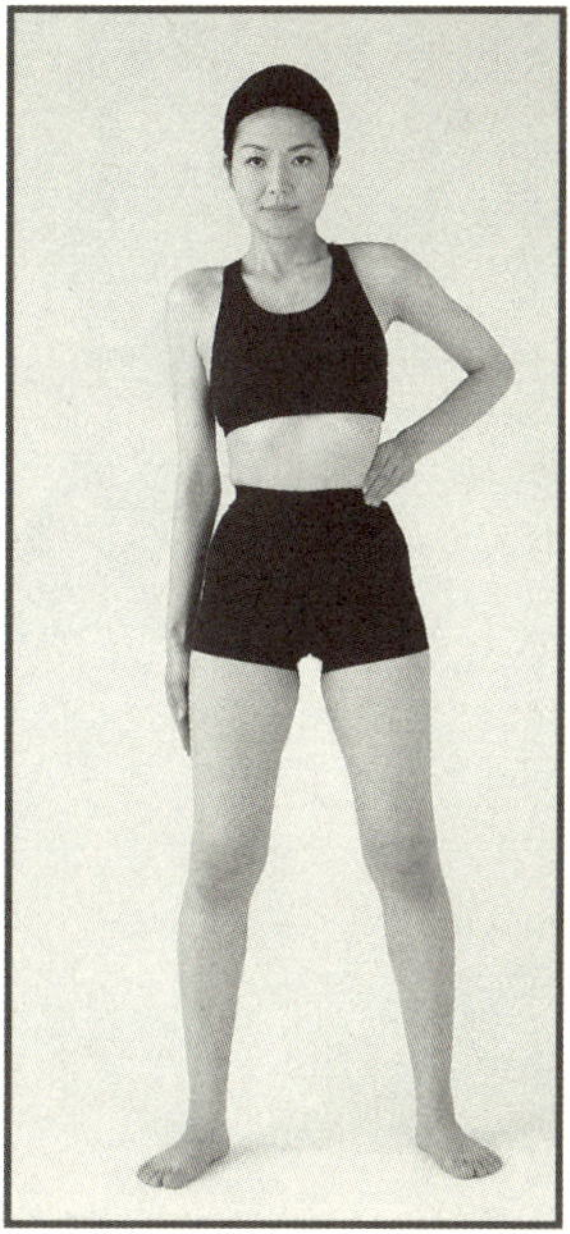

【壁押し】

腰をぐっと突き出すのがコツ

まず、左足を前に出し、両手のひじを曲げ、壁を押す姿勢をとりましょう。顎は引いてください(下)。

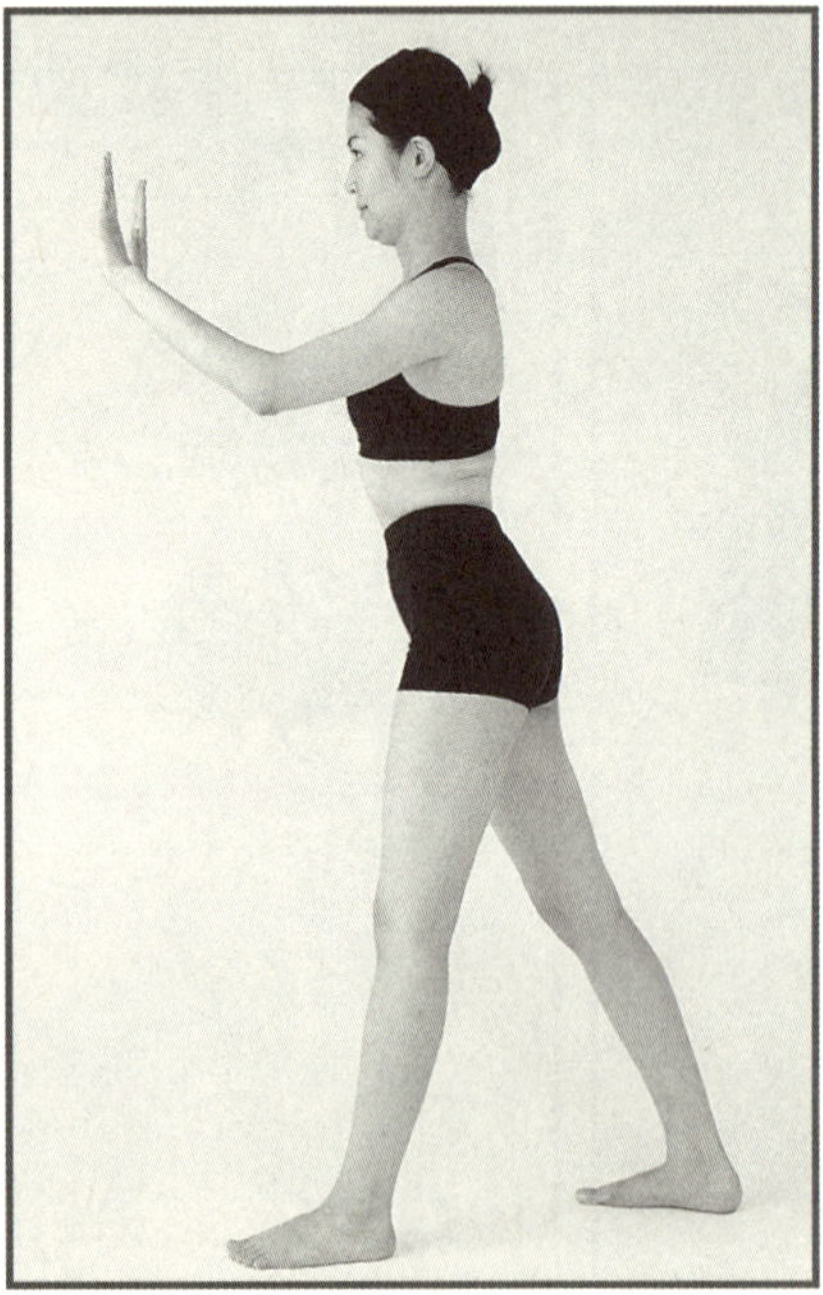

次いで、両手で壁を押します。腰を入れて充分に押してください(下)。足の裏は床から浮かないように。腰まわりの筋肉(腸骨稜、腰三角など)、ももの裏の筋肉(大腿二頭筋、大腿筋膜など)、ふくらはぎの筋肉(腓腹筋、ひらめ筋など)、アキレス腱がよく伸びます。この部分の筋肉・筋膜がほぐされて、次第に強くなり、充分に腰骨を支えてくれるのです。骨盤のゆがみにも効果的です。左右の足を替えて、3回くらいずつ行ってください。

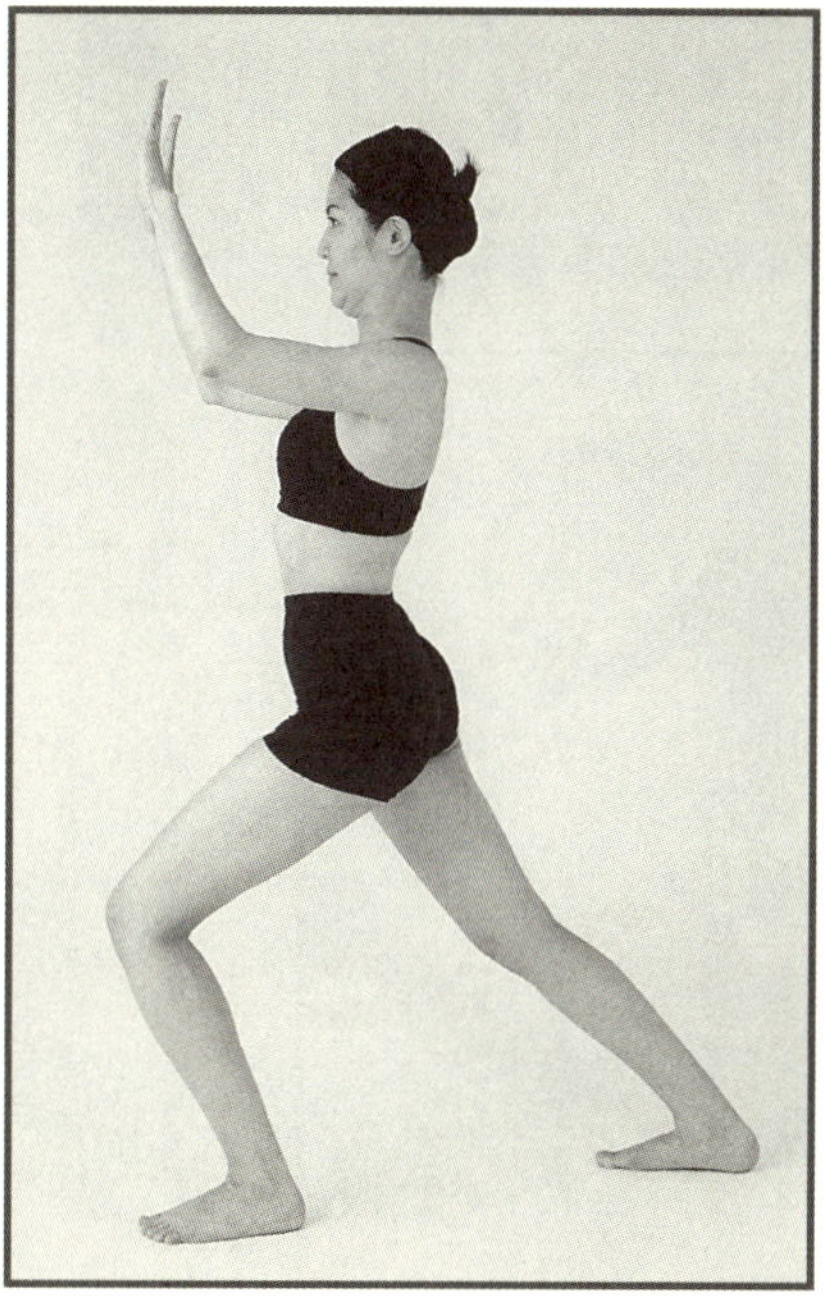

【足を交叉して体を前に倒す】

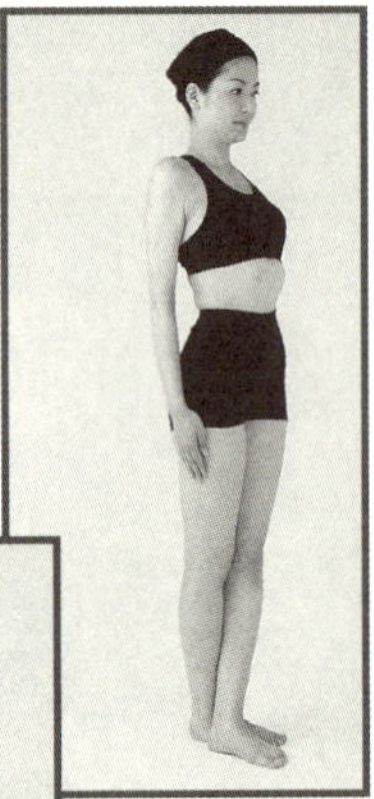

左足を右足に交叉させてまっすぐに立ちます（上）。この動作のバリエーションとして、88ページの動作もありますので、状況に応じて選んでください。

膝を曲げないようにしましょう

右手は脇腹から腰につけ、上半身をゆっくりと曲げていき、左手を左足のつま先につくようにします（下）。このとき、膝を曲げないように努力してください。なかなか苦しい動作ですが、腰や足の背面があまりにつっぱるようなら、無理をする必要はありません。曲がるところまで曲げましょう。この動作で、足の背面の筋肉（大腿二頭筋、大腿筋膜、腓腹筋、ひらめ筋、アキレス腱など）がほぐされ、強くなっていきます。P84［壁押し］と同様、足の背面の筋肉を柔軟にしておくことは、腰痛予防の重要なポイントなのです。

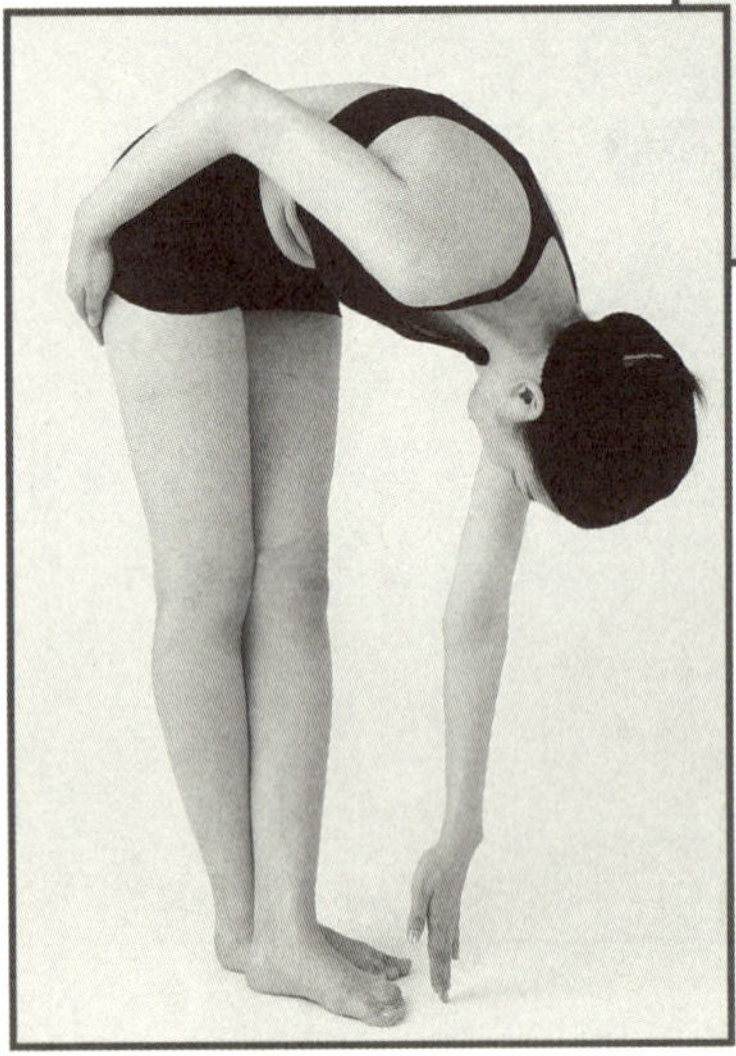

充分に伸びたら、元の姿勢に戻り、1回深呼吸してください。次いで、左右を交替して同じ動作を行います。体を曲げていくときは息を吐きましょう。

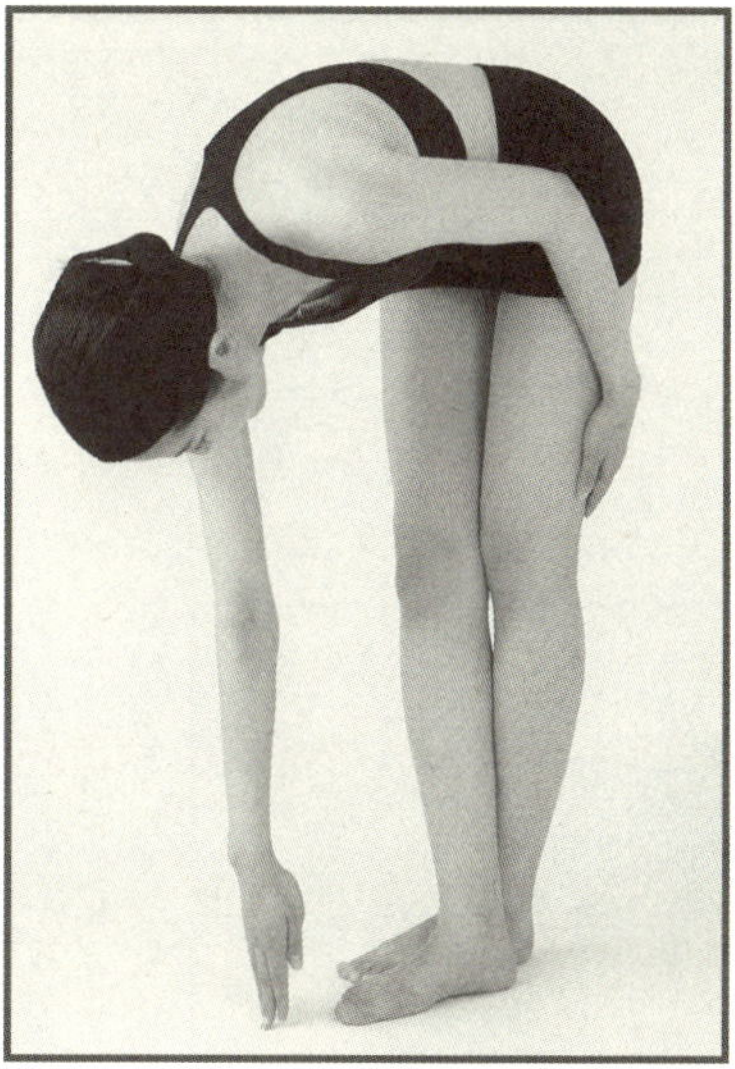

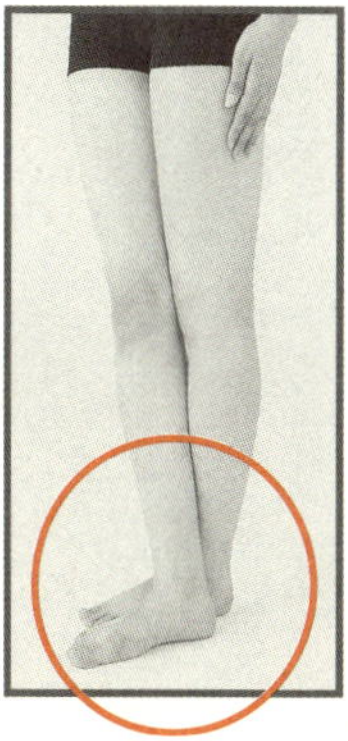

足は左のように交叉する

【前曲げ】

背筋が柔軟になり下腹の贅肉も取れる

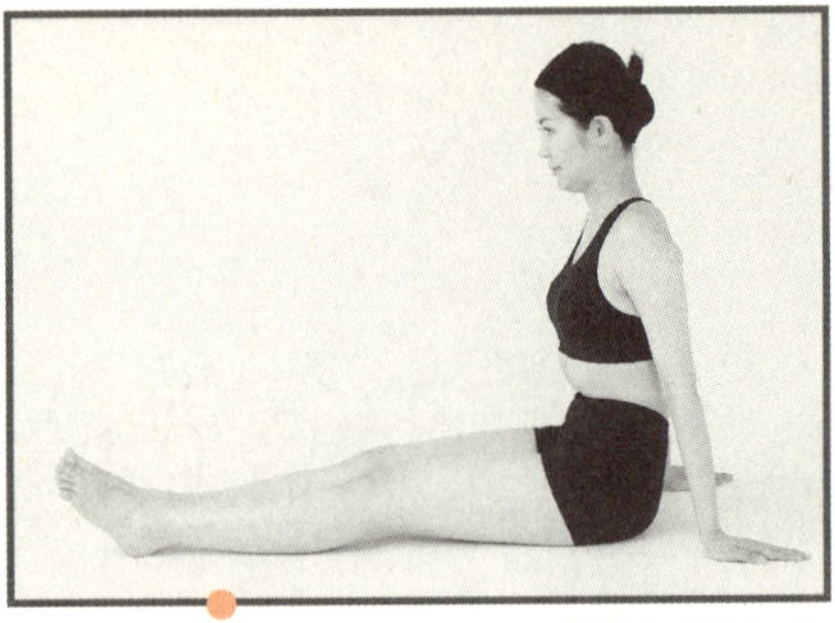

86ページの動作を床型にしたものですが、こちらの動作は背筋と太もも後ろの筋肉のほぐしがメインです。まず、両足を前に投げ出し、上半身は垂直に起こします。両手は後ろで床につけておきます（上）。顎は引いてください。

上半身を倒し、右手を前に伸ばしていきます。倒していくとき、ゆっくりと少しずつ息を吐いていきます。左手は後ろで床につけたままです。倒したとき膝が持ち上がったり、つま先がゆるんだりしないように。足の裏がつっぱって、少々痛く感じても、それは筋肉が伸びている証拠ですから、我慢しましょう。

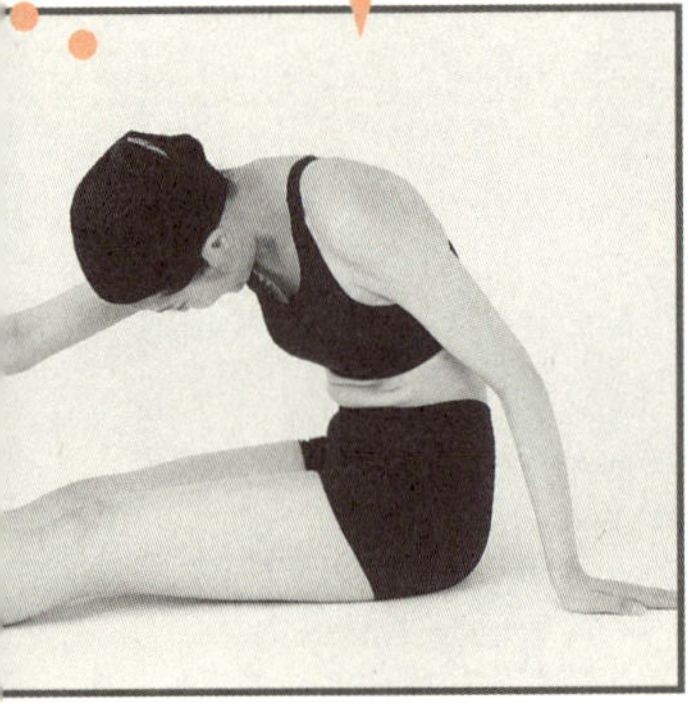

充分に曲がったら、元の姿勢に戻り、1回深呼吸をしましょう。次いで、左右交替して同じ動作をします(下)。この動作で広背筋など背中の筋肉、大腿筋膜、大腿二頭筋などの太ももの後ろが充分にほぐされます。また、下腹の贅肉が取れていきますから、ダイエットにもよい動作です。

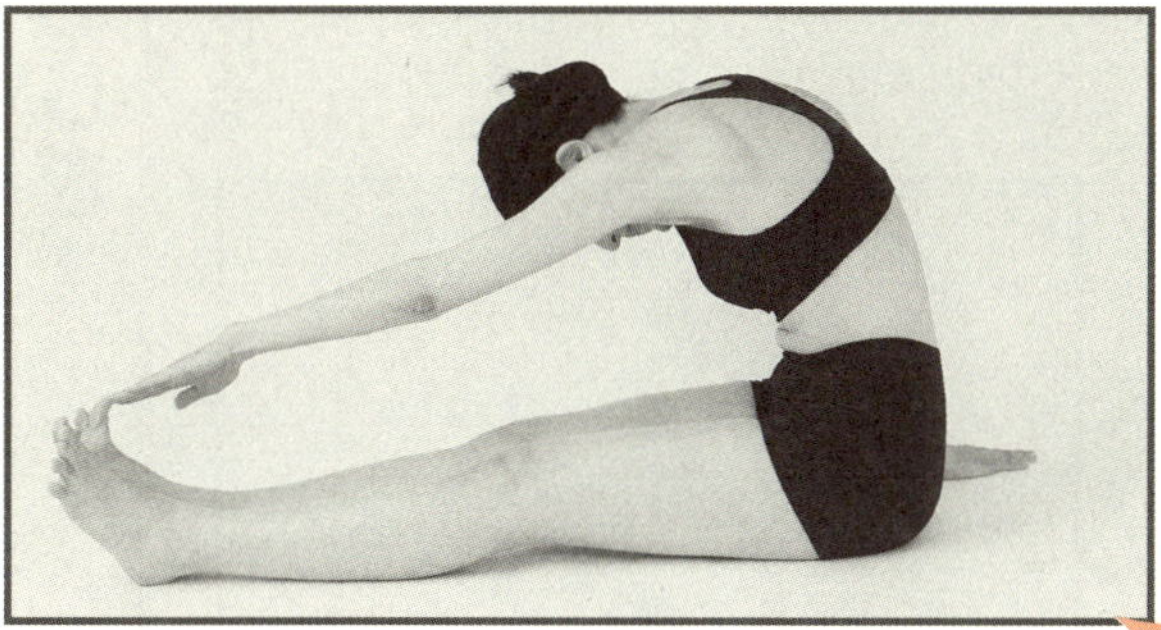

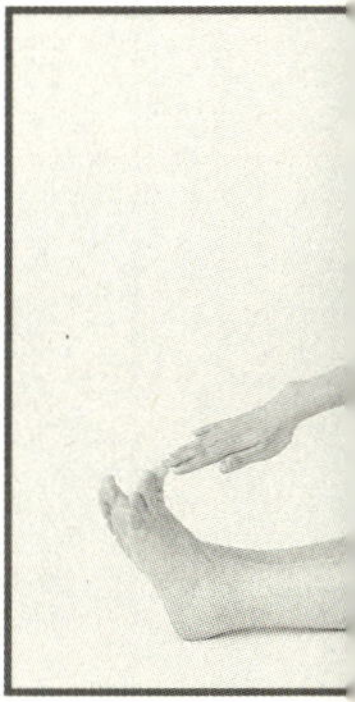

[腕組みおじぎ]

仕事中にもできる

イスにやや浅めに腰かけ、背中を、まっすぐに伸ばして腕を組みます（下）。両足は軽く開いておきます。顎は引いてください。前にゆっくりと曲げていきますが、その前に息をいっぱい吸っておきましょう。

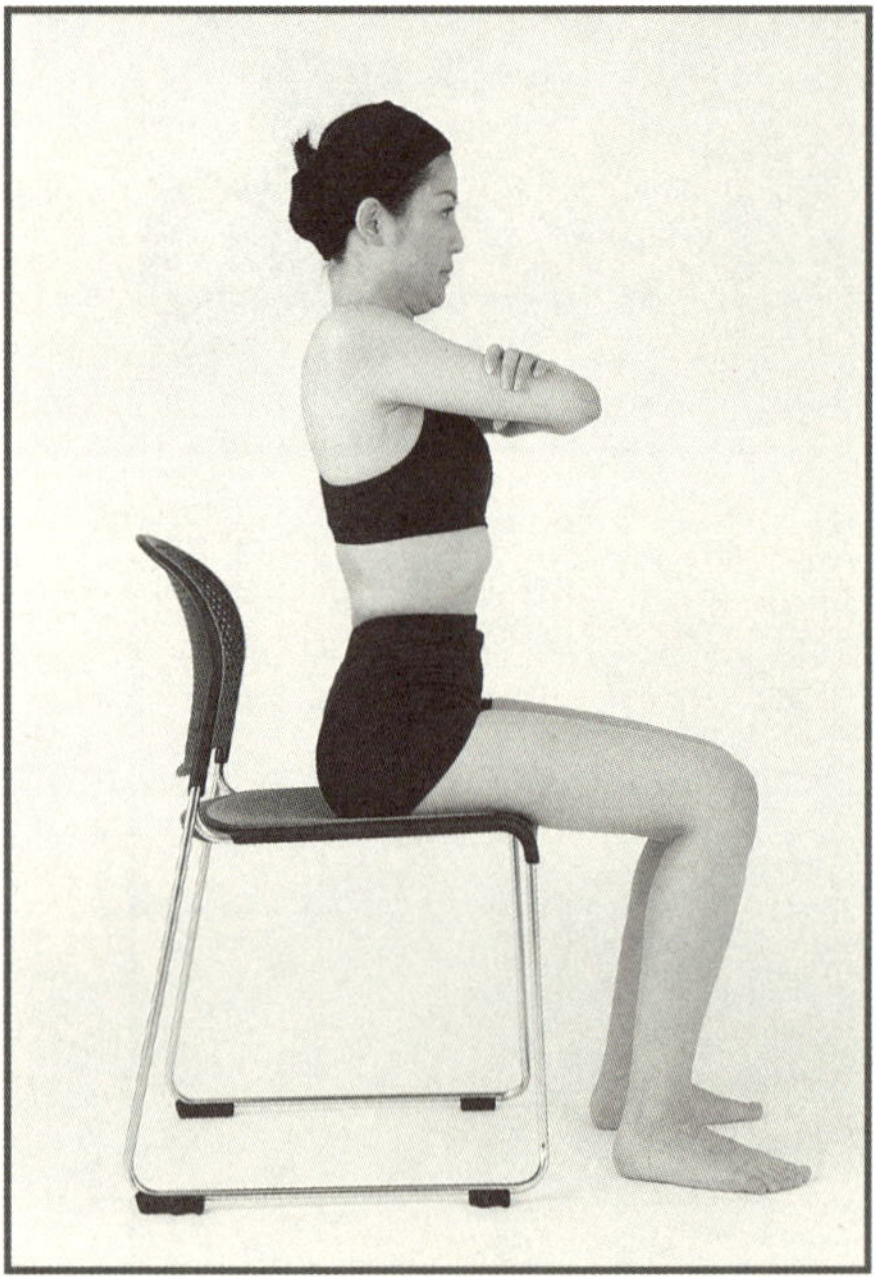

体の力を抜き、頭の重みで上体を前に垂らすように曲げていきます。このとき、いっぱい吸い込んでいた息を吐いていくと、よく曲がります。頭を、開いている両足の間に埋めていくようにしてください。組んだ両腕で膝を抱くようにします（下）。胸とおなかがももにつくまで曲げてみてください。曲がれば曲がるほどこの動作の効果は上がります。充分曲がったら、元に戻し、一度深呼吸をしてくりかえします。数回行ってください。頚椎、腰椎を刺激して、腰痛のもととなる筋肉のこりを取る動作です。下腹の贅肉を取るためにも効果的です。

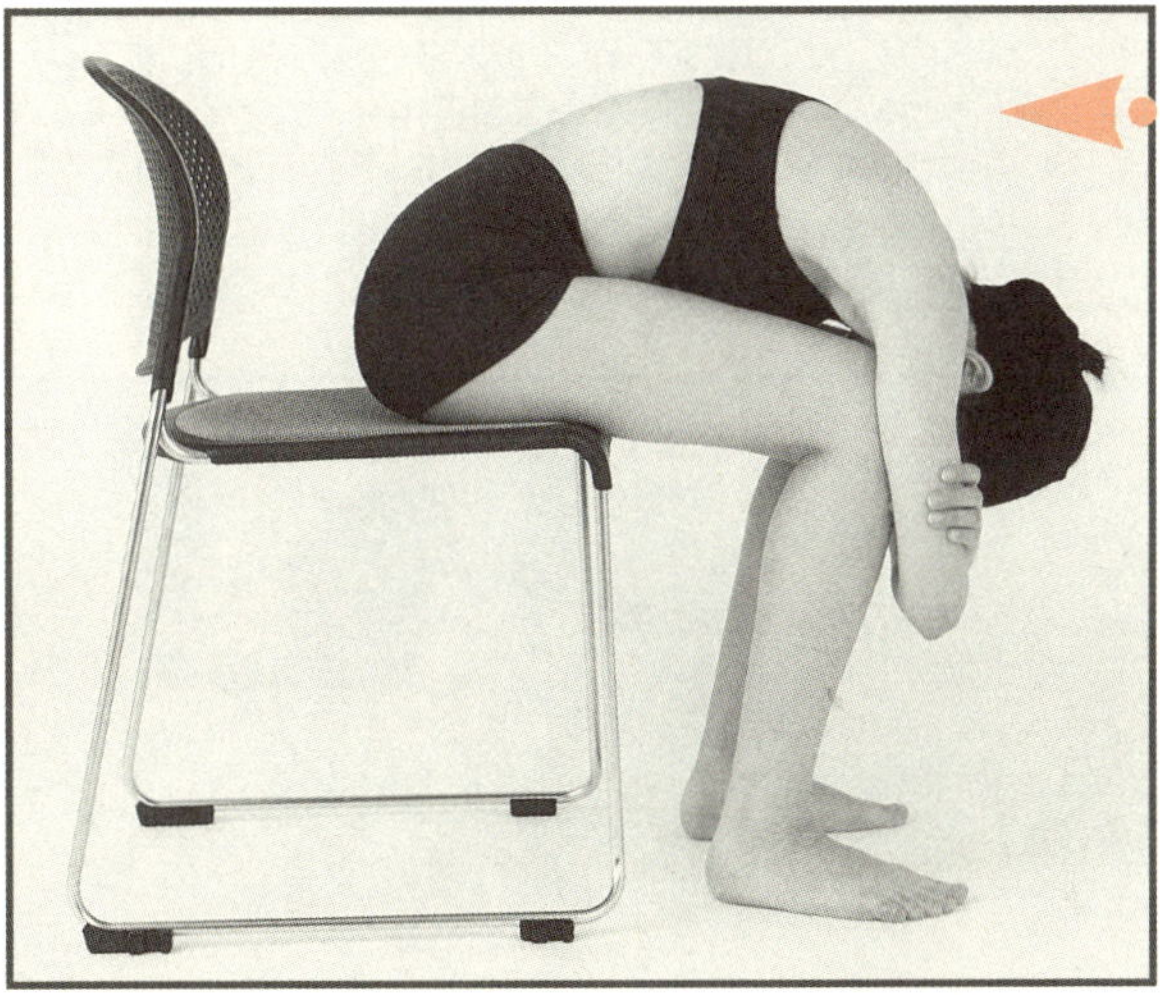

【イスがけおへそのぞき】

クルマの運転に疲れたら効果抜群のカンタン動作

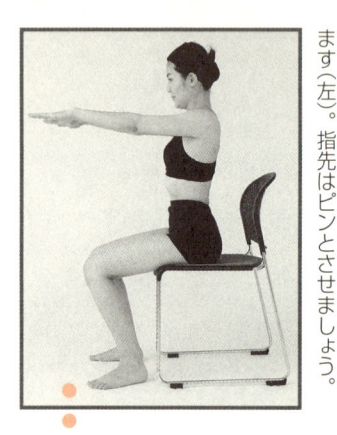

イスに浅く腰かけて上半身は垂直に立て、両足を軽く開き、両手を水平に前に伸ばします（左）。指先はピンとさせましょう。

上の姿勢のままゆっくりと前に倒していきます。このとき、口の中で5まで数えながら、息も吐き出していきます。そのまま背中を丸くするように曲げて、おなかを縮め、おへそをのぞき込むようにします。両手は前に伸ばしたままです（下）。この状態で、腹式呼吸を数回してみましょう。

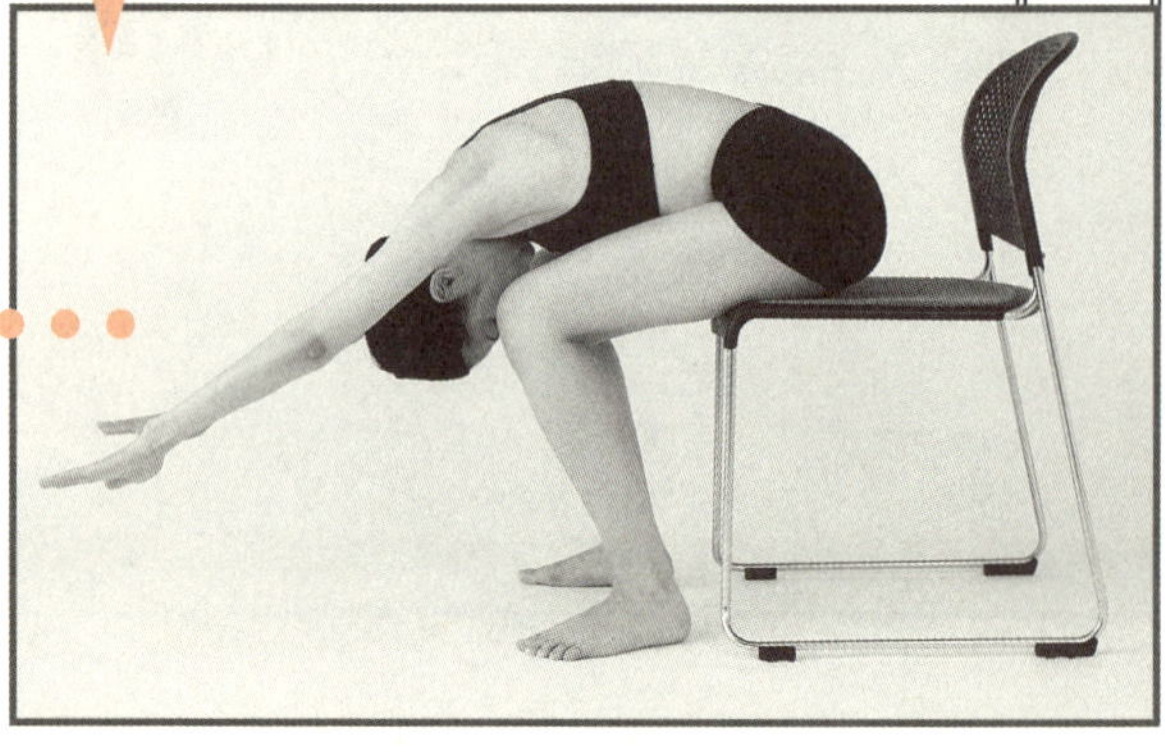

次に、両足を閉じ、腕で太ももを抱くようにします。やはり、おへそをのぞくような感じで首も曲げます。この動作は、大臀筋（お尻の筋肉）や腹筋をほぐし、強くします。首の後ろの筋肉・筋膜もよく伸びます。充分にできたら元に戻し、一度深呼吸をして、同じ動作を数回くりかえしてください。クルマの運転中でもオフィスでも、カンタンにできて、しかも効果のある動作ですので、ぜひ試してください。

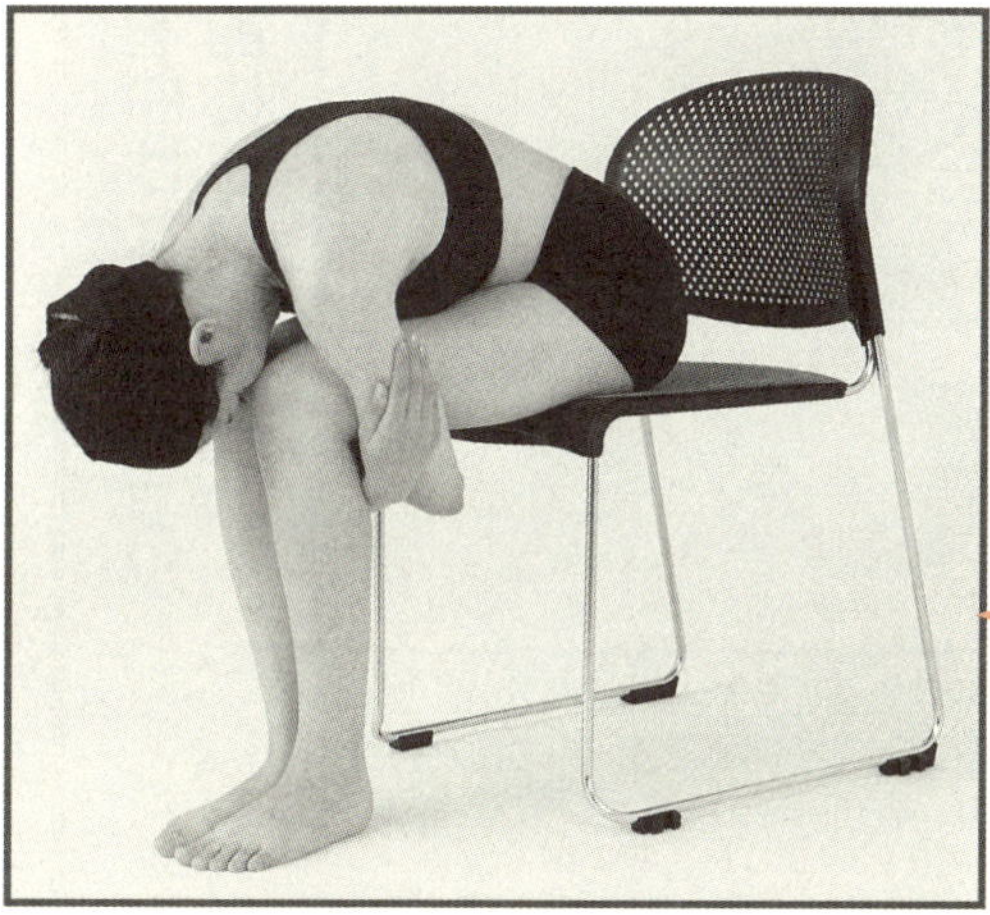

[腹筋を強くする]

背骨を曲げないのがコツ
股関節にも効果あり

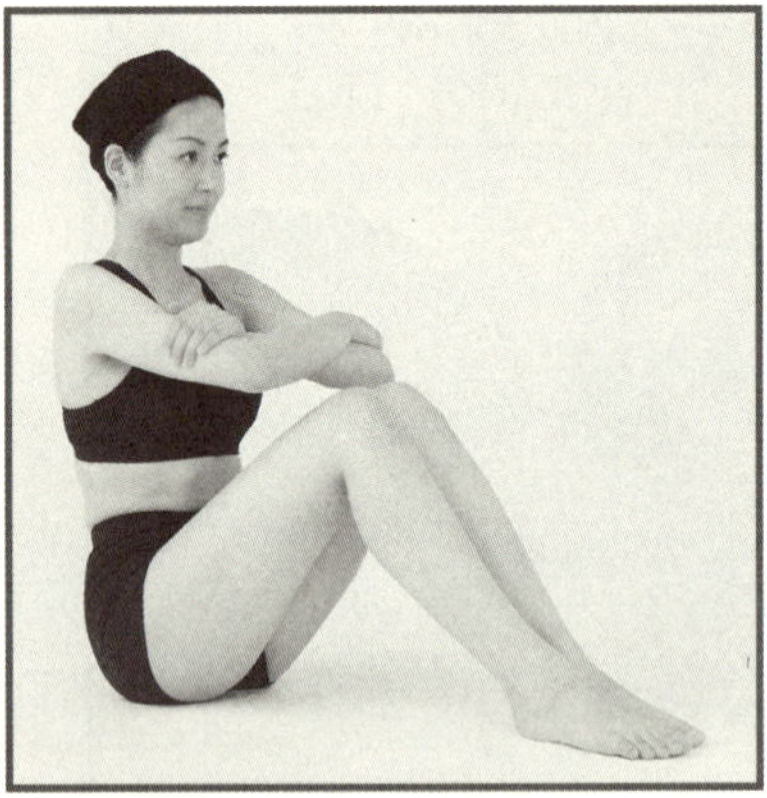

膝を曲げて座ります。膝は閉じても、いくらか開き加減でも結構です。胸の前で腕組みします。顎を引き、背筋はシャンとしましょう(上)。

今度は左にひねります。この動作は、腹筋の中でも外腹斜筋という筋肉をほぐし、強くしてくれます。股関節の内側にある内転筋の強化にもつながります。気持ちとしては腰を中心にひねる感じで行ってください。最初はあまり無理をせず、少しずつ回数を増やしていきましょう。

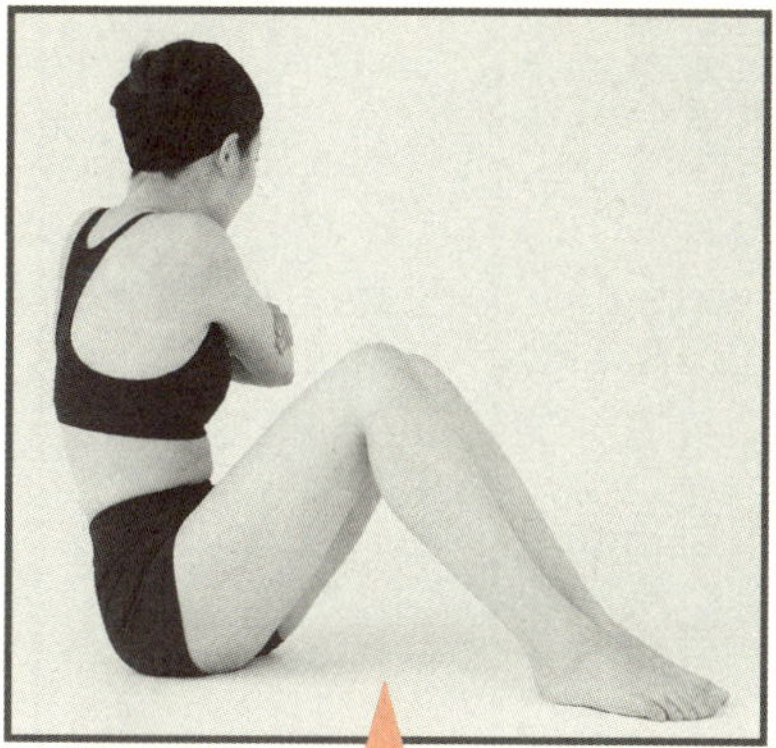

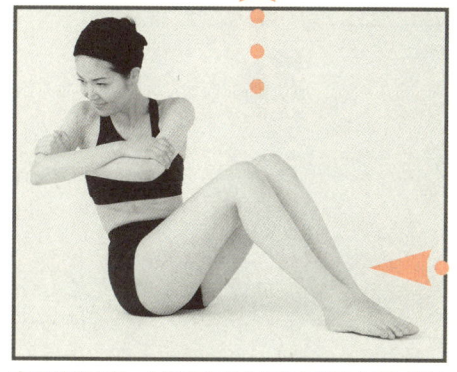

右の状態から、上半身をやや反り気味にして、腕は組んだまま体を右にひねっていきます（上）。このとき、上半身の重心をあまり後ろにかけ過ぎると、倒れてしまいますので、適度なところで反るのをストップしましょう。首も同時に曲げます。足の裏は床から離れないようにしてください。

[しゃがむ]

ゆっくりやるのが秘訣
視線は床と平行にして

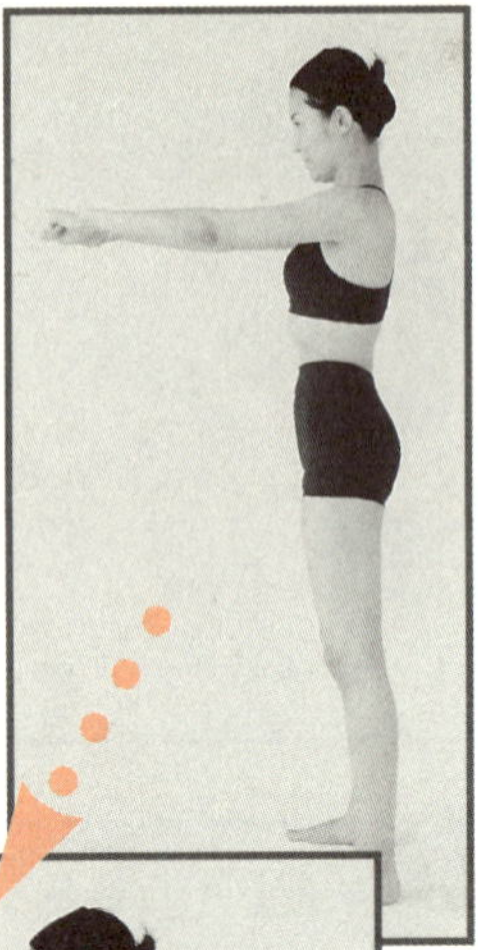

両足を30センチくらい開いて立ちます。リラックスして、おなかをグッと縮めましょう。顎は引きます。次に、両手を前に、床と水平に伸ばしてください。視線も床と平行に前に向けます(右)。

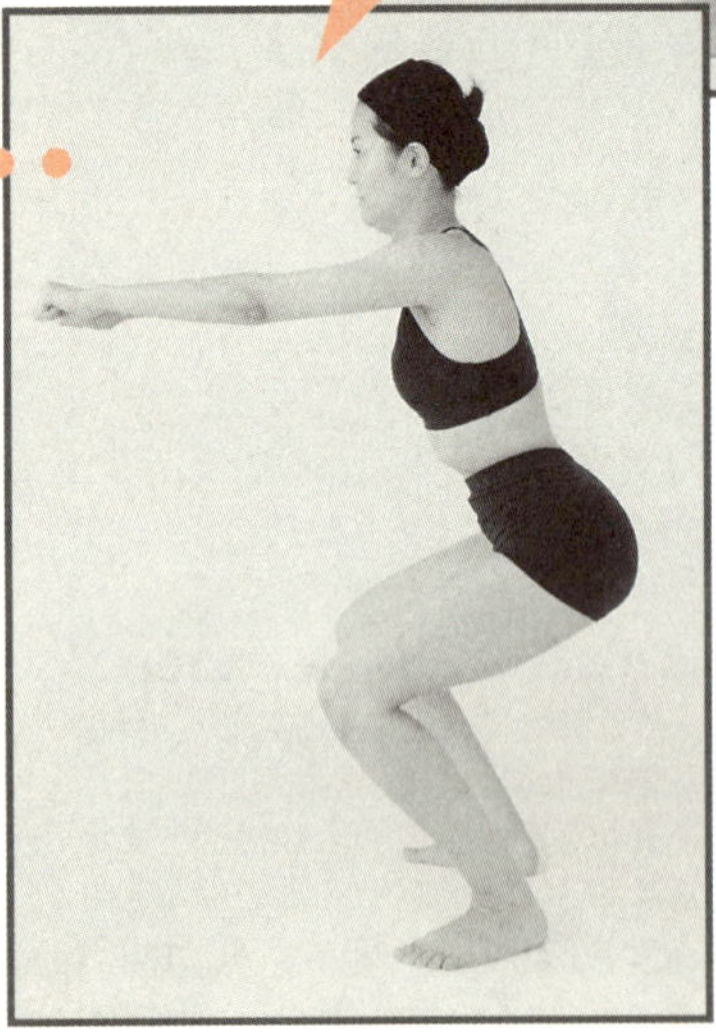

次に、両手を伸ばしたまま、ゆっくりと静かに腰を沈めていきます。前かがみになったり、天井を向いたりすることがないよう注意しましょう。視線は平行に保ちます。かかとは床につけたまま動かさないでください(左)。

かかとを決して動かさないで、しゃがめる限界のところまで腰を落とします(下)。しゃがんでいくとき、ゆっくりと大らかに息を吐いていきましょう。限界点で5秒くらい静止し、またゆっくりと元の姿勢に戻ります。これを数回くりかえしてください。この動作は、おなかの筋肉と足腰、下半身の筋肉・筋膜(大腿筋膜、大腿四頭筋、大腿二頭筋、腓腹筋、ひらめ筋、下腿筋膜、アキレス腱など)をほぐし、強くするのに効果があります。

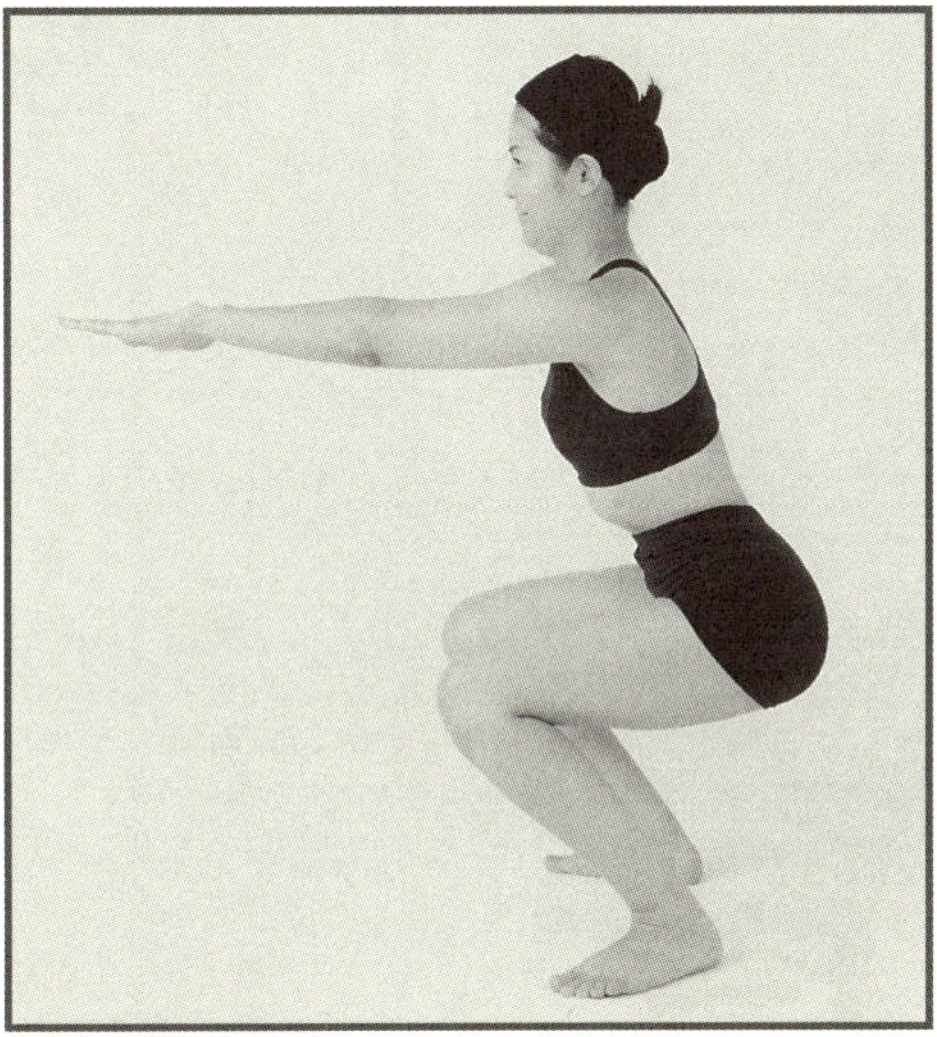

[片足曲げ腕立て伏せ]

すこしキツイけれど効果は抜群
無理をせずできる範囲で

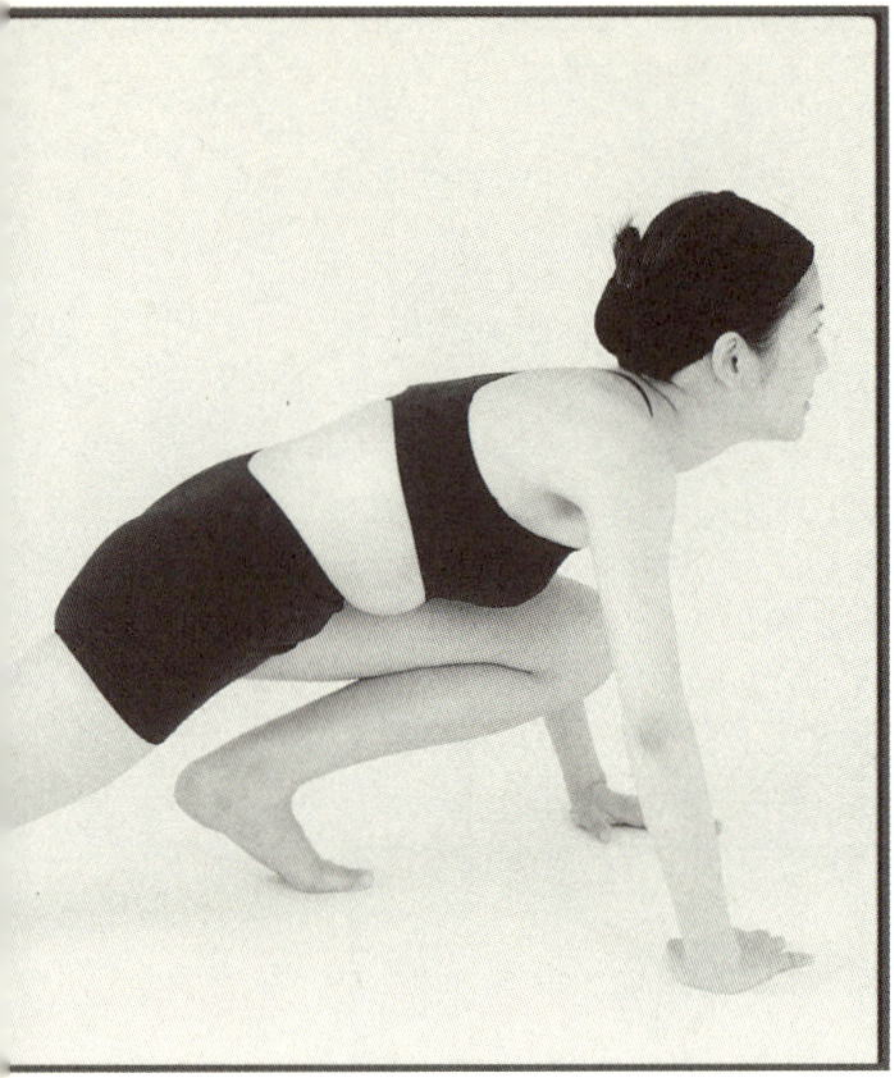

まず、ふつうの腕立て伏せの姿勢から、片方の足をできるだけ曲げます。もう一方の足は後ろに伸ばしたままにします。顔を上に向けましょう。天井を見る感じで首を反らすと、充分に曲がります（上）。次に、腕を曲げていって、全身をできるだけ低くします。このとき息を吐き出していきましょう。曲げたひじを床につけて、顔は床に平行になるようにします（左のイラスト）。この動作は、伸ばした方の足の股関節を曲げる筋肉（内転筋）と、股関節の前にある靭帯などを充分にほぐし、強くする効果があります。腰痛には即効性のある動作ですが、すこしキツイので無理のない程度で行ってください。交互に足を替えて、3回ずつくりかえしてください。

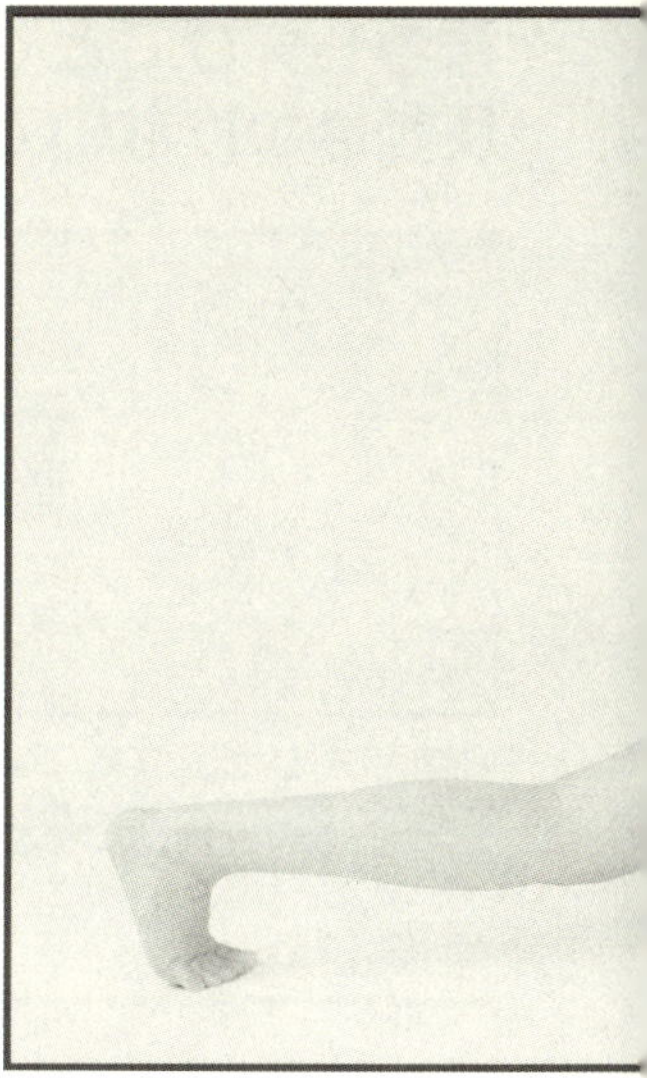

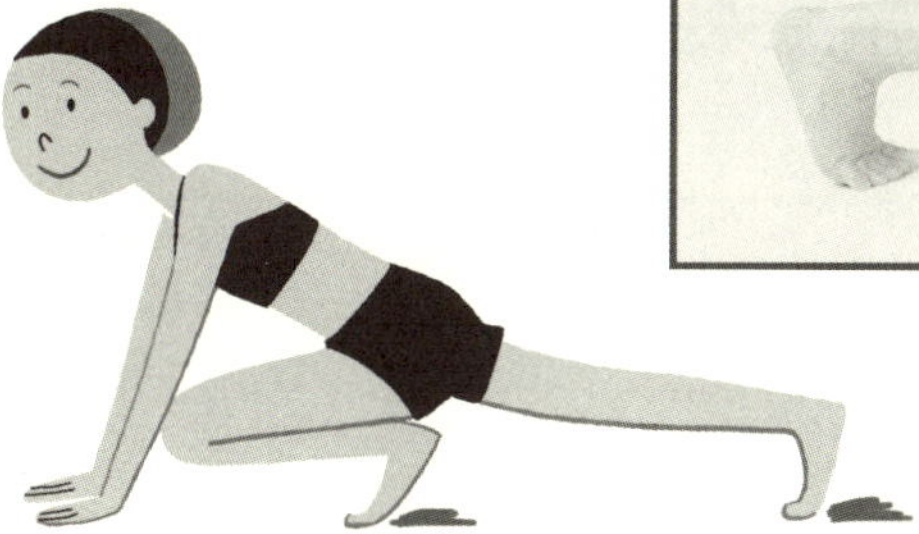

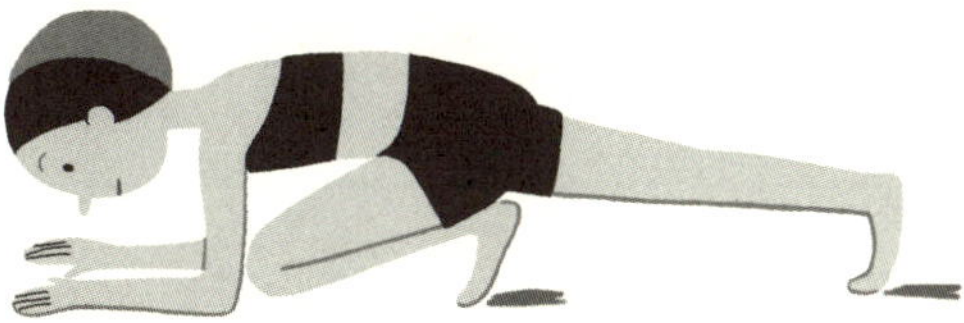

背中も伸びてとても気持ちいい 反動はつけないで

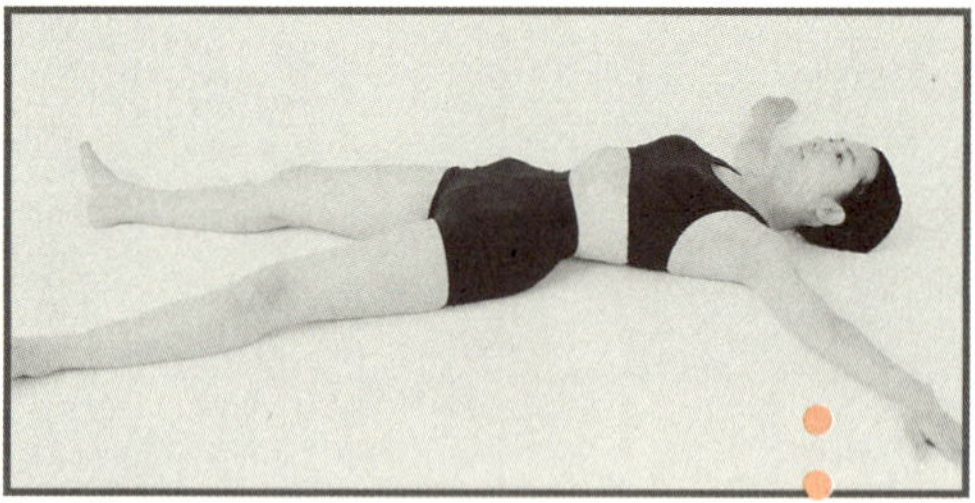

仰向けになり、大の字になります。
全身の力を抜いて、ゆったりして
ください(上)。

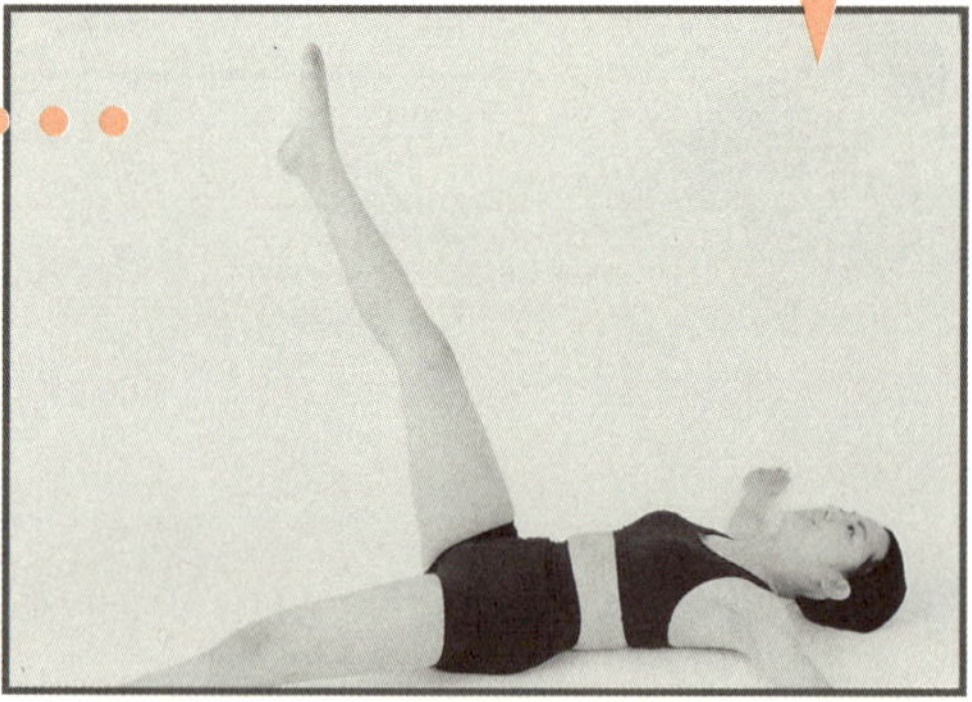

次いで、ゆっくりと右足を上げていきます。がんばって床と垂直になるようにしましょう。つま先はピンと伸ばすようにしてください(上)。

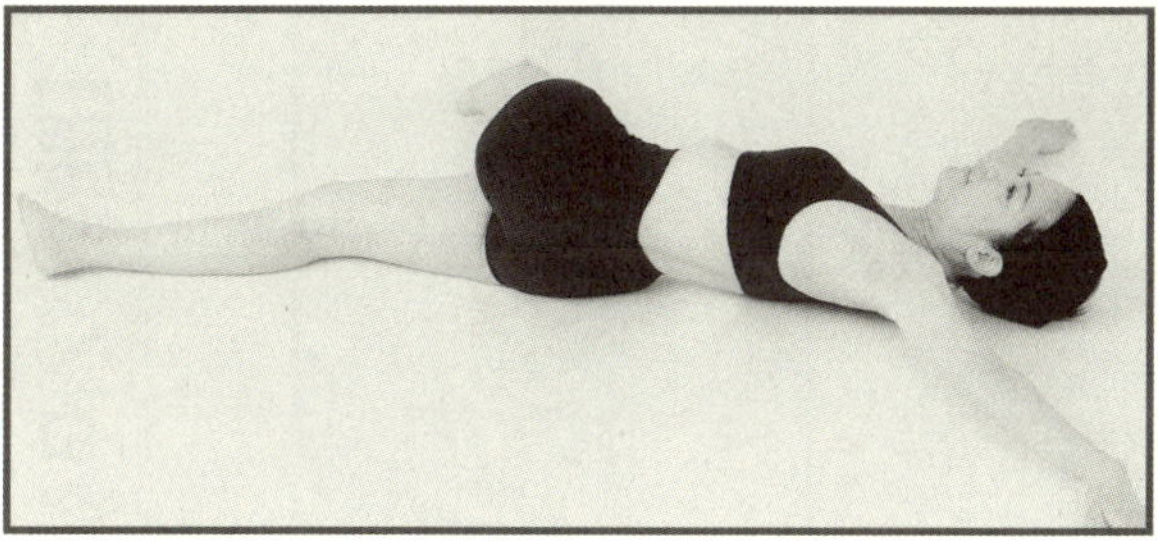

足を替えて、同じ動作をします(上)。ゆっくりと正確に行えば、骨盤から背中に延びている筋肉・筋膜が充分に伸びて、腰の痛みがしだいに取れていきます。

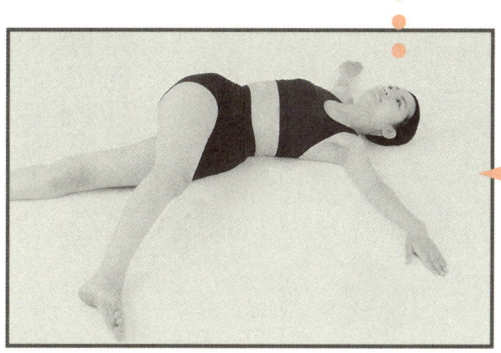

垂直に立てた足を、左側に倒していきます。腰をひねるように行います。このとき、反動はつけないでください。無理にはずみをつけるとかえって腰を痛める場合があります。肩はぴったりと床につけておきます。両手が床から浮かないようにすれば大丈夫です。顔は天井を向いています(上)。写真のようにつま先を伸ばして3回、アキレス腱に緊張がくるようにつま先を直角に曲げてかかとを床に落とす動作を3回、つごう6回行ってください。

【腰をぐるぐるまわす】

腰で円を描く感じ大きなモーションで

このとき、数を10まで数えながらまわすようにすると、ゆったりと大きく回旋することができます。大きなモーションで交互に5回ずつまわしたら、今度は少し速くして同方向へまわします。

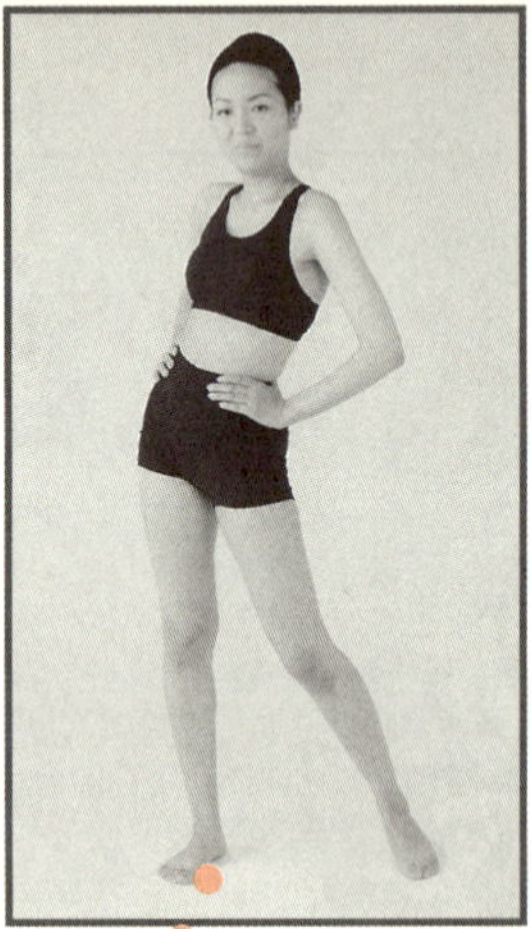

両足を30センチくらい開き、自然体で立ってください。次に、腰に手を当て（腰の前横、ないしは後ろ）、まわし始めます（右）。まず腰を前に押し出しましょう。そこから今度は横にぐるりとまわし、大きく円を描くように、後方にまわしていきます。

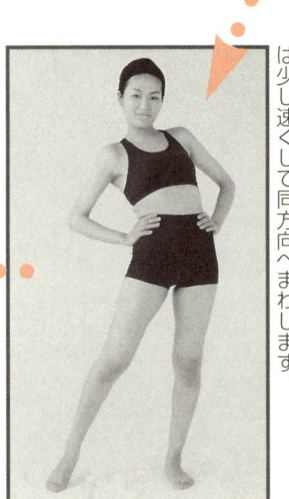

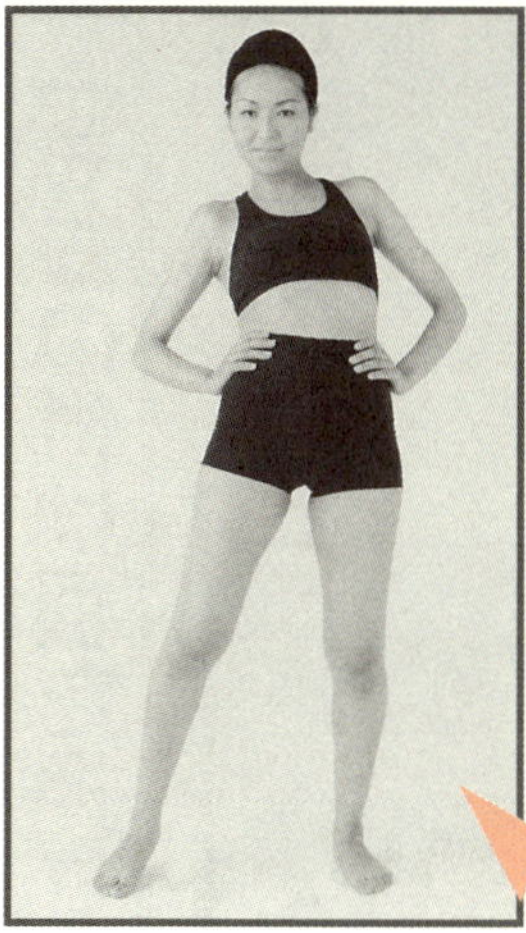

足はふらつかないように、床にしっかりとつけておいてください。足裏が床から浮くと、回旋運動の効果が減ります。この動作は、腰部の血行をよくして、腰のまわりの筋肉・筋膜の緊張をゆるめるのに、とても効果的です。腰がかなり痛いときは無理に行わないでください。

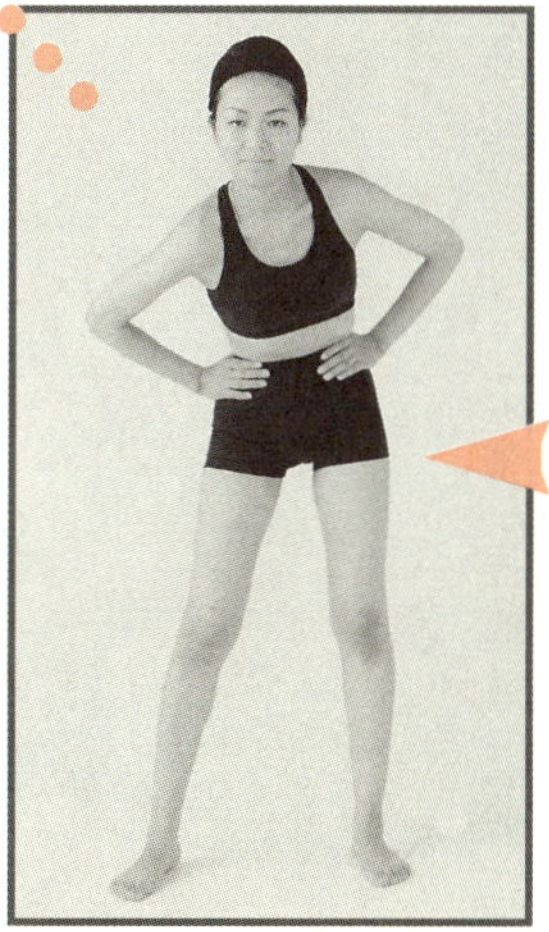

フラフープという遊び道具があります。大きな輪で、それを腰の回旋でまわすのです。この動作は、そのフラフープをまわす要領です。

【ももの付け根を押さえて足を上に上げる】

腰を支えている大腿筋をほぐして強くします

大腿筋膜の付け根を押さえて足を曲げ伸ばします。まず仰向けに寝て、両手でももの後ろを軽く包むように押さえます。押さえたまま、足を真上に上げていきます(下)。できるだけ膝を曲げないようにしてください。次に、押さえたまま足をたたみます。ももを胸につけるようにしてください(左下)。足を交互に替えて、各5回ずつ行ってください。

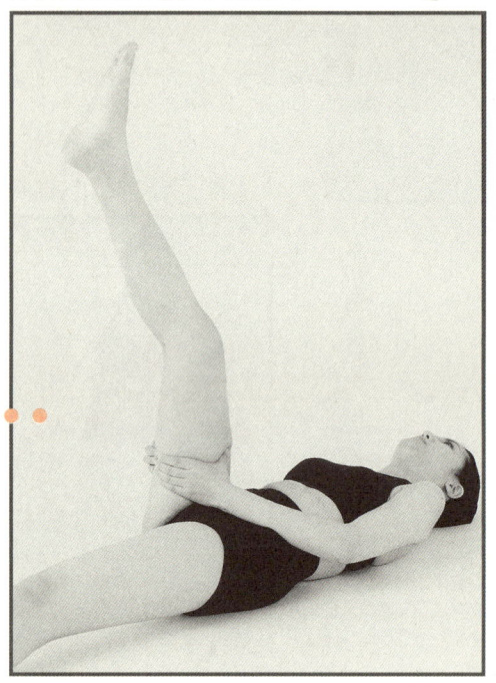

[おなかを押さえる]

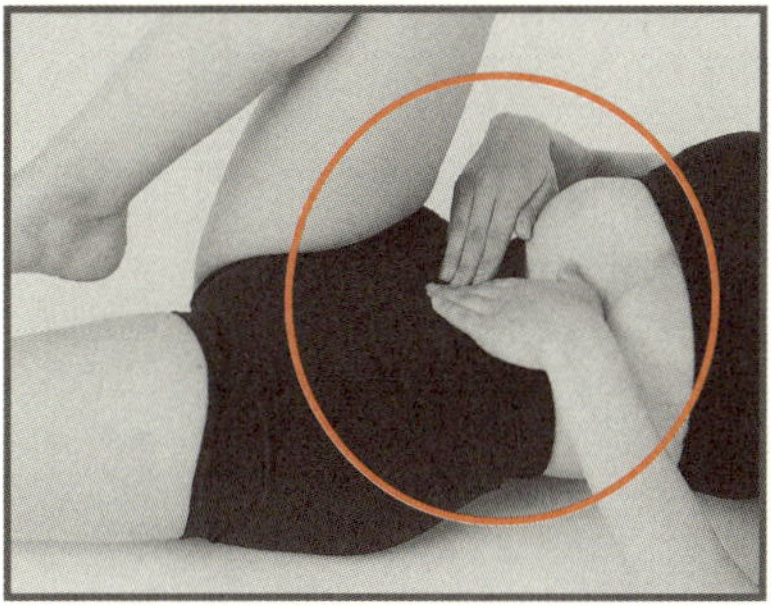

腹筋筋膜を押さえて伸ばす

おへそのあたりを軽く両手で押さえ、片足を胸のほうに曲げます。次いで、足を伸ばしていきます。右ページの動作と似ていますが、こちらは腹筋の筋膜をほぐす動作となります。大腿筋と同様、腹筋も腰を支える重要な筋です。ここの緊張をゆるめ、強くしていくことで、腰が楽に動くようになるのです。

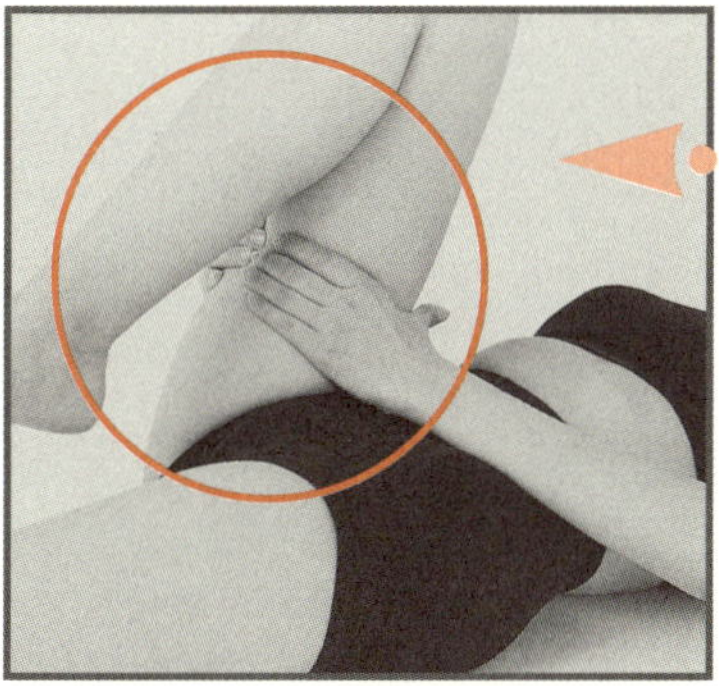

押さえどころは、専門的にいうとももの裏、大腿二頭筋と大腿筋膜です。ここを押さえながら曲げ伸ばすことで、大腿筋が充分にほぐされて、次第に強化されていきます。大腿筋は、腰を支えているとても大事な筋ですから、ここがほぐされて強くなれば、腰の負担がずいぶん軽くなるのです。

【腰伸ばし】

もっともポピュラーな動作
いつでもどこでも誰にでも

両足を30センチ幅で開きます。力を抜いて自然体で立ってください。次いで、腰に手をあてがいます。顎は引いて、視線は前方です（下）。

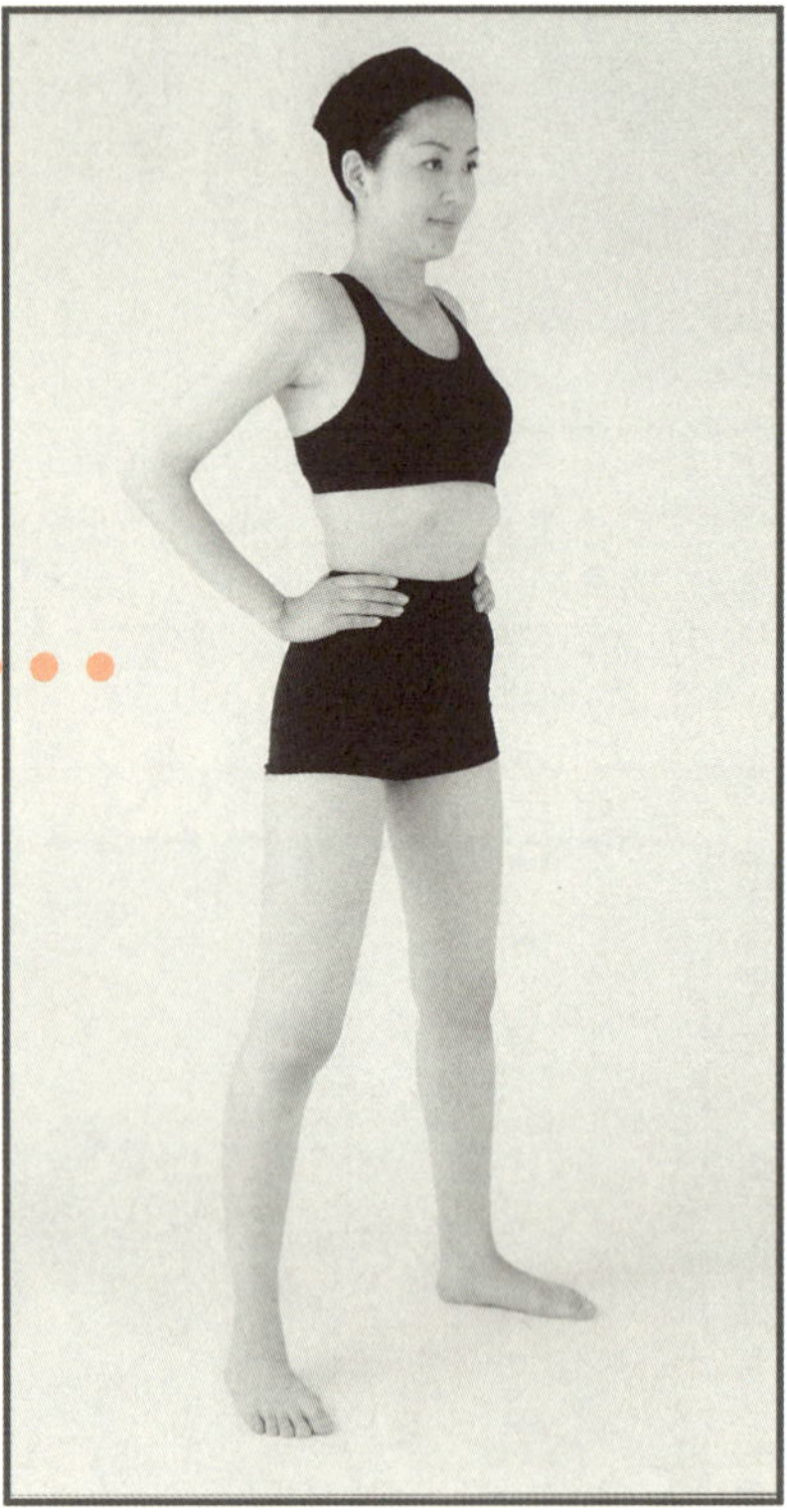

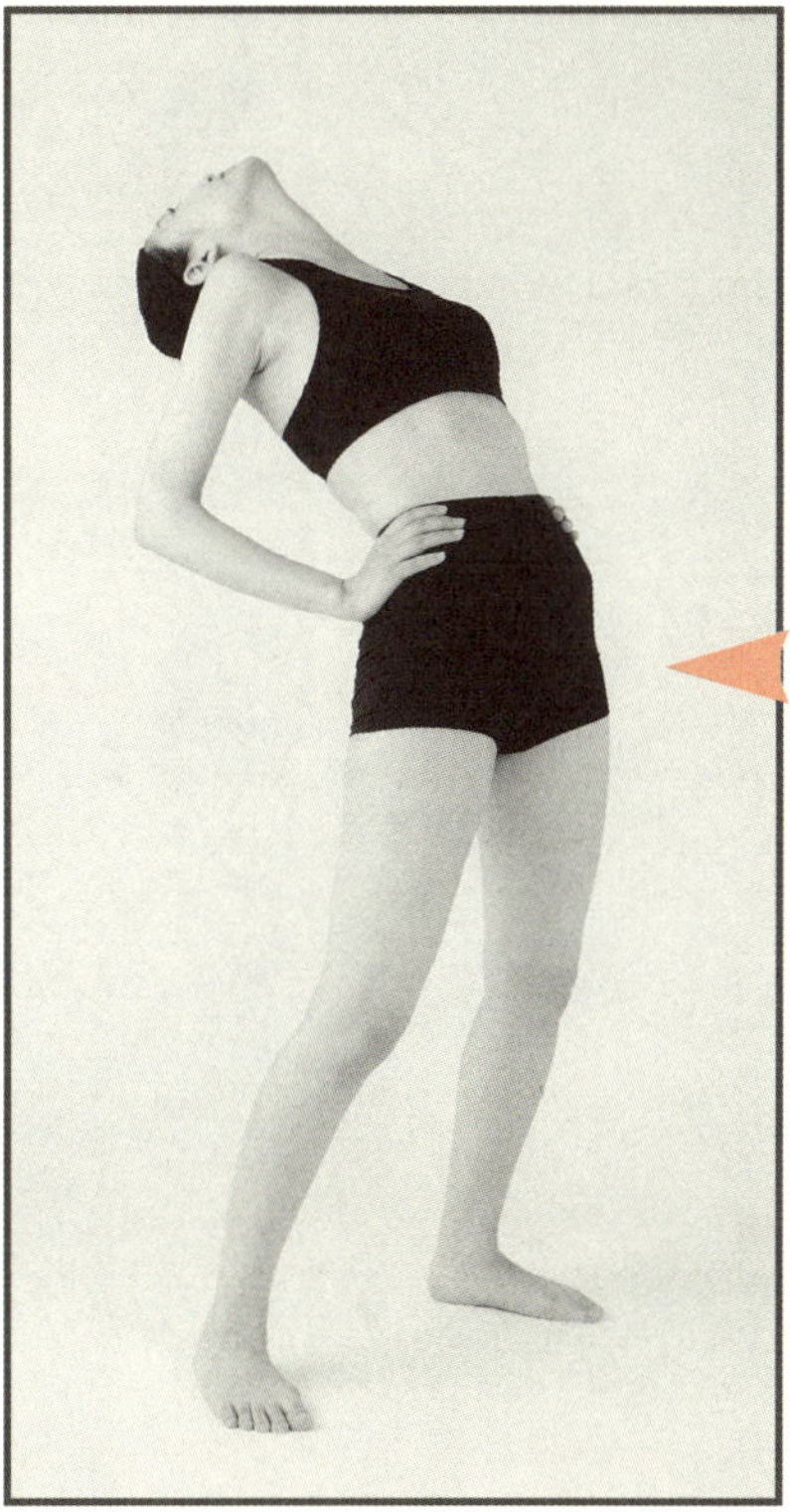

ゆっくりと後ろに反っていきます。顎を出して反るようにすれば、頭の重みで自然に深く後ろにいきます。反った状態で、5つ数えてください(右)。3回から5回行い、体を元に戻して、深呼吸をしましょう。一日中デスクワークの人や、細かな手仕事をしている人は、思いついたときにこの動作をしてみてください。誰にでもどこででも気軽にできる動作です。この動作によって、腰椎の前彎(前に曲がっていること)を矯正することができます。

［バンザイ反らし］

腰伸ばしより伸縮度は深くなります

両足を肩幅くらい開いて立ちます。次いで、両手を前方に上げます。床と水平にしてください(下)。次いで、エイッと両手を振り上げて、上半身を後ろに反らせていきます(左)。

指先はピンと伸ばしてください。腰を入れていく感じで行いましょう。

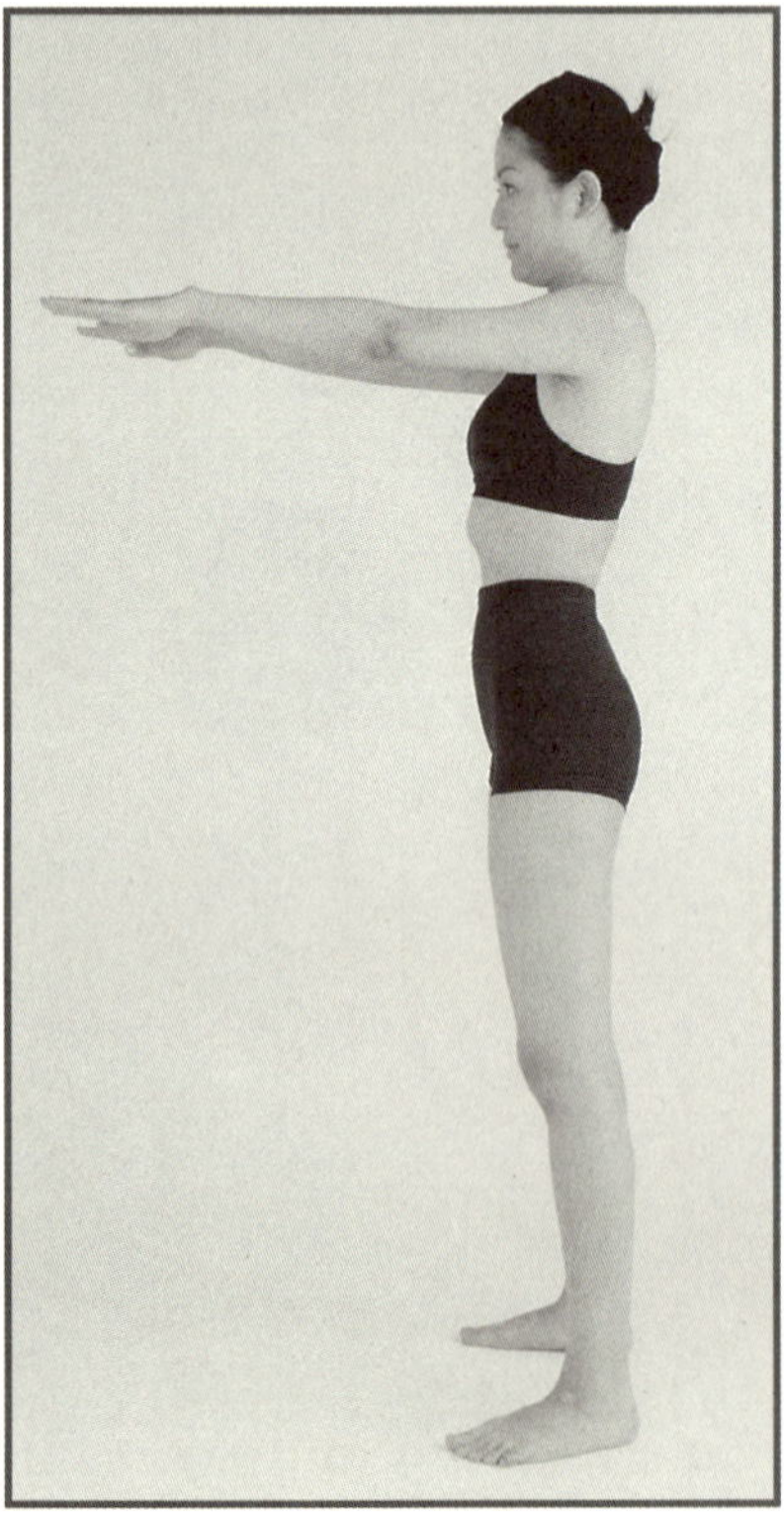

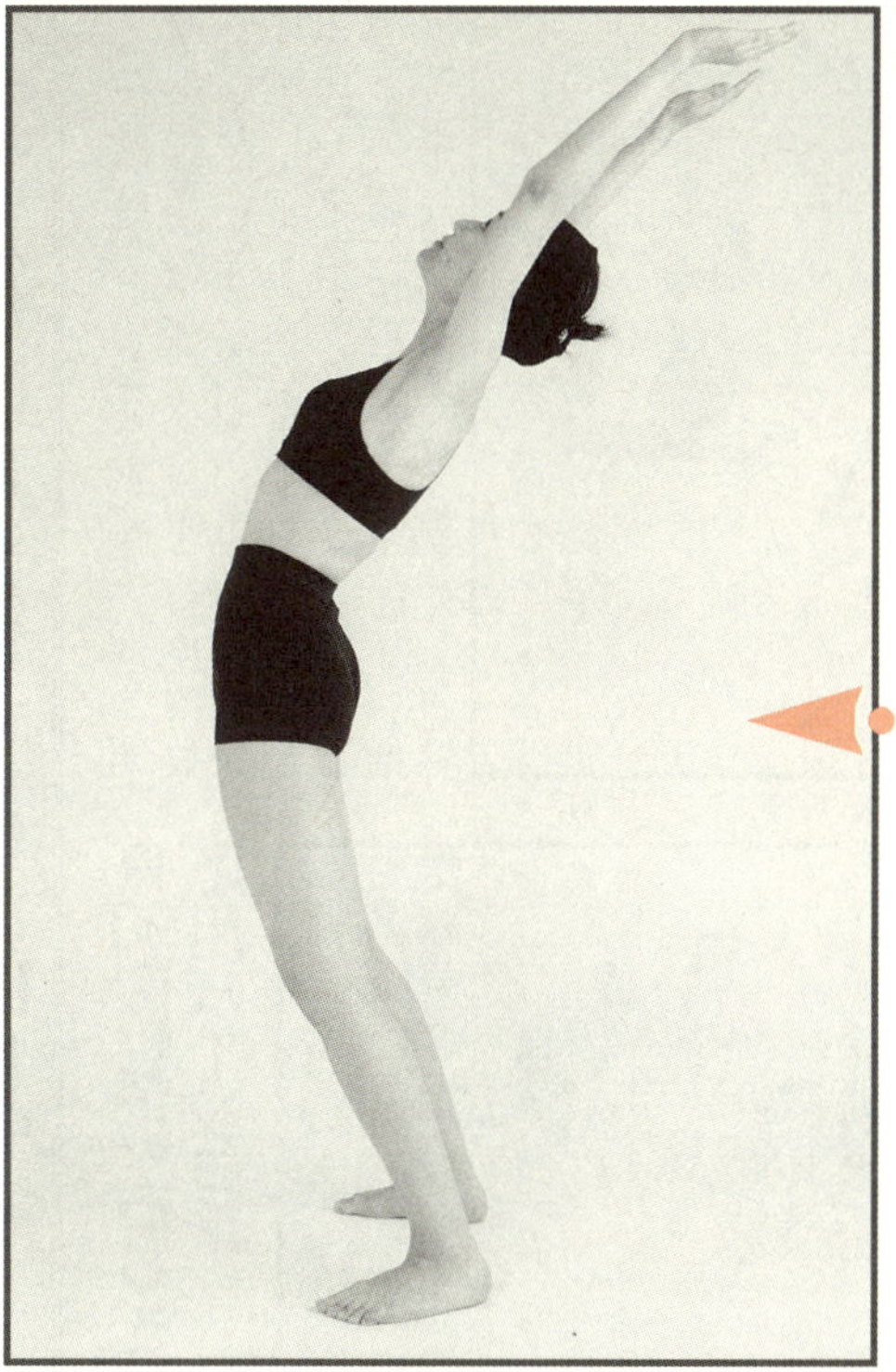

反っていくときには、ゆっくりと息を吸うようにしましょう。戻すときには、一気におなかの空気を抜き、上半身の力も思いっきり抜きます。背中全体の筋肉・筋膜のこりをほぐし、脊椎のゆがみを治していく気持ちのよい動作です。これによって、腰椎や骨盤の負担と緊張が取り除かれていきます。腰伸ばしよりも、伸縮の度合いは深くなります。

【イスがけバンザイ背伸ばし】

P90【腕組みおじぎ】の応用バージョン

イスに浅く腰かけ、上体をまっすぐにして両手を前方に伸ばします。床と水平になるようにしてください(左)。次いで、ゆっくりと背中を曲げていきます。このとき、息を吐き出しながら曲げていくと、よく曲がります。両手を振り下ろして、頭は膝の間に入れるように深く曲げます(下)。この状態で5つ数えてください。

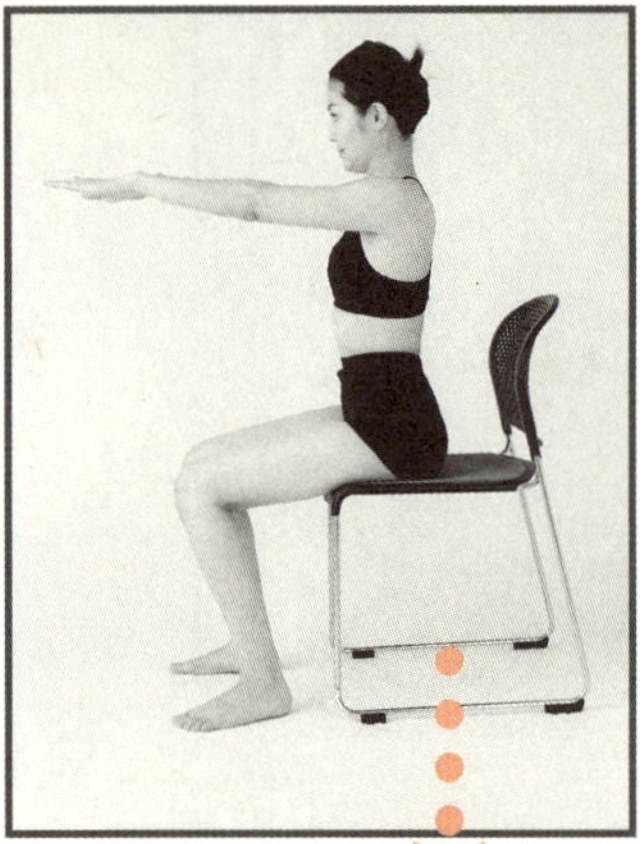

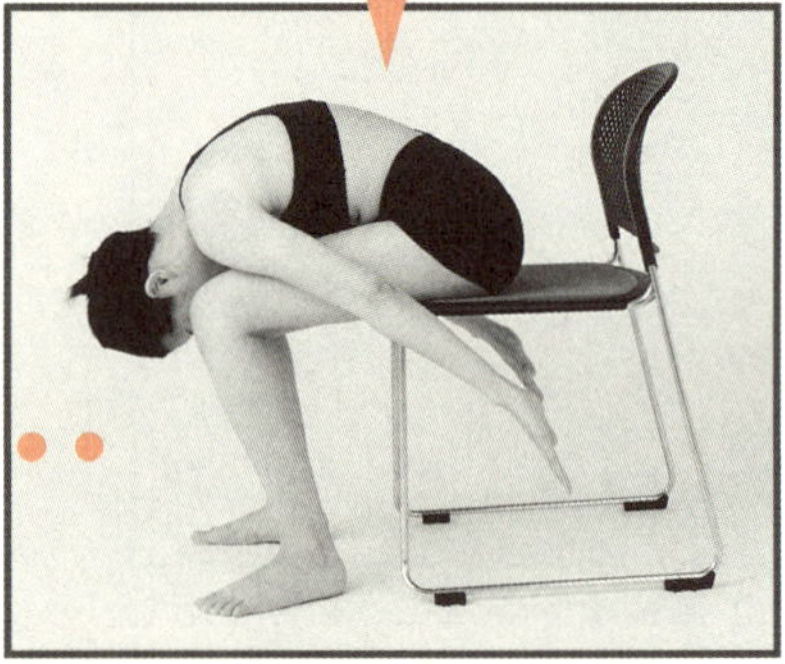

今度は元の状態を経て、両手をバンザイの形で真上に上げていきます。顎は上に上げて、ゆっくりと反っていきましょう(左ページ)。腰に意識を集中し、入れ込んでいく感覚で行いましょう。この状態で5秒静止し、元に戻します。元の状態に戻ったら、深呼吸をしましょう。

反っていくときは、息を吸います。前に曲げていくときには吐きます。この呼吸法は他の動作でも同じですので、要領を覚えてください。前出の[腕組みおじぎ]の応用版ですが、両腕を前に伸ばすことで、肩甲骨が上体を曲げるときには開き、上に反るときには寄ります。この動作は、頸椎、腰椎を刺激し、背中の筋肉・筋膜群をほぐして強化するとともに、骨盤の回旋をなめらかにしてくれます。

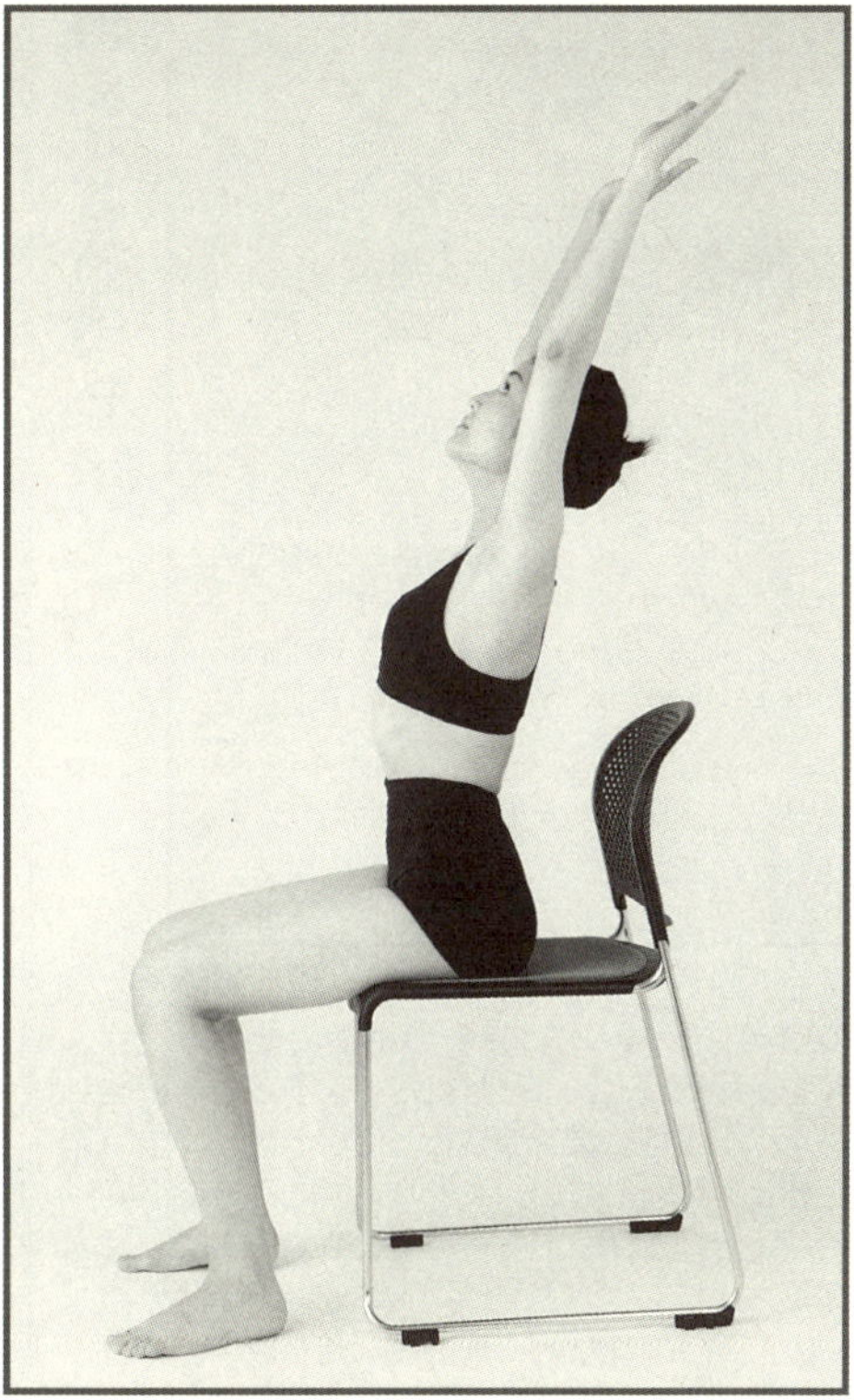

【腰の左右振り】

ウエストを細くする効果も

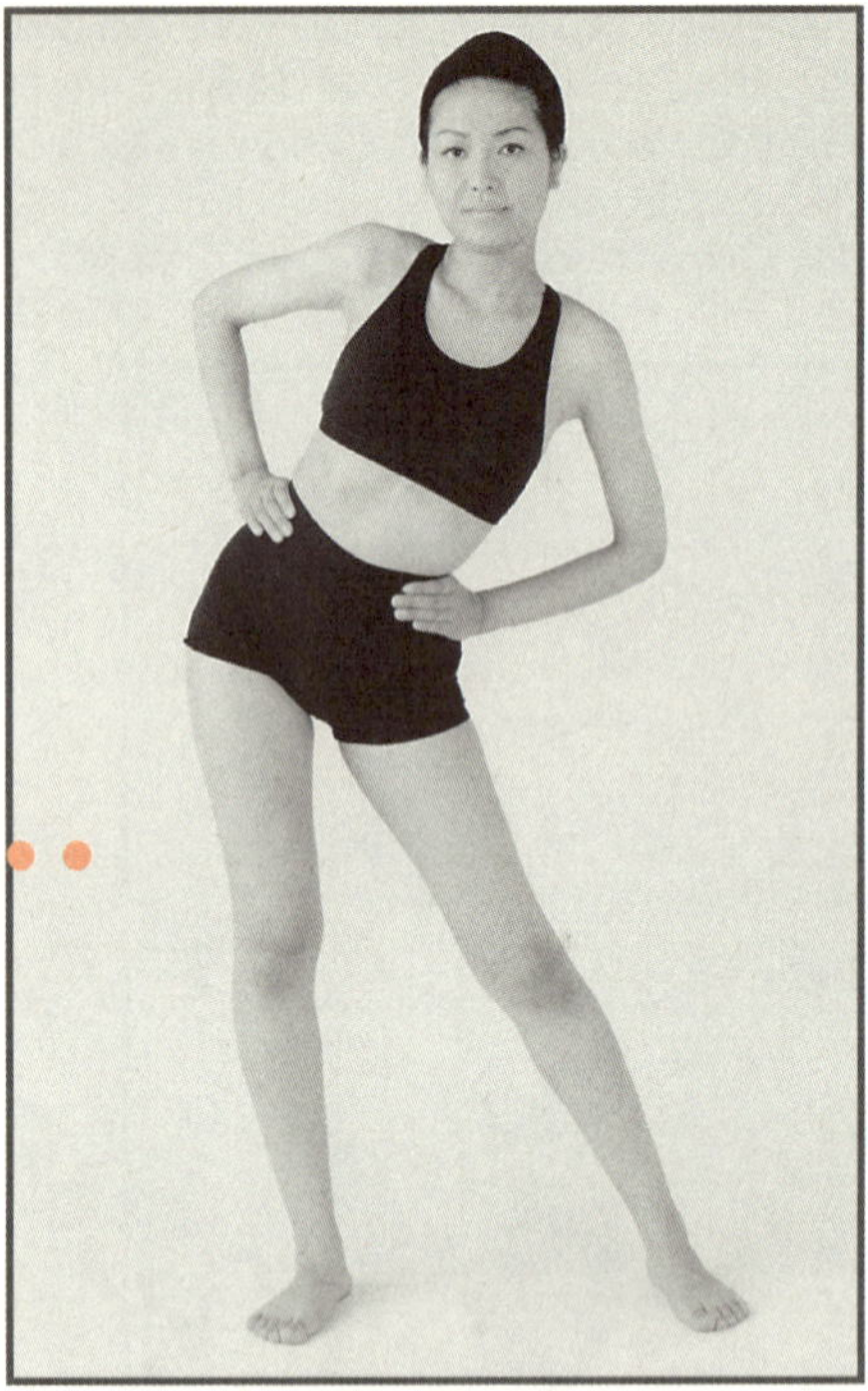

両足を肩幅よりやや広めに開いて立ったら、腰に手をあてがいます。骨盤のでっぱりの上あたりです(上)。専門的には、腸骨稜という部分になります(左)。右足に重心を移し、右横に腰を突き出していきます。思いきって突き出してください。反動を利用して、左側にも左腰を突き出します。この動作を、キュッ、キュッと左右リズミカルにくりかえしますが、このとき、足元がぐらついたり、おなかが前に飛び出したりしないよう注意しましょう。

脇腹の収縮に意識を集中させて、その他の部分は力を入れずにゆるめて行いましょう。腰椎を刺激し、腰まわりの筋肉·筋膜の緊張をほぐすとともに、腰骨の上の余分な脂肪を落として、ウエストを細くする効果もあります。

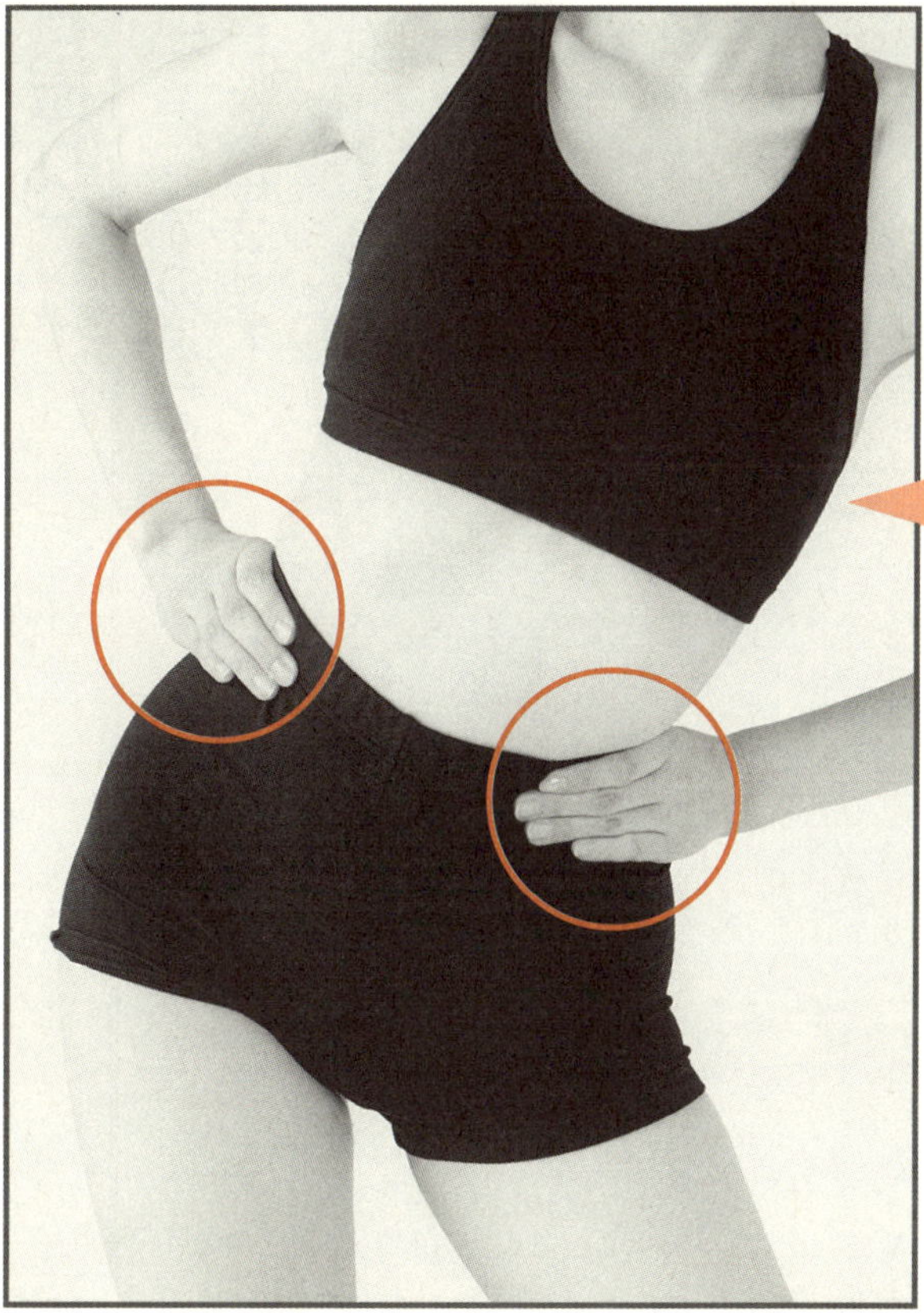

【左右振り】

力を抜いて振り子のように腰に意識を集中させて

両足を肩幅よりも広めに開いて立ち、両手とともに上体を前に曲げます。力を抜いて上体を落とすという感じです（左）。ですから、指先は必ずしもピンと伸ばす必要はありません。

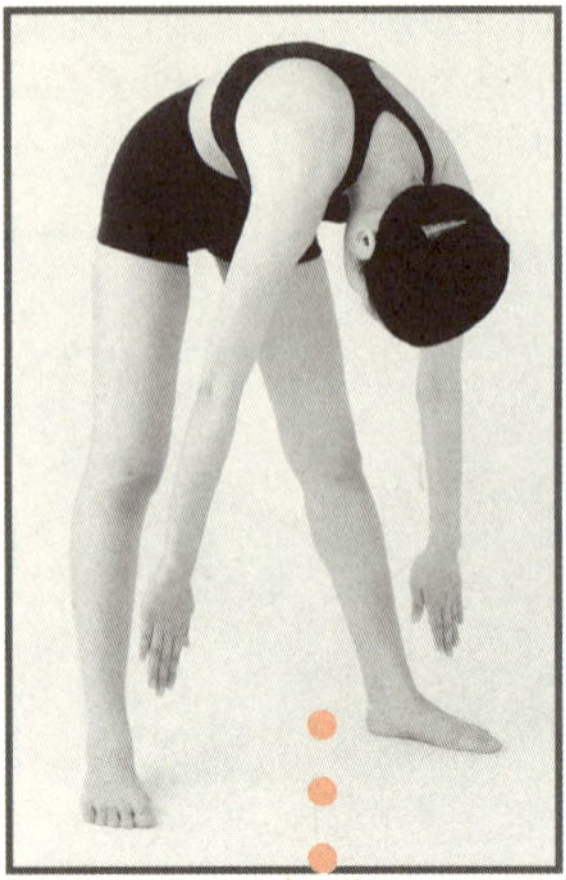

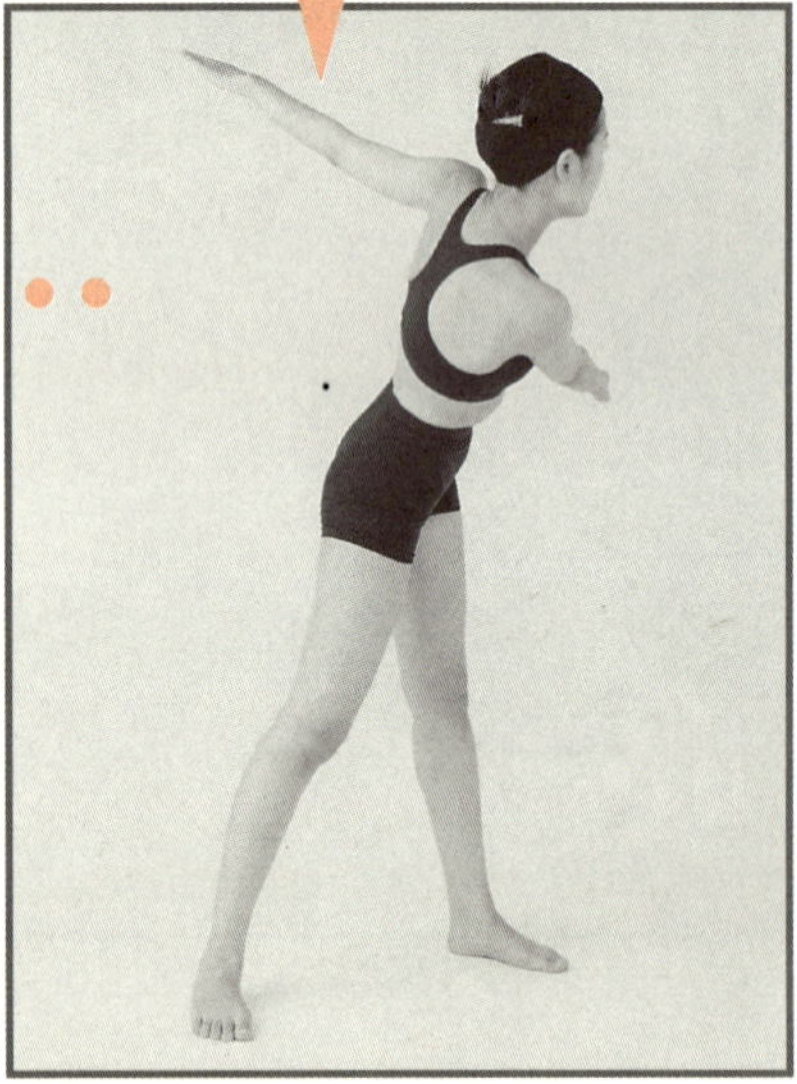

前に曲げた姿勢のまま、両腕を時計の振り子のように大きく左右に振ります。顔も、腕と同じ方向に振り向けましょう。あくまでも力を抜いた状態で行い、腰だけに神経を集中させてください。左右に振る動作を5〜6回行ってください。元の姿勢に戻ったら、深呼吸をしましょう。この動作は、背筋、大胸筋などの疲れと緊張を取り、腰の負担を軽くしてくれます。もちろん、腰まわりの筋肉・筋膜もほぐれます。

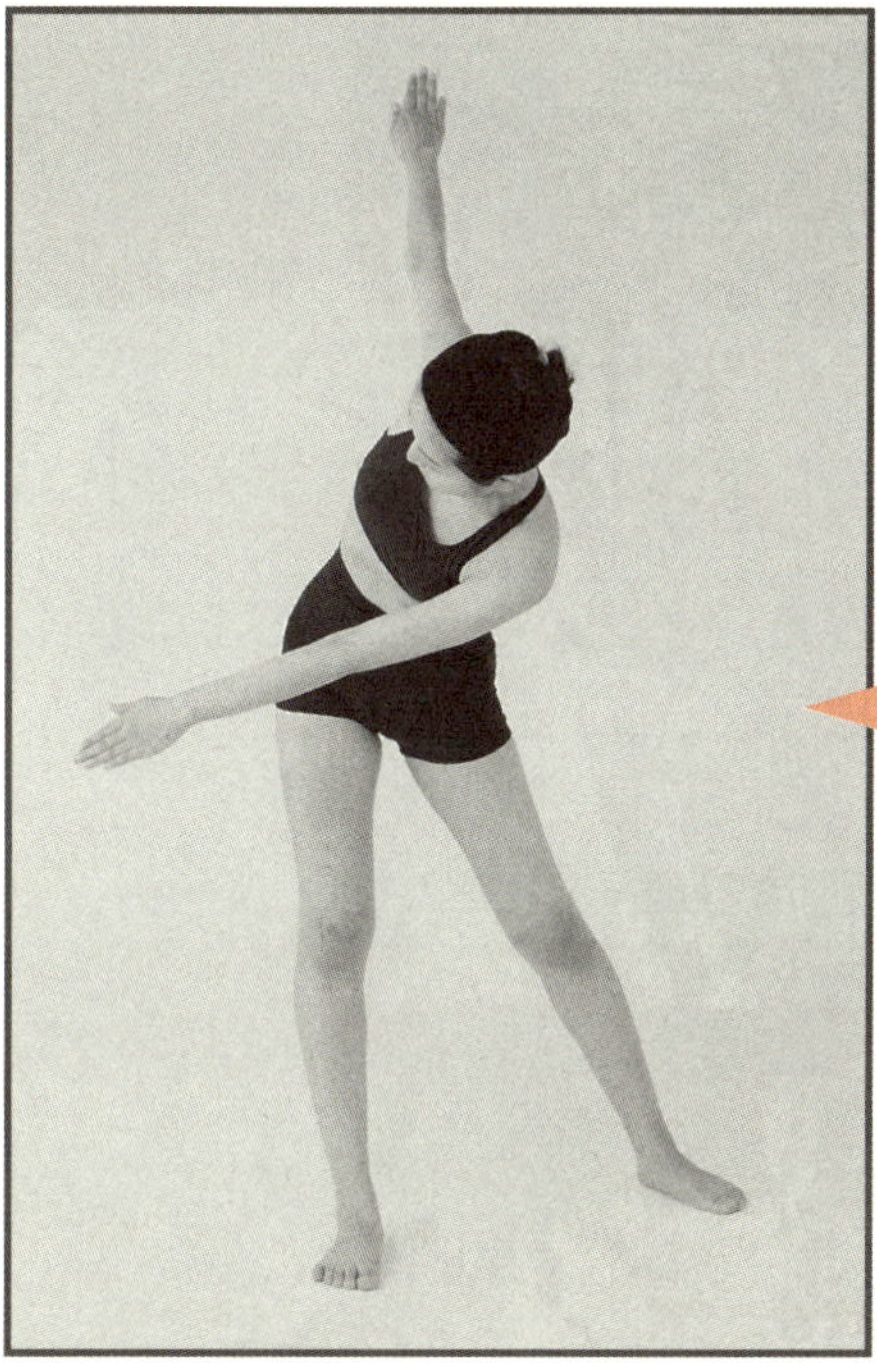

【横まわし】

背筋の緊張をゆるめて腰の動きを楽にします

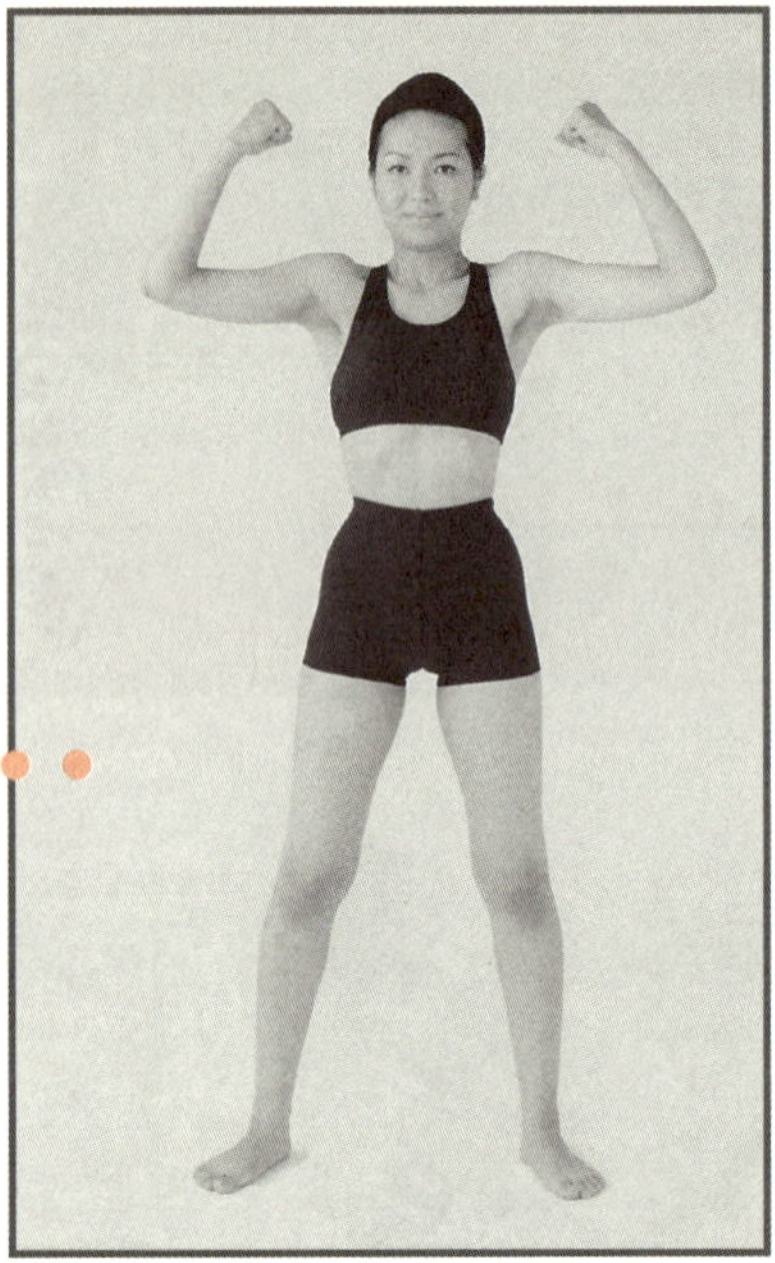

両足をやや広めに開いて立ちます。ひじを曲げて、肩の高さまで上げます。手は開いても握ってもどちらでも結構です（上）。

この姿勢のまま、上体を左にまわしていきます。顔も一緒にまわしましょう(右)。視線は常に水平に保ってください。次いで、右側にまわします(下)。これを連続動作で10回くらいくりかえしてください。前かがみになったり、反りかえったりしてはいけません。また、足の裏は床から離れないように注意しましょう。腰をギュッと入れ込んでいくような感覚で上体をまわしましょう。背中と腰の緊張をほぐすのにとても効果的な動作です。

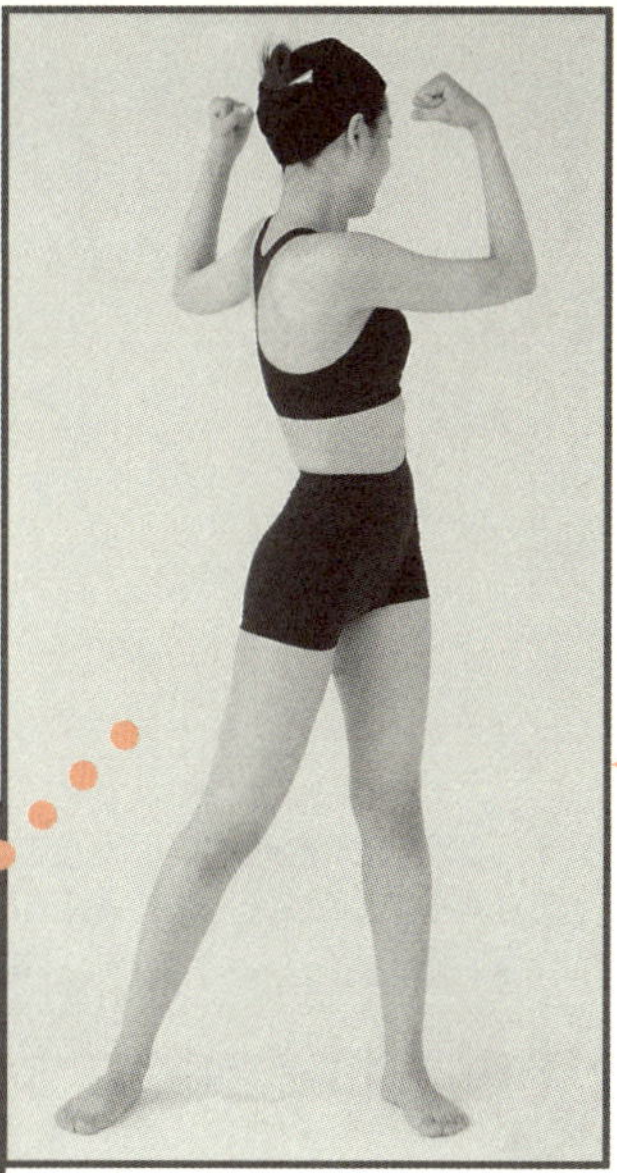

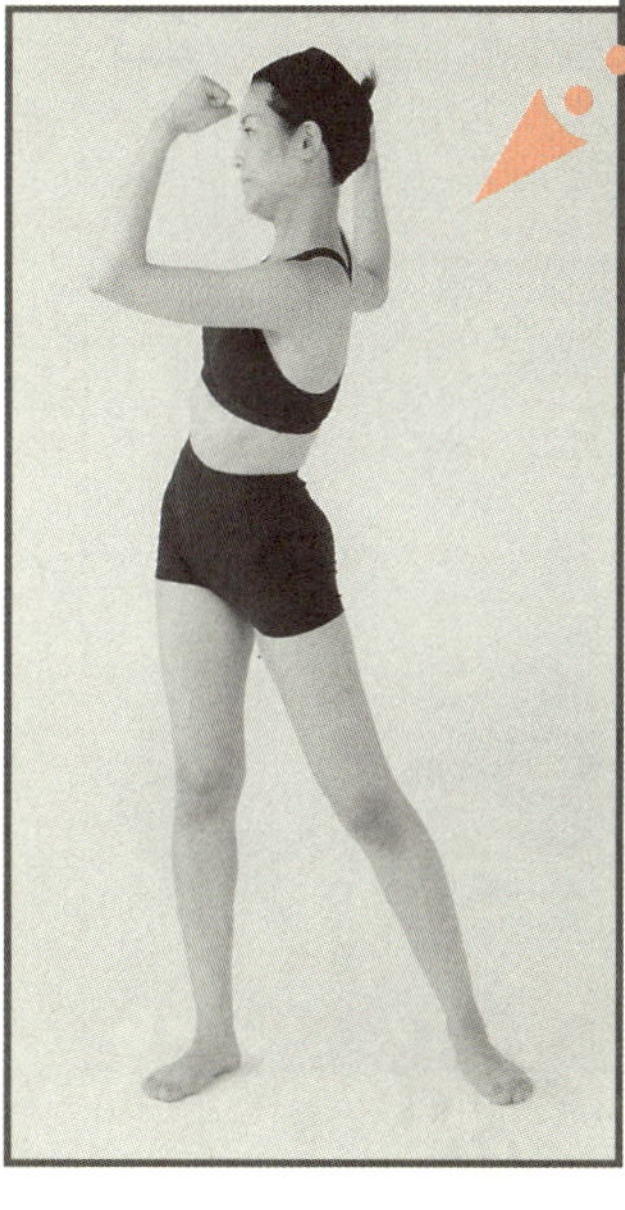

【足上げリラックス】

気ままに足を上げてブラブラさせるもよし

まず、仰向けに寝ますが、このときの両手の位置は両脇に添わせても、横に伸ばしてもどちらでもよいでしょう。次に、両足を曲げます（下）。

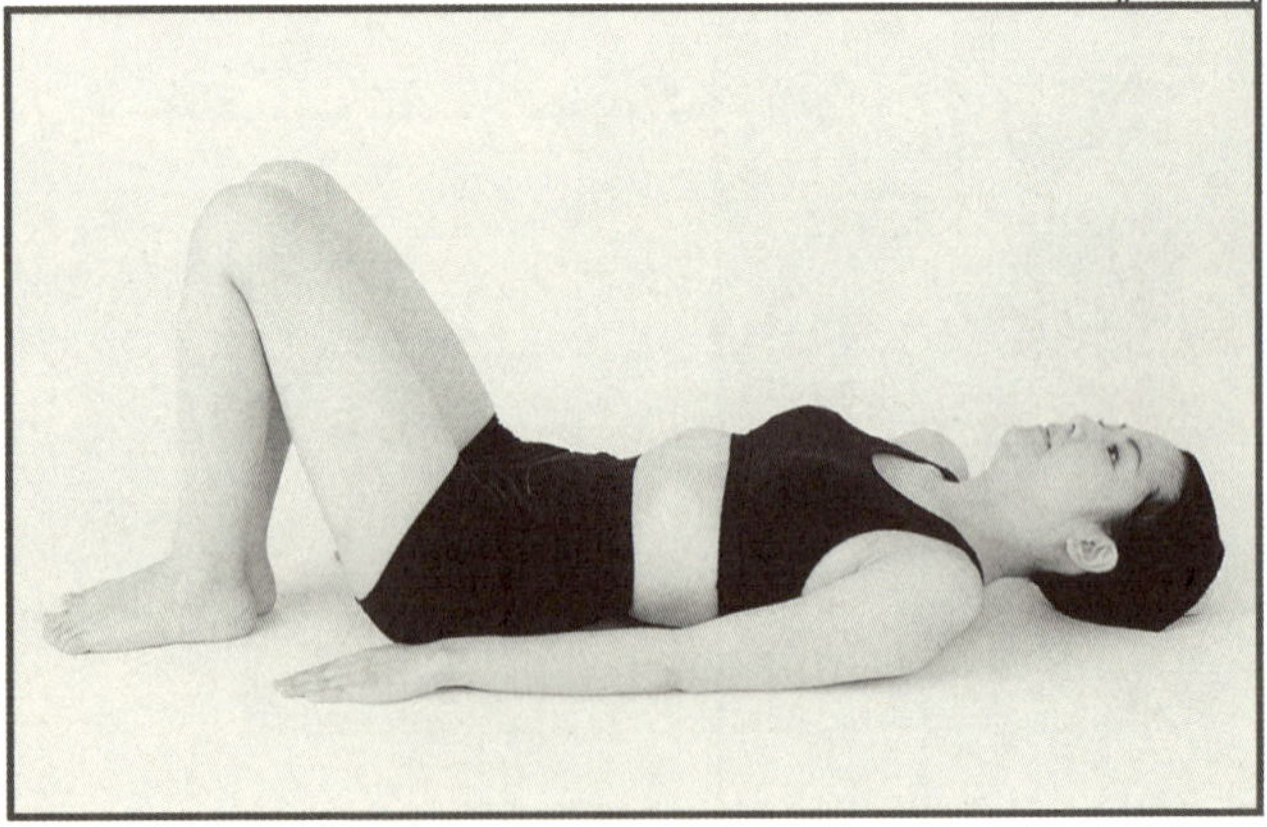

両足を垂直になるように上げていきます（下）。上げていくときに息を吸い、下ろしながら息を吐きます。足の上げ下ろしは、ゆっくりと行ってください。いっさいの制約を忘れて、気ままに動かしてください。上げた足を前後にブラブラさせてもよいでしょう。ただし、腰と背中だけは、いつも床に密着させておいてください。同じ動作を3回くりかえします。下肢の緊張を取り除き、筋肉・筋膜をほぐす動作です。

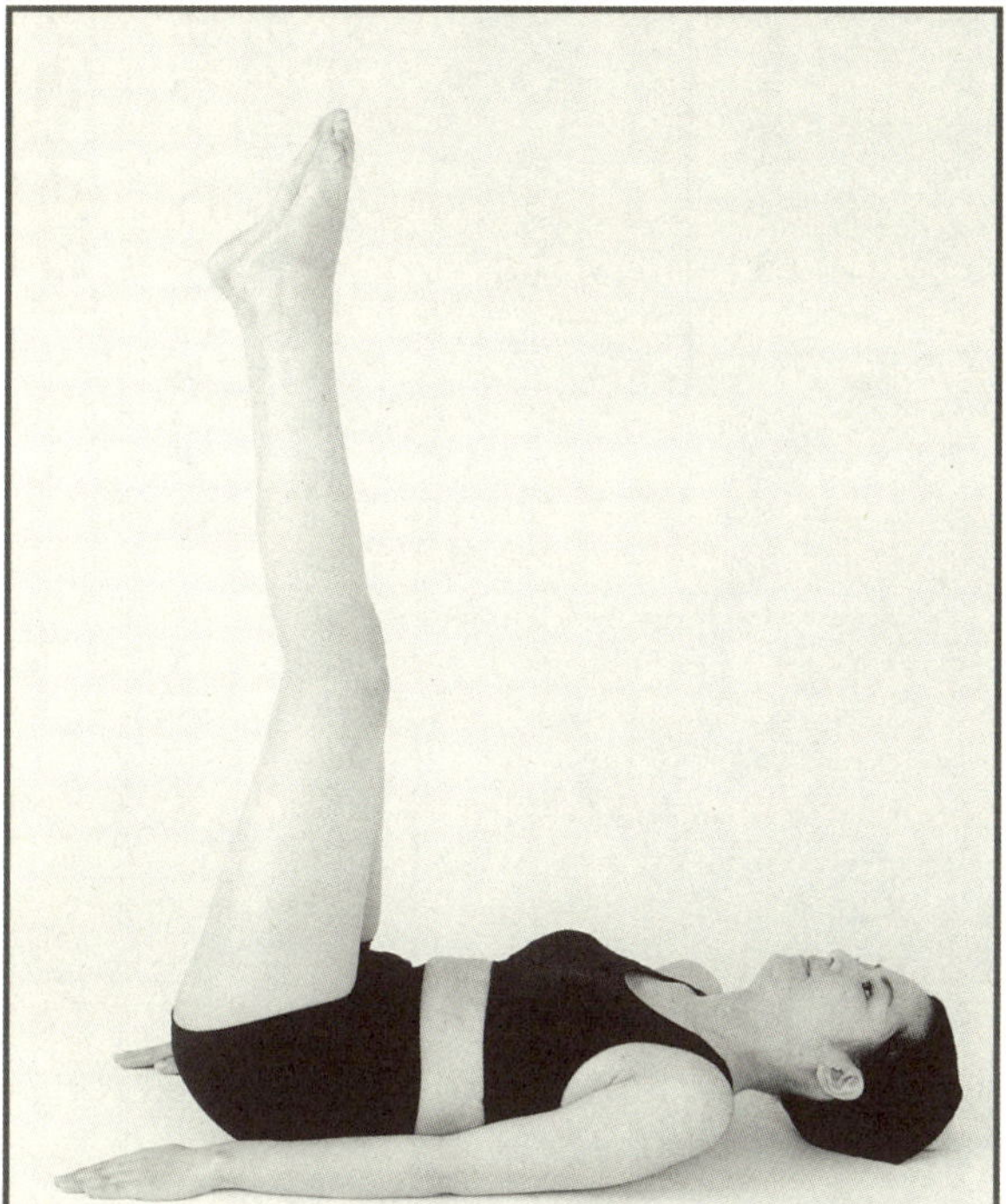

【膝の曲げ伸ばし】

時間をかけてゆっくりとしゃがむ
相撲の仕切りのときみたいに

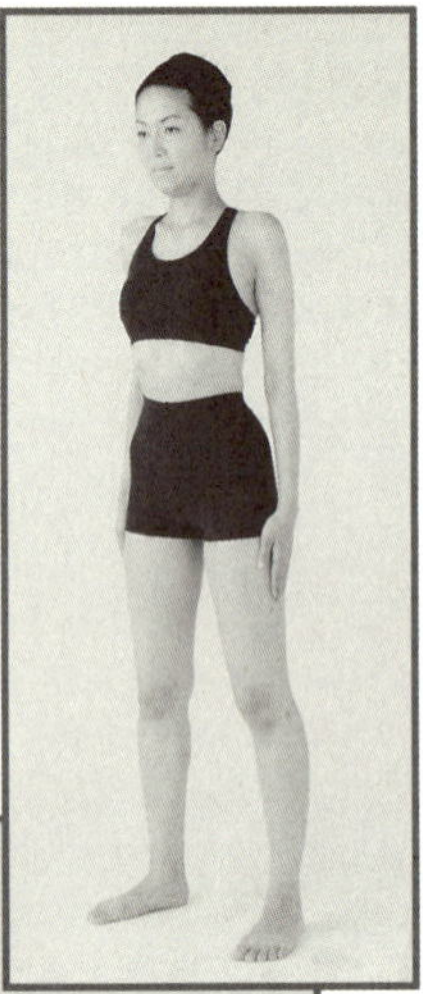

まず、両足を肩幅よりやや狭く開いて、力を抜いて立ちます(右)。

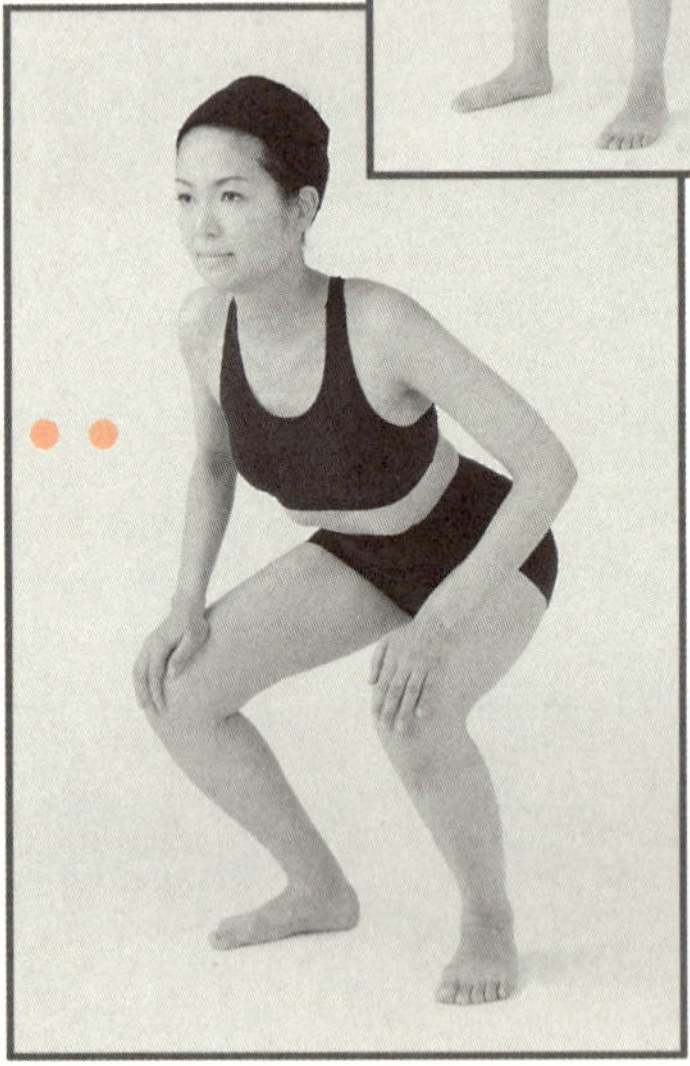

次いで、両手を膝頭にあてがい、徐々に時間をかけてしゃがんでいきます(左)。このとき、かかとが床から離れないように注意してください。

ゆっくりゆっくり、腰を落としていきましょう。

お相撲さんが仕切りをするときのようなポーズです。

腰を落としきったら、次にゆっくりと膝を伸ばしていきます。伸びきったら、膝を両手で後ろに押すようにするのもよいでしょう。この動作は、下半身、とくに脚部の血行を促すとともに、腰椎の前彎（前に曲がること）を少なくするのにも役立ちます。骨盤のゆがみを是正する効果もあります。

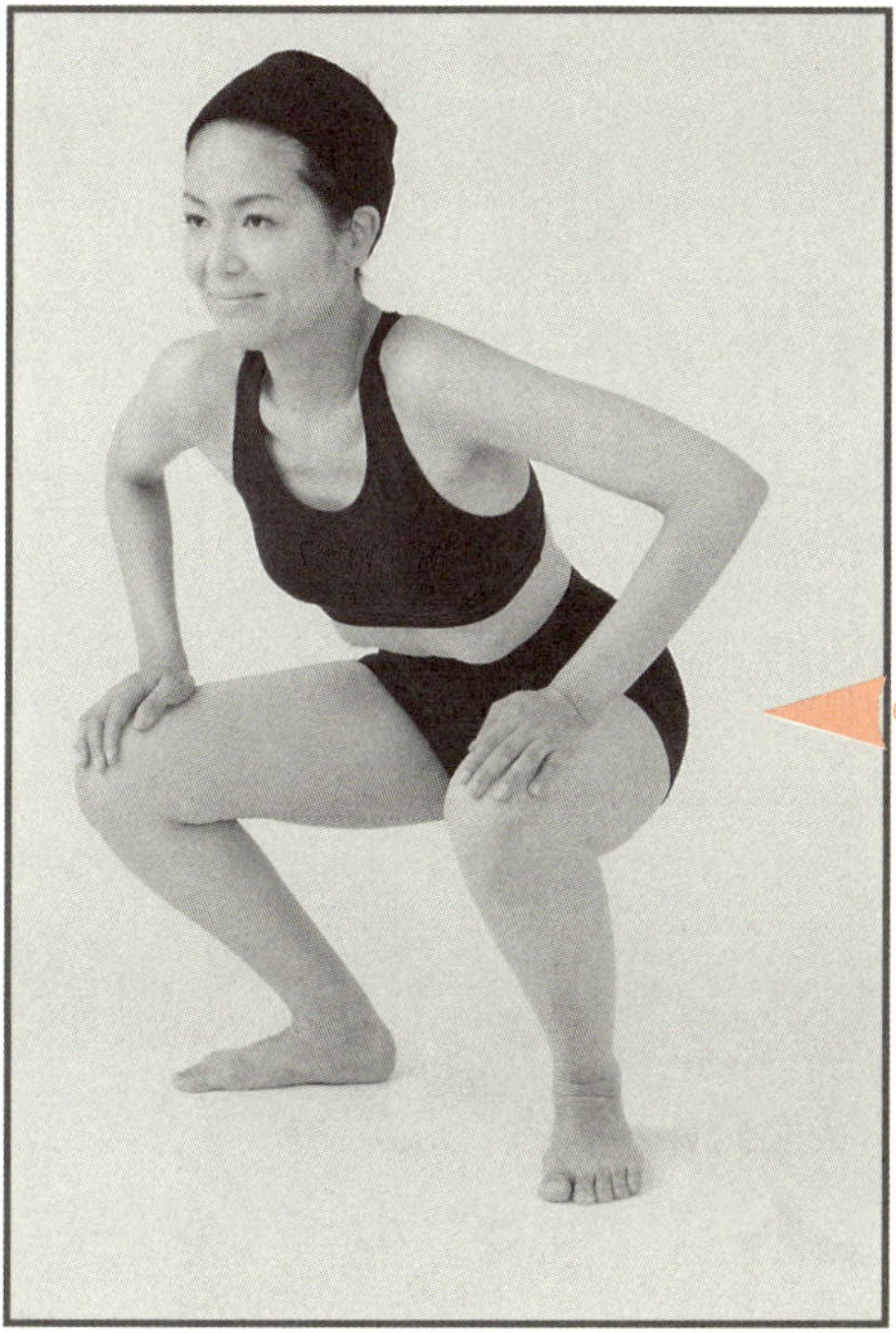

【腰の前出し】

腰と足に
意識を集中させて

両足を前後に開いて立ちます。間隔は30センチくらいです。腰の後ろ脇に両手をあてがいます(左)。写真下のように、背骨の両脇を押さえる感じです。腸骨稜という部分を押さえていることになります。

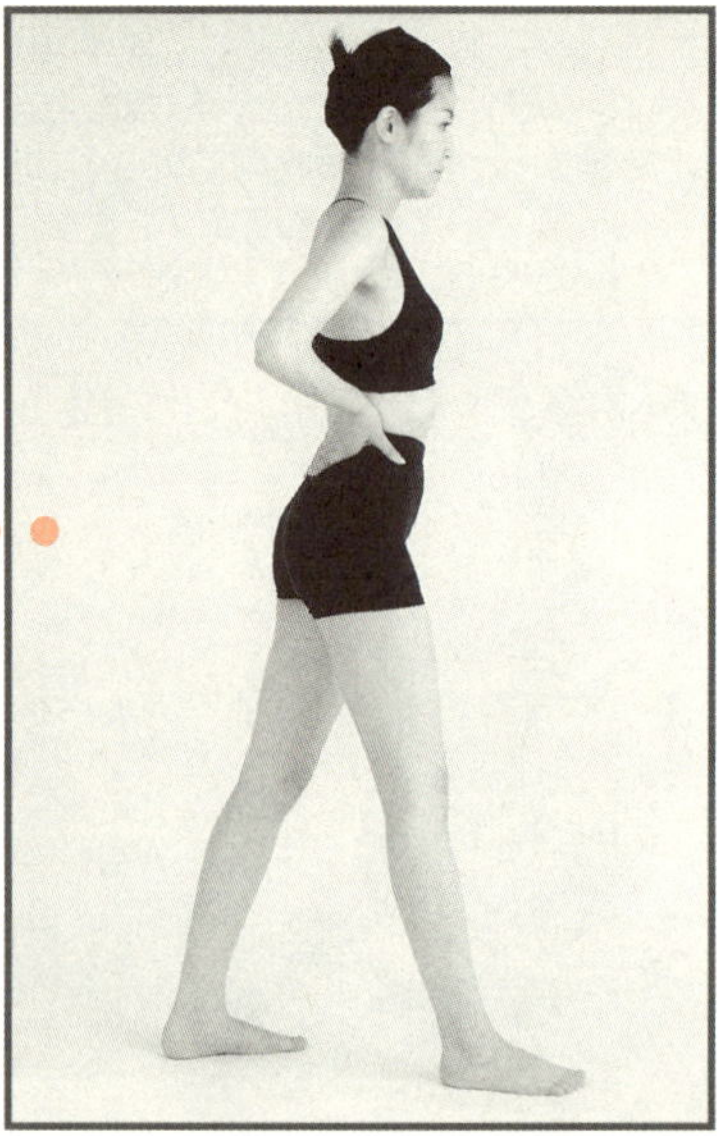

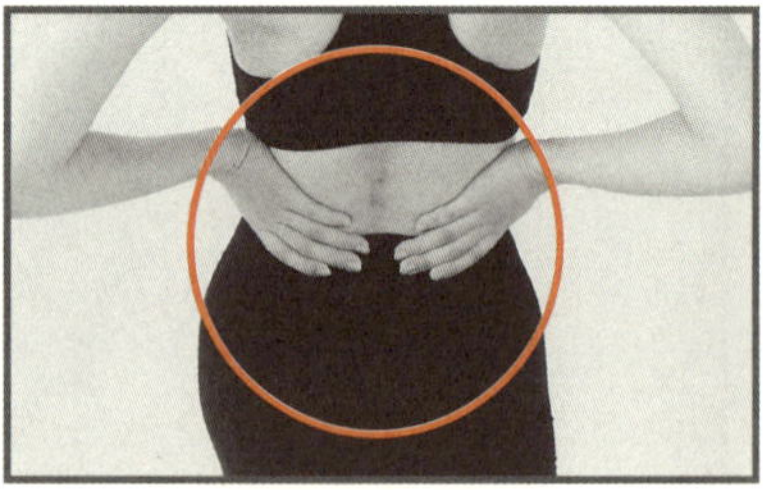

次いで、腰を前に押し出していきます。前に出した足に、体重をかけていきながら、出した方の足の膝を曲げて腰をぐっと突き出していきましょう(下)。後ろ足のかかとはできるだけ床から浮かないようにしてください。腰と足に意識を集中し、上体を少し反り気味にします。後ろ足が突っ張って、少し痛くなりますが、徐々に大きく前に押し出すよう心がけてください。顎は引いたままにしましょう。この動作は、足全体の筋肉を伸ばして血行をよくする効果があります。足の筋肉・筋膜をほぐすことで、腰の負担も減少するのです。

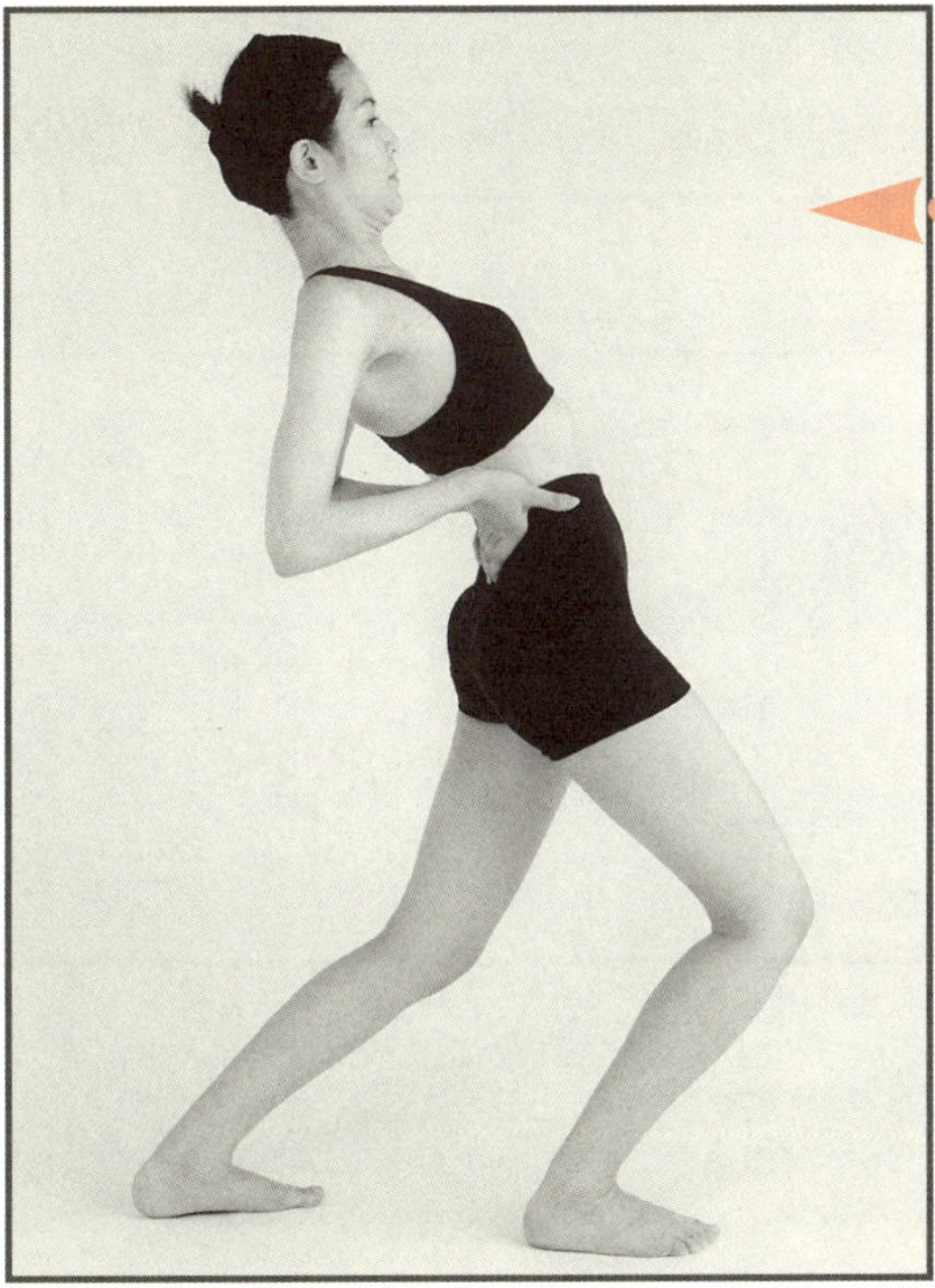

[足反らし]

背筋も強くなります 無理をせずゆっくりと

まず、うつぶせに寝ます。顔に枕などをあてがっても結構です。腕枕にしてもよいでしょう。ここでは枕を使っています(下)。両手は脇に添わせます。

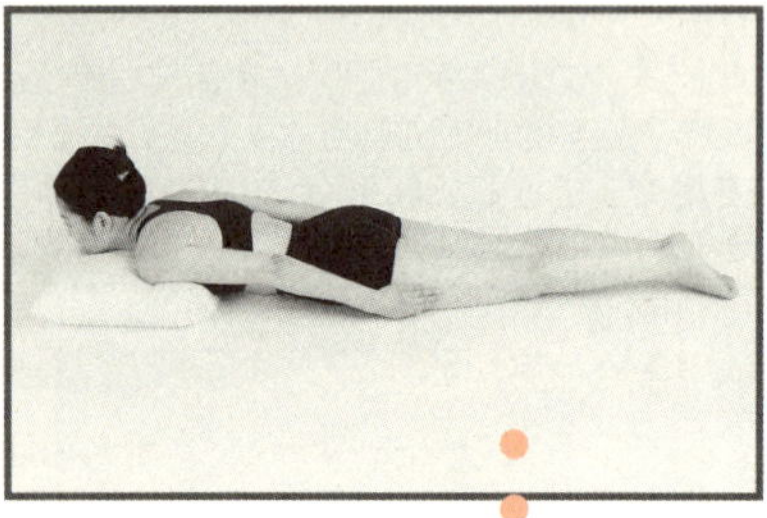

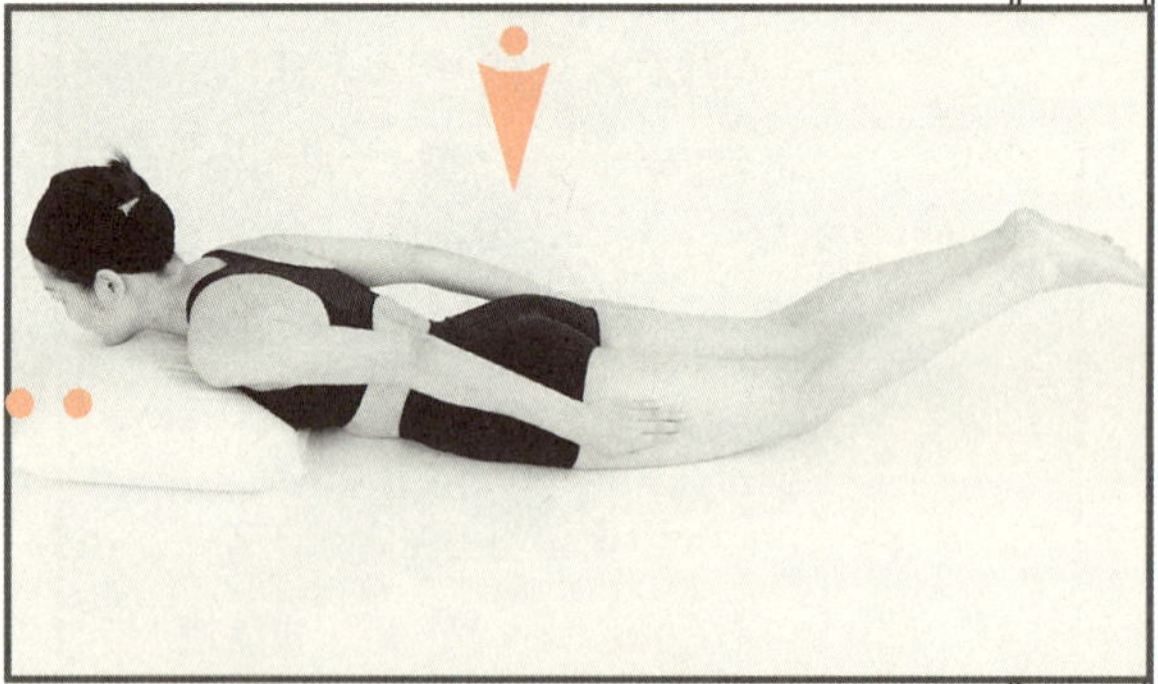

徐々に足を反らせていきます。反っていくときには息をゆっくりと吐いてください。ももを下ろしていくときに、息を吸ってください。上の写真では、顔は枕につけたままで行います。足をだんだん高く上げられるようにしましょう。これを5回くりかえして行います。

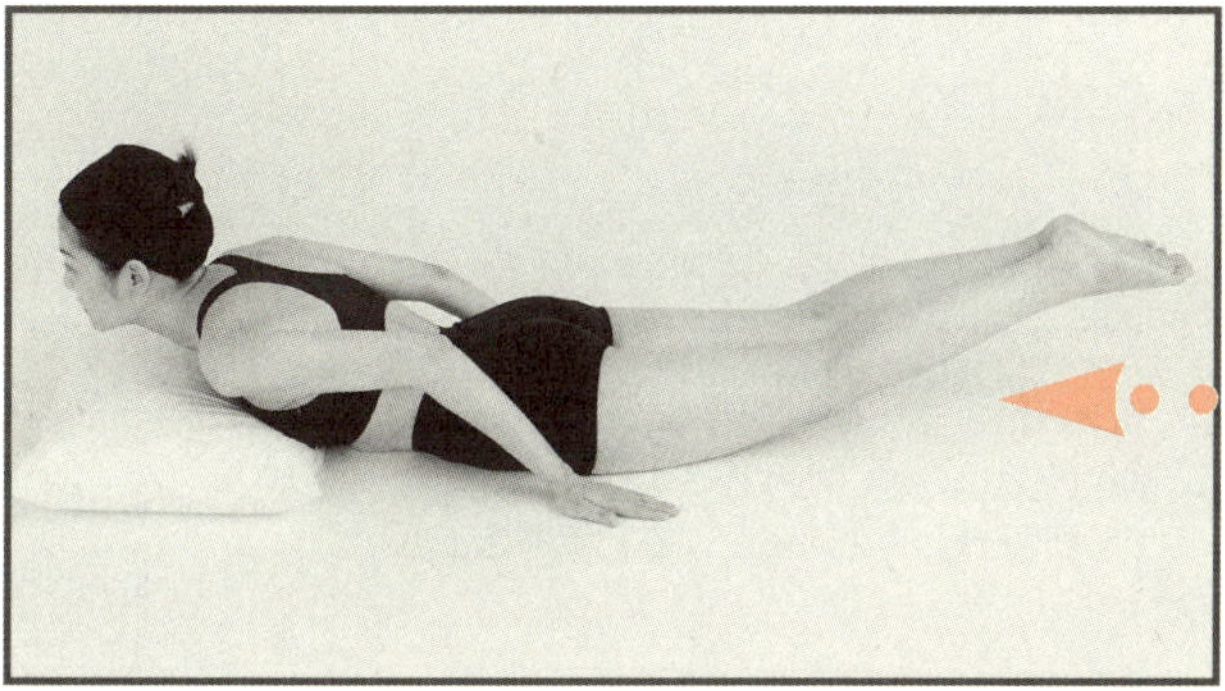

上の写真では、枕から顔を上げています。こうすると、背筋の運動にもなります。このときは、両手で床を支えてもよいでしょう。この一連の動作で、お尻の上の筋肉（大臀筋）ともものの筋肉（大腿四頭筋）が少し痛みを感じるようなら、効いている証拠です。お尻ともももを引き締め、強くする動作です。

【膝つき倒し】

「反る」のでなく「倒す」おなかの脂肪も取れます

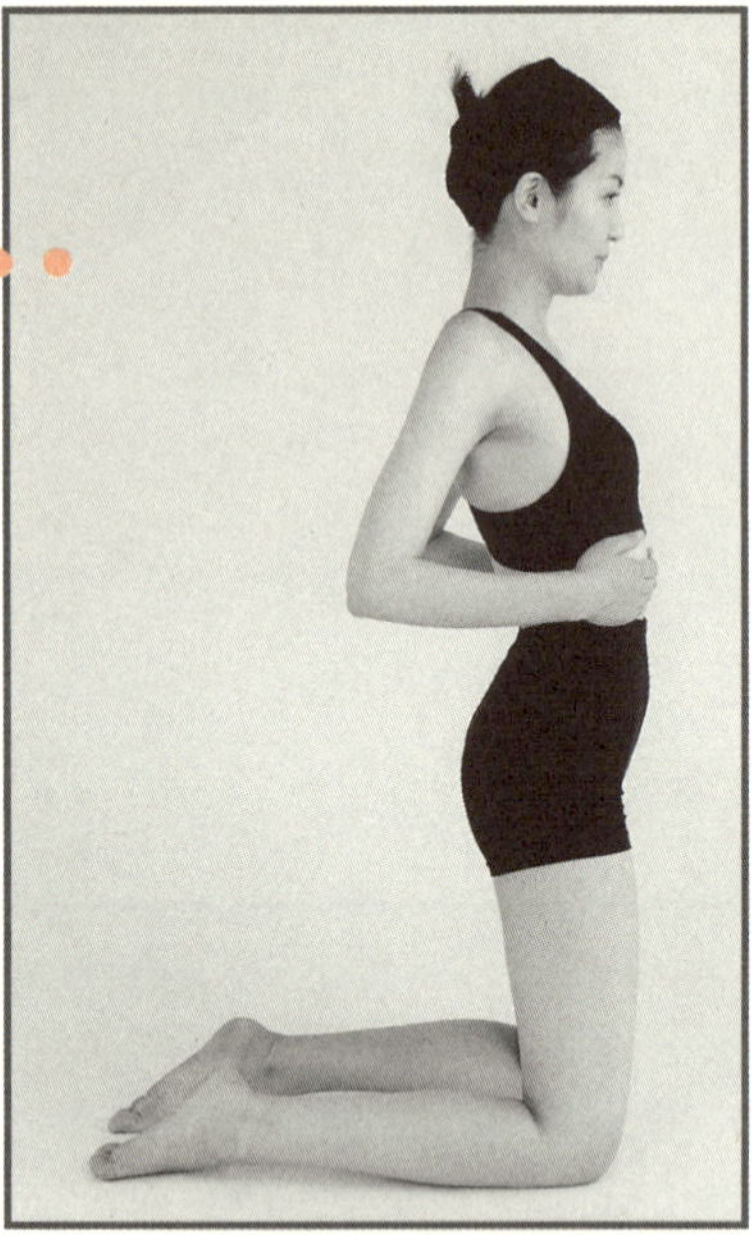

膝を床について、両手をお乳の下あたりにあてがいます。腹直筋という筋肉と筋膜を押さえていることになります(上)。顎は引き、膝から上は床に垂直に立てておきましょう。

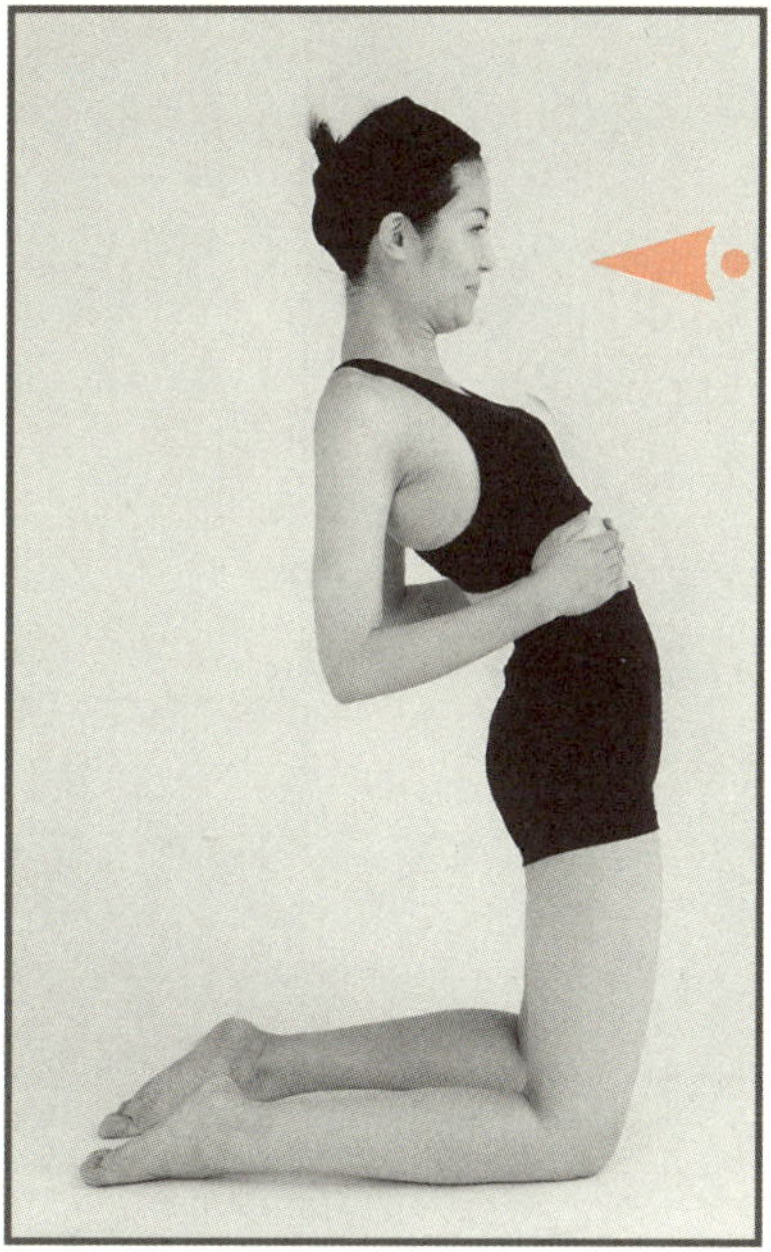

次いで、ゆっくりと上体を後ろに倒していきます。腰を落としたり、胸を反らせたりしないで、できるだけ体の重心が後ろに移るようにします(右)。なれないうちは、おなかの筋肉に震えがくると思いますが、倒せる限界のところで我慢して、5つ数えてから、元の姿勢に戻しましょう。元の姿勢になったら、深呼吸をしてください。2回、3回と徐々に回数を増やしていきましょう。この動作は、腹直筋をほぐして強化し、おなかの脂肪を取るのにも役立ちます。

腹直筋と筋膜を押さえて行います(左)。

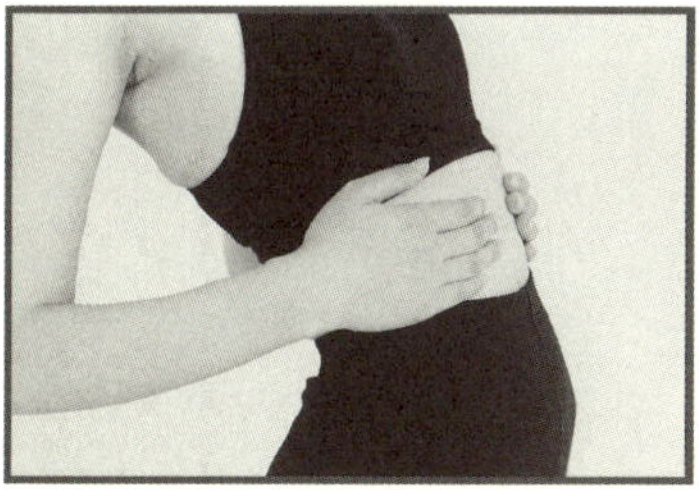

【後ろ足上げ】

全身がほぐれます
少し反動もつけて

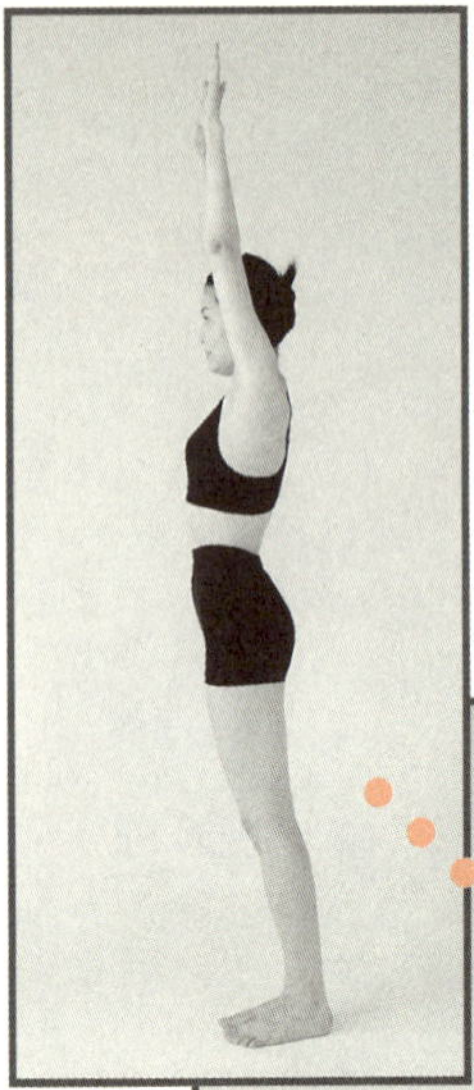

両手を上げて立ちます。足は開かなくて結構です（左）。

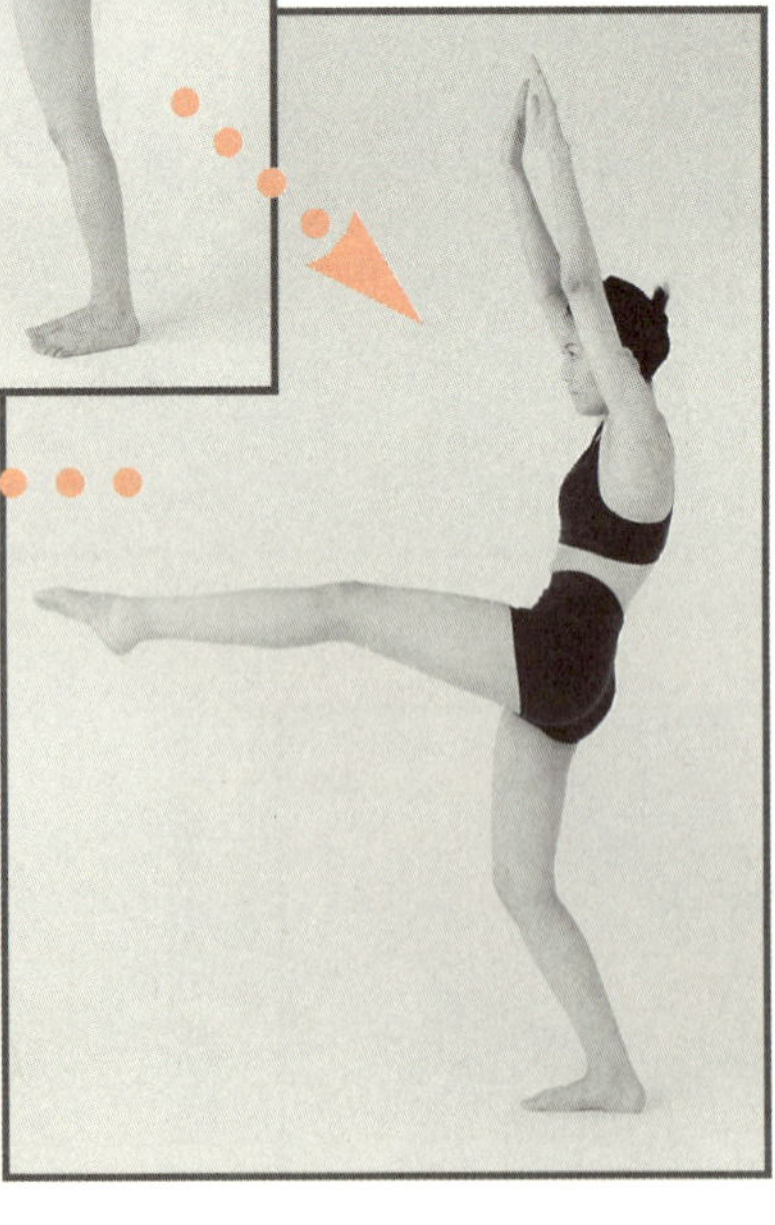

次に、できるだけ上体を垂直にしたまま、片方の足を前に蹴り出します。両手は上げたままです（右）。

今度は前に蹴り出した足が戻る反動を利用して、後ろに思いっきり蹴り上げます（下）。上体もできるだけ反らせます。初めから強く反ろうと思わずに、回を重ねるごとに反りを深めていくとよいでしょう。このとき、顎を前に突き出すようにしてみましょう。元の姿勢に戻ったら、深呼吸をし、反対側の足で同じことを行います。この動作のように、全身を後ろに反らせると、前かがみになりがちな日頃の疲れがスーッと消えていきます。

全身の筋肉を刺激し、血行をよくする動作です。

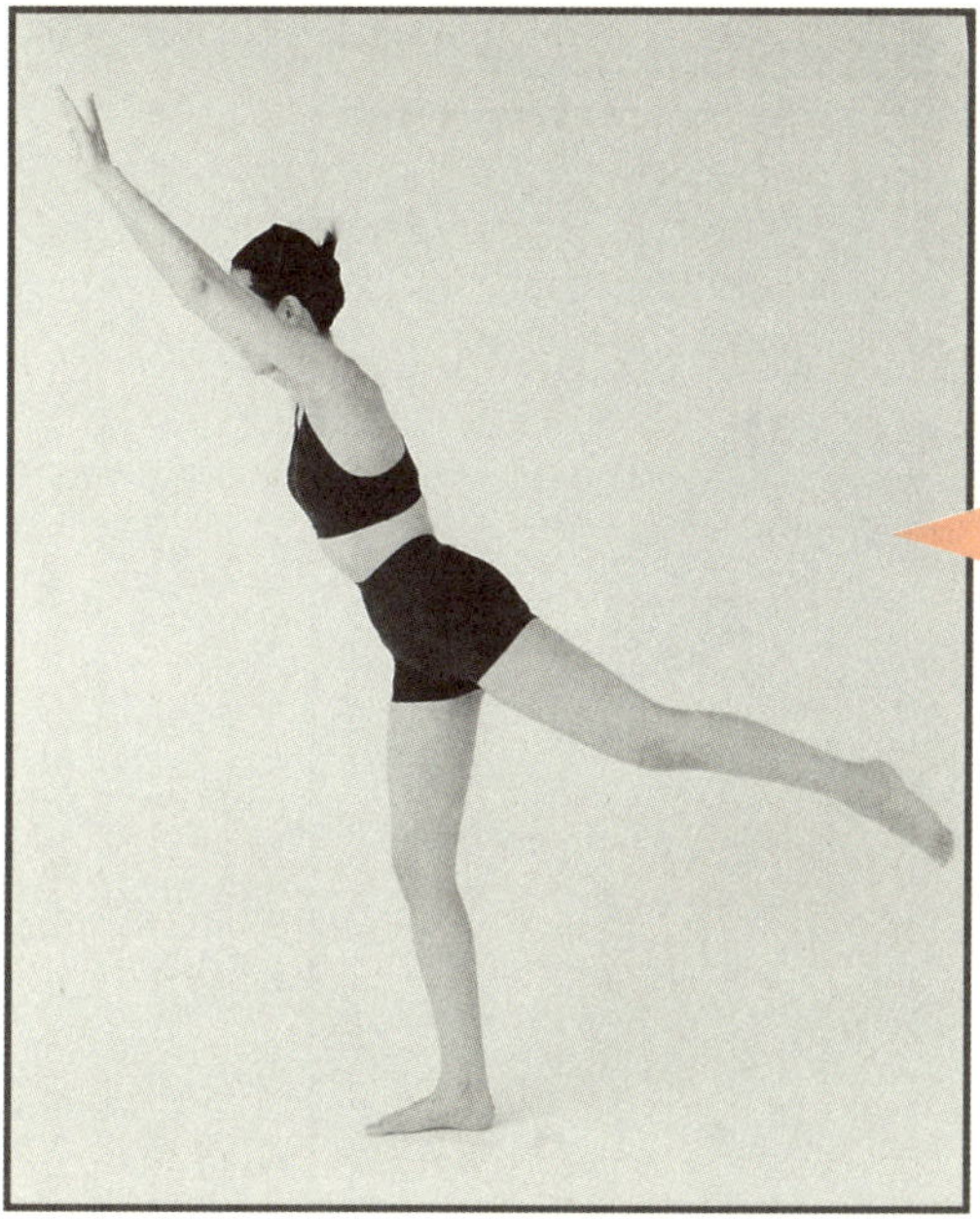

［上体ひねり］①

腰を中心にしてひねる リラックスしてやりましょう

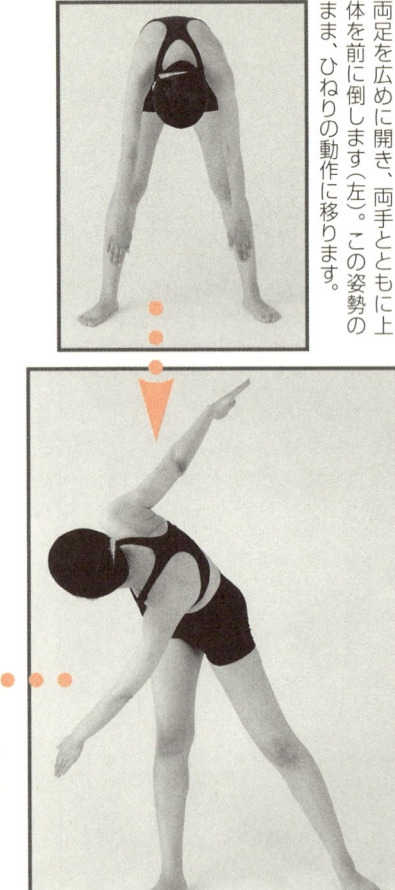

両足を広めに開き、両手とともに上体を前に倒します（左）。この姿勢のまま、ひねりの動作に移ります。

まず、右にひねってみましょう。足の裏は床から離れないように。腕が真横に流れるように大きく振りましょう。顔はひねった方向に振り向けます（左）。膝が曲がらないように注意しましょう。

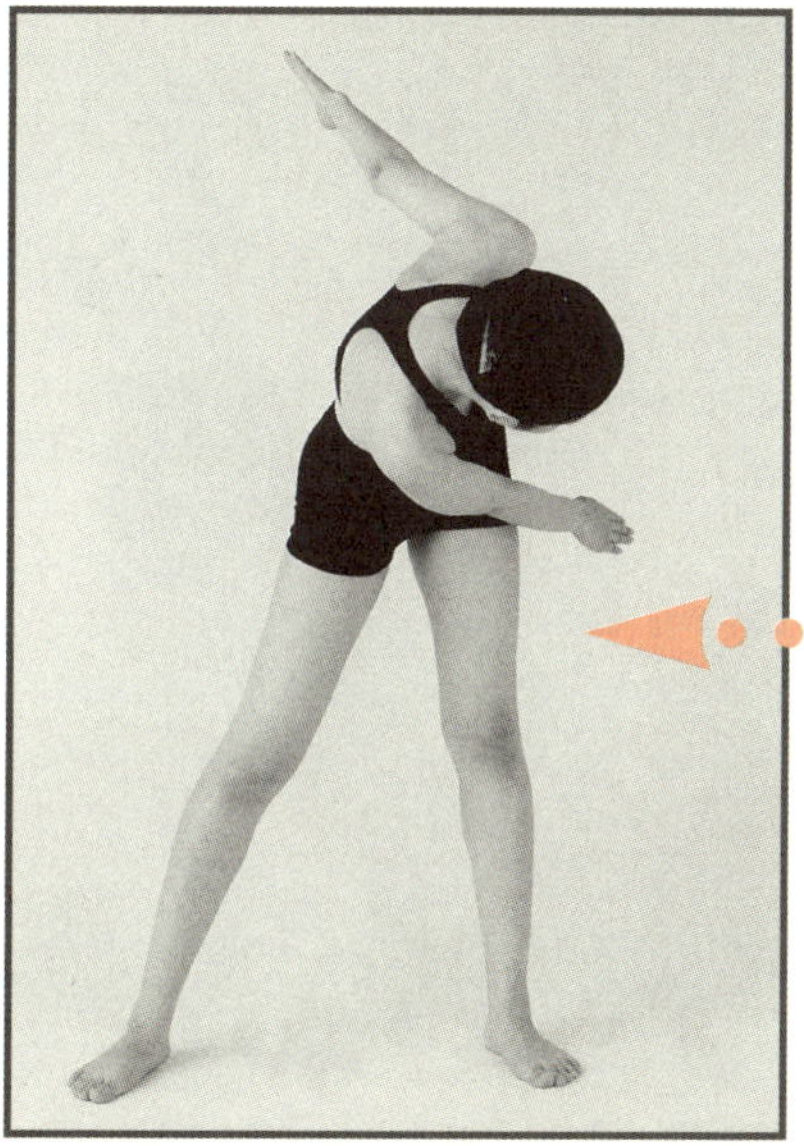

反対側にも同様にひねります（右）。上体をひねる動作ですが、腰に意識を集中し、腰を中心にひねるよう心がけてください。この動作は、腰から背中全体の筋肉・筋膜をほぐし、柔軟にしてくれます。大きく左右に3回ずつ行ってください。

130ページの上体起こしバージョンです

今度は上体を起こしたまま、ひねってみましょう。まず、ふつうに立ち、体の力を抜いて左足(右足)を前から横に振り出します(下)。その勢いを借りて、上半身を右側(左側)にひねっていきましょう。両腕はだらりとさせて体に巻きつける感じで、まわします。顔は前を向いたままのほうがひねり効果が出ます。

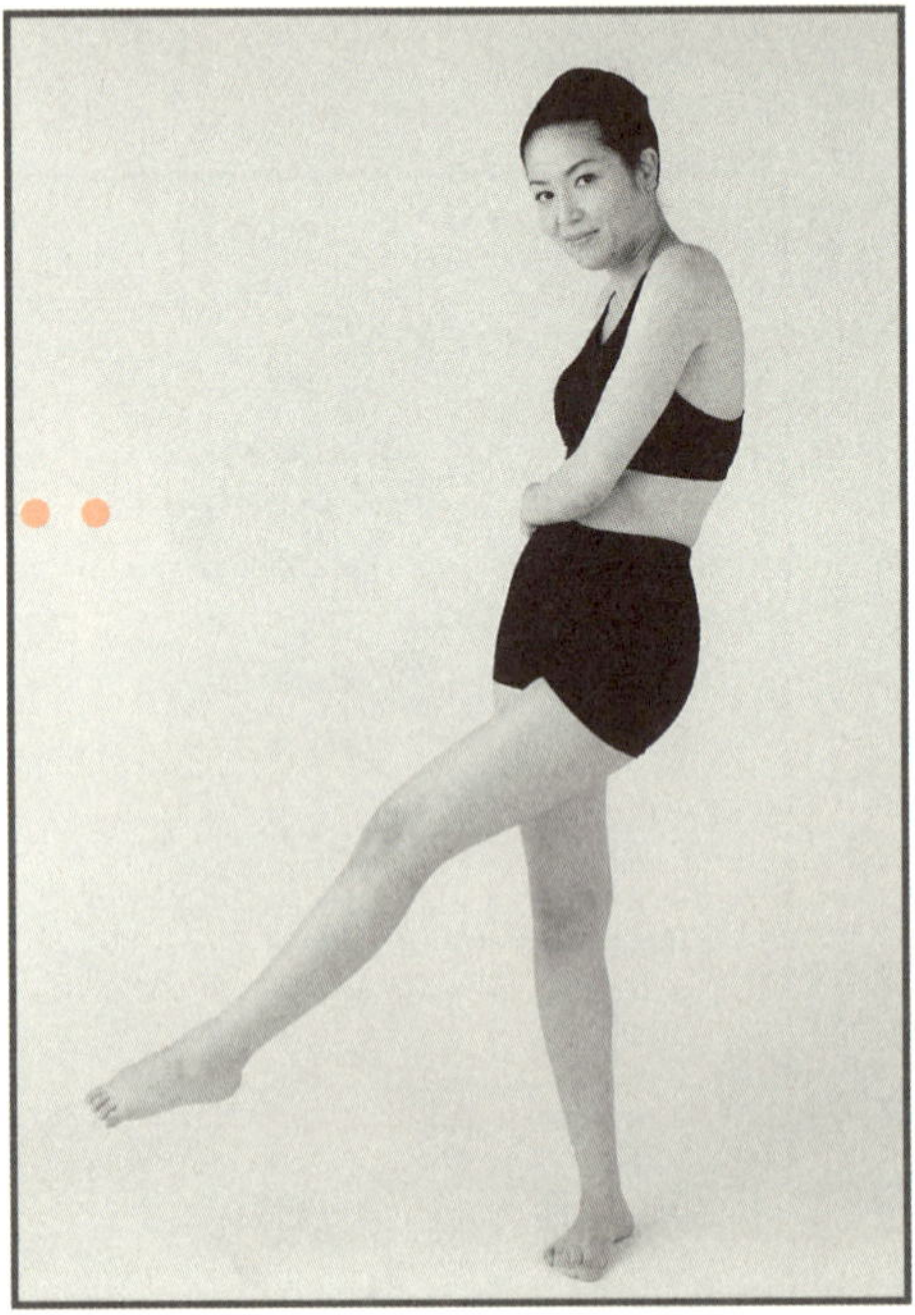

反対側の足も同じようにします。両方、3回ずつひねってください（下）。この動作も、腰を入れて行うのがポイントです。腰から背中の筋肉をほぐすのはもちろん、首まわりも軽くなります。

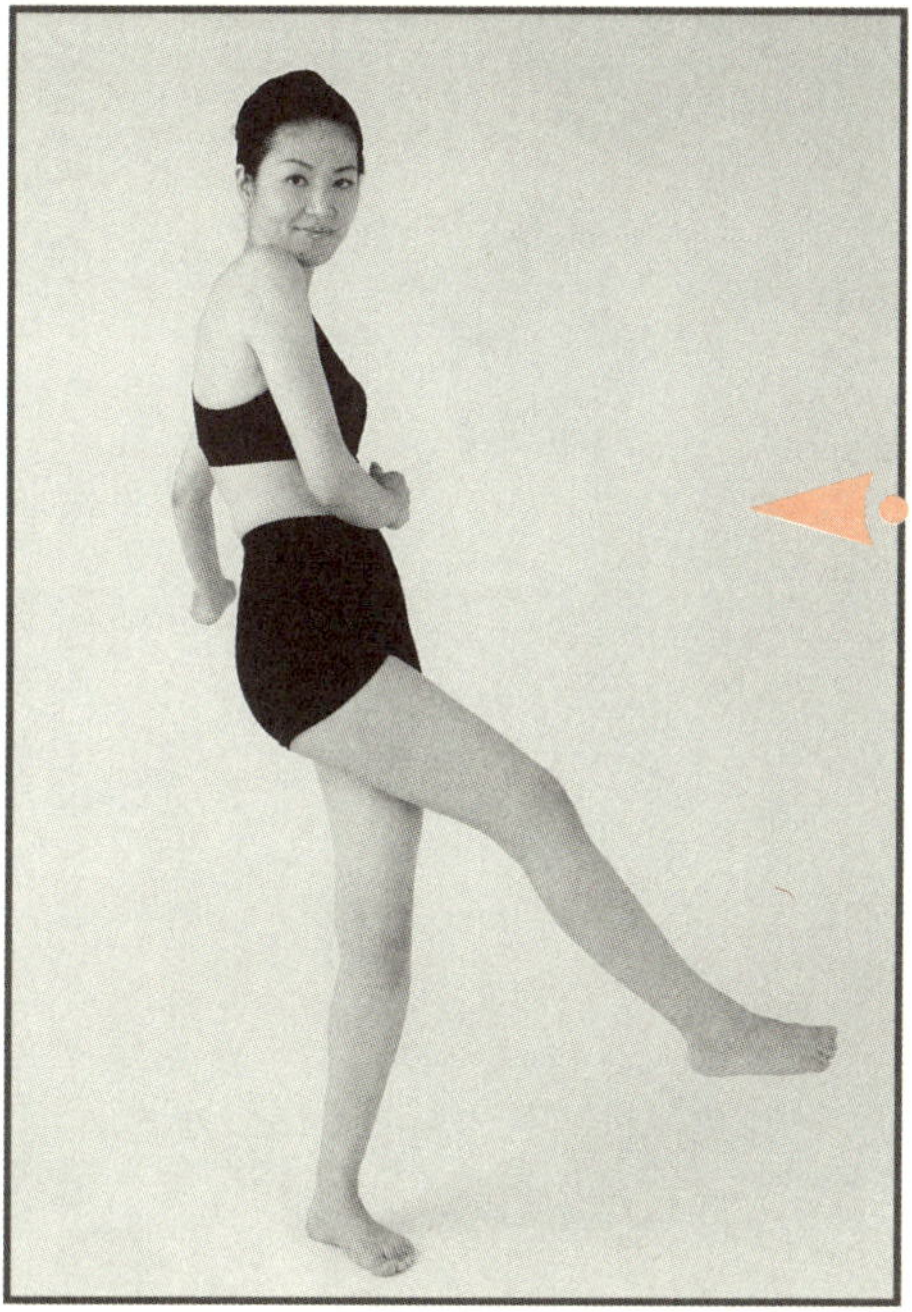

【ひじ振り】

へっぴり腰になるのがコツ
ひじははずみをつけるのに使います

P66の「ひじ振り」は反動をつけず、肩を中心としてひじを振る動作でしたが、これはあくまでも腰まわりの筋肉・筋膜をゆるめて、負担を減らし、腰自体を強化する動作です。まず、両足を肩幅くらい開いて、両ひじをグッと顔の上まで引き上げます。このとき、上体は軽く反り気味にしましょう。すこし反動をつけるためです（左）。

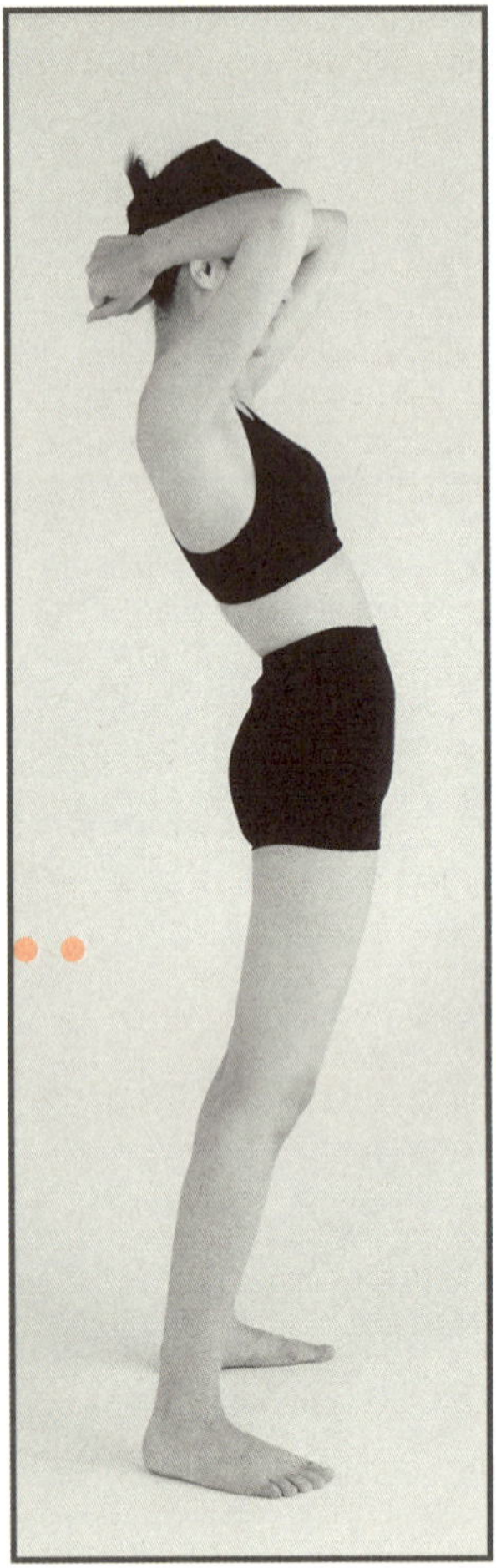

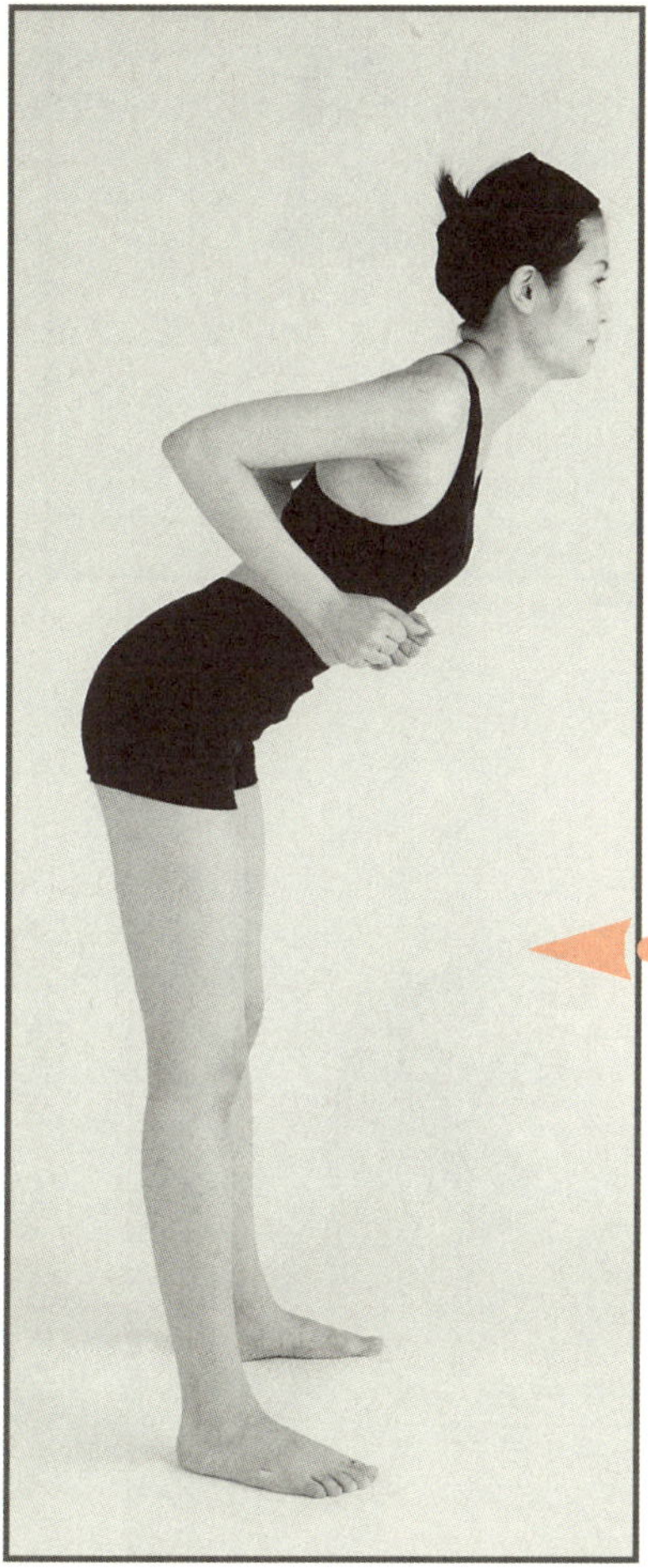

次に、腰を後ろに突き出しながら、ひじを後ろに勢いよく振ります。ひじ鉄を食らわせるような感じです。エイッ！とかけ声をかけてもよいでしょう(右)。引けるだけ引いたら、あとは肩の力を抜き、反動で前から上に振り上げます。両ひじのスイングに合わせて、腰を前後に振るのが秘訣です。この動作を、リズミカルに5回くりかえしてください。肩から背中の筋肉が気持ちよくほぐされていくだけでなく、腰の動きもなめらかになります。悪い姿勢を直すにはとてもよい動作です。一連の動作が終わったら、腕をだらりと下げて、大きく深呼吸しましょう。首を上下させる動きを加えれば、効果はさらにアップします。

【バッテン曲げ】

上体を対角線に曲げる
背骨を正常に維持する動作

両手、両足を大きく開いて立ち（上）、まず左手を右足先につける気持ちで、斜め前に体を折り曲げます。このとき、右手は精一杯後ろに反らせます（左）。指先が足のつま先に近づくにつれて、視線を上に移すようにしましょう。

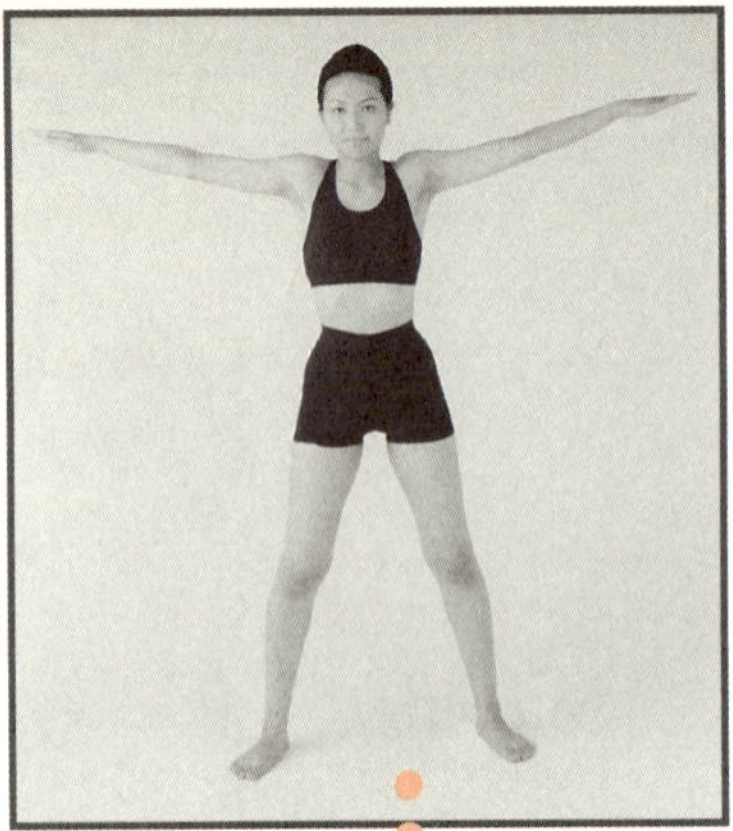

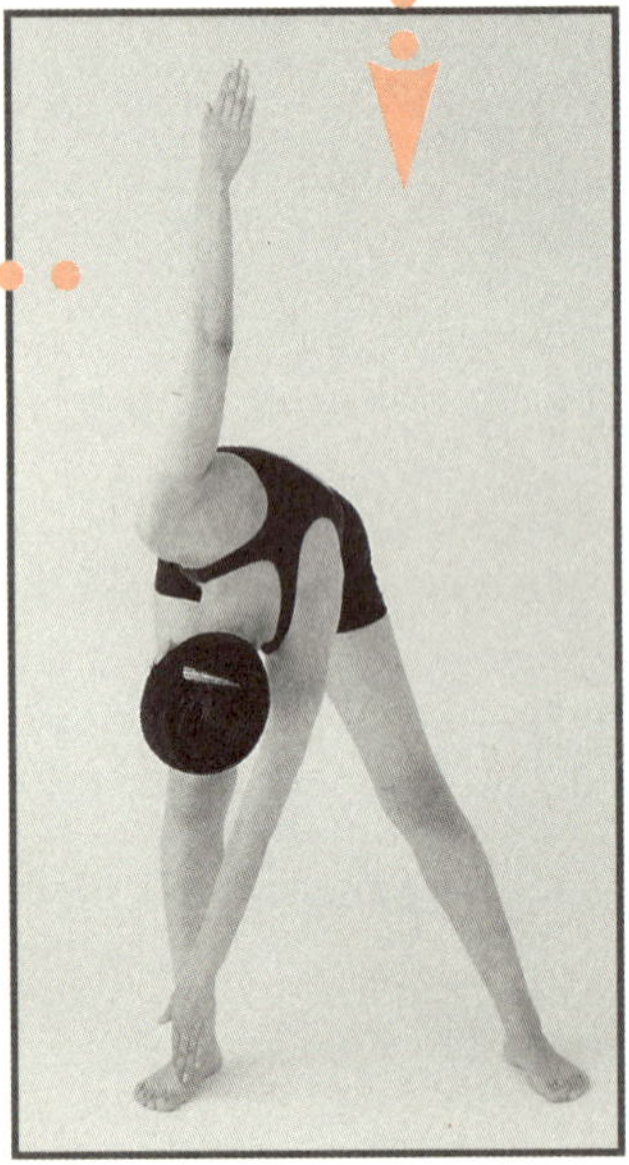

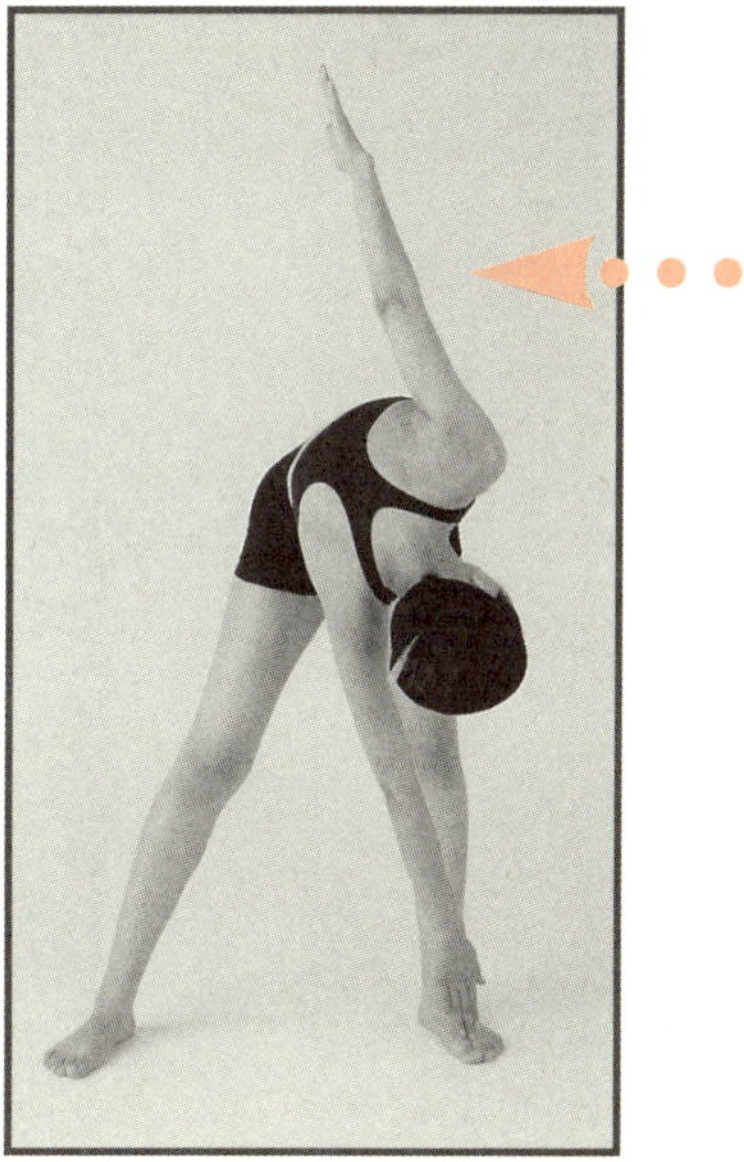

充分折り曲げたら、反対側も同じように行います(右)。左右交互に3回ずつやってください。終わったら、元の姿勢に戻り、両手をだらりと下げて、大きく深呼吸しましょう。背中の筋肉と腹筋をやわらかくし、背骨を正常に保つのにとてもよい動作です。また、おなかや腰骨の上の贅肉を取り、腰椎の負担を軽くします。

症状・目的別　腰の悩み解消法！ゆがみを治して健・美なボディをつくる

腰痛は二本足で歩く人間の宿命……などとあきらめていても始まらない。腰痛は不自然な姿勢と筋肉の衰えから。となれば毎日の生活のなかで予防することもできるはず。痛くなっても、ここで紹介する筋肉・筋膜ほぐし動作を効果的に行えば、すっきり治ります。その〈ほぐし〉動作にも、目的別に以下の5ジャンルが。あなたの症状に照らしてみて！

1 ゆがみを矯正する

矯正とは、簡単にいえば体のゆがみを治すこと。生まれたときは正常だった骨格も、毎日の暮らしの中でどんどんゆがんでいきます。悪い姿勢でいる、同じ姿勢を極端に長く続ける、体の同じ部分ばかりを使う、偏食する、など原因はいっぱいあります。骨格のゆがみは、筋肉・筋膜のこりと密接に関係していますから、ゆがみを治すためには、カチカチ筋肉・筋膜を充分ほぐす必要が。そのための動作が次の６つです。

①基本動作

仰向けに寝て膝を立てます。両手をひじから折り、頬につけて固定します。これを基本姿勢といいます。そして腹式呼吸をしながら背中の筋肉をゆるめ、全身をリラックスさせます。

②腹筋運動

仰向けに寝て両手で頬を軽く押さえ、５秒数えます。肩をゆっくりと床から25センチくらい上げてください。そのまま5秒とめます。そしてゆっくりと戻します。元の姿勢に戻ったら、腹式呼吸をして充分に休みます。

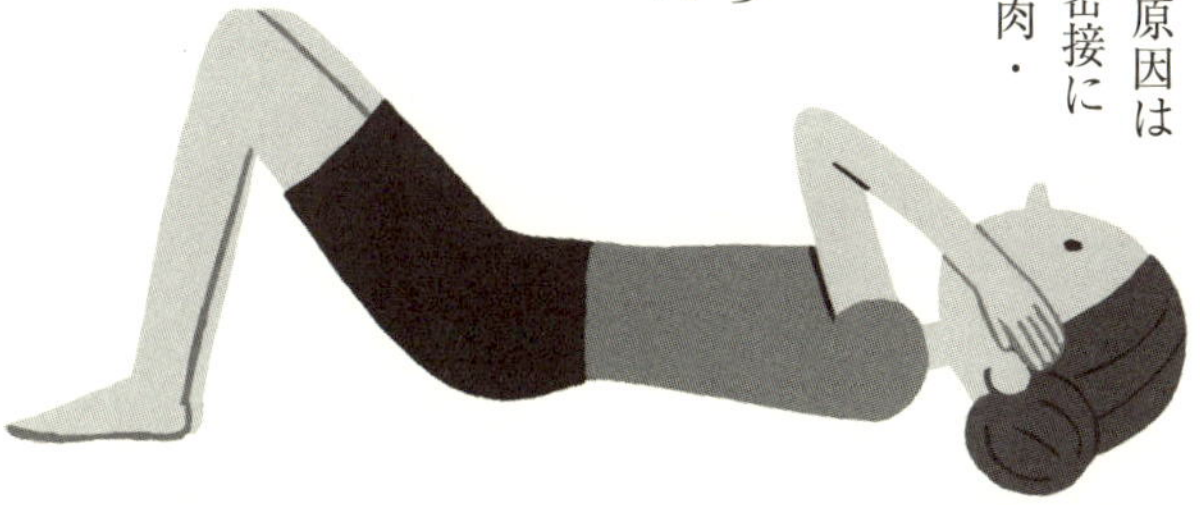

③腹筋強化

①の基本姿勢をとります。体をねじ曲げながら起きていきます。反対側にも曲げましょう。元に戻ったら、ゆっくり腹式呼吸をしましょう。

④両膝かかえ込み動作

両膝を両手でかかえ込みます。そのままの状態で股を大きく開きます。膝頭が脇の下にいくよう引き寄せます。この動作をくりかえしてください。

⑤腰ひねり

ベッドの上で①の基本姿勢をとります。上体はそのままにして、一方の足を反対側の足を越えて交叉させます。息を吐き出しながら、足をベッドの外に垂らします。同じ動作で反対側にもひねります。

⑥骨盤回旋動作

①の基本姿勢をとり、両手を腰骨に当てます。お尻の筋肉に力を入れて縮め、そのまま5つ数えます。腰を少し浮かせて、首をやや持ち上げます。おへそが自分の顎に向くようにして、骨盤を回します。

2 腰痛をとる

この本で取り上げている腰痛は、医学的には腰痛症という症状です。ゆがみを治し、筋肉・筋膜ほぐしの動作を続けていれば、次第に治まっていきます。

椎間板ヘルニア、変形性脊椎症、脊椎分離症、骨粗鬆症、脊椎カリエスなどは専門的な診察・治療が必要となってきます。腰の痛みが、〈ほぐし〉動作を正確に行っても治まらない場合は、専門医をたずねましょう。

〈ほぐし〉動作は、そうならないための日常の予防でもあるのです。

腰の痛みを即効でとるには、P80からP105までの12の動作が効果的です。

復習もかねて、紹介しましょう。あなたに無理なくフィットする動作を選んで、気長に続けてください。

もちろん、全コースをやってもかまいません。

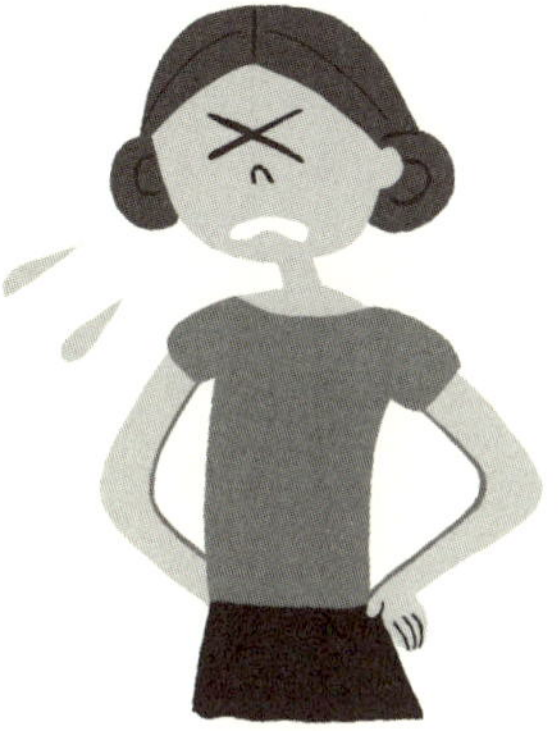

●腰のすぐ上を押さえ、脇腹を伸ばす
●壁押し
●足を交叉して体を前に倒す
●前曲げ
●腕組みおじぎ
●イスがけおへそのぞき
●腹筋を強くする
●しゃがむ
●片足曲げ腕立て伏せ
●腰ひねり
●腰をぐるぐるまわす
●ももの付け根を押さえて足を上に上げる

3 腰の疲れをとる

腰の疲れは、腰骨とその周囲の筋肉に過剰な負担がかかり、コリコリにこった状態です。血行も悪くなっています。ですから、腰を支えている背筋、腹筋、大腿筋などを十分にほぐし、強くする動作が適しています。伸ばしたりひねったり、振ったりまわしたりする動作が多くなります。Ｐ１０６からＰ１１９までの７種の動作がこれに相当します。

●腰伸ばし
●バンザイ反らし
●イスがけバンザイ背伸ばし
●腰の左右振り
●左右振り
●横まわし
●足上げリラックス

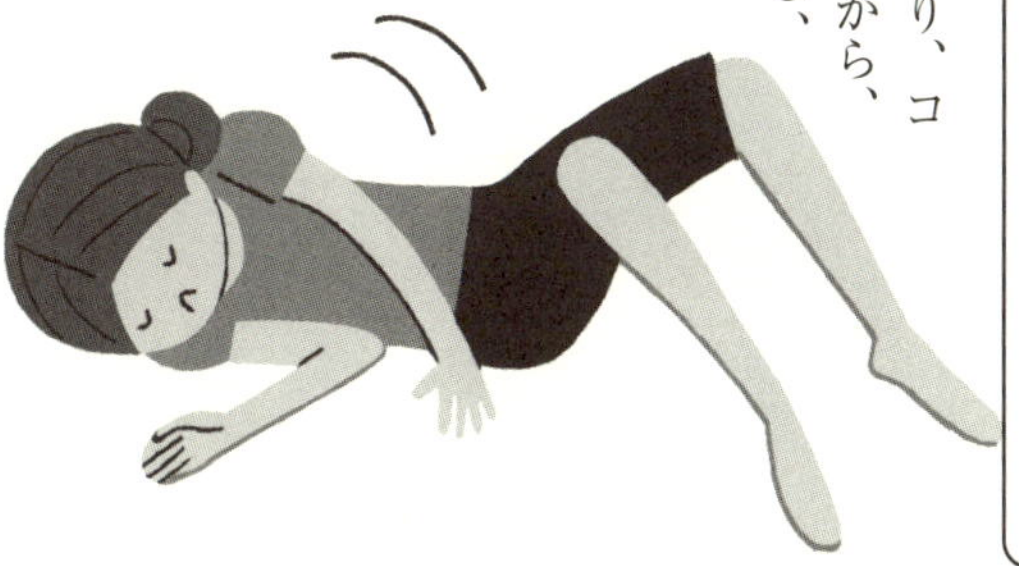

4 腰をやわらかくする

腰がやわらかい、とは腰骨、骨盤などの動きがなめらかで、周囲の筋肉・筋膜がしなやかにほぐれている状態です。カチカチの腰をそんなふうにするには、腰まわり、脚部、腹筋を十分にほぐし、強くするのが大事。P120からP137の9つの動作が効果的です。

●膝の曲げ伸ばし
●腰の前出し
●足反らし
●膝つき倒し
●後ろ足上げ
●上体ひねり①
●上体ひねり②
●ひじ振り
●バッテン曲げ

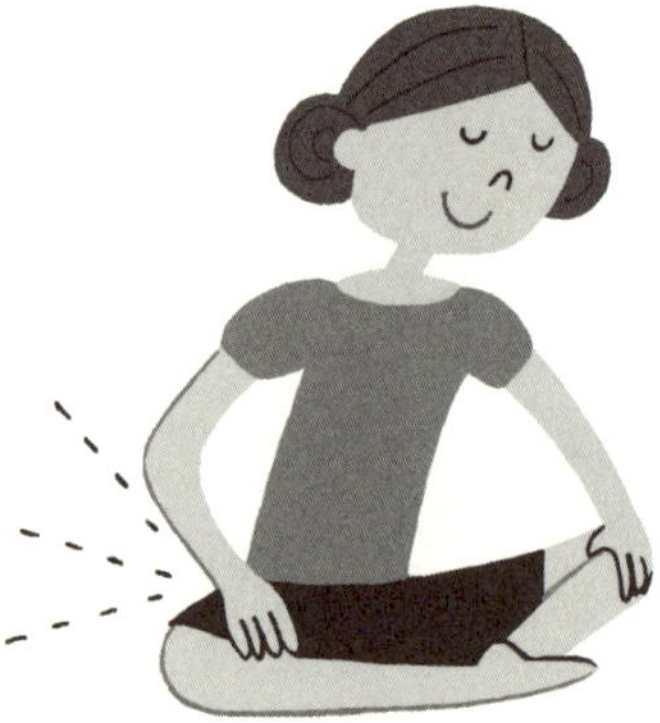

5 腰を強くする

ただ単にほぐすところから一歩進めて、腰と腰を支えている筋肉・筋膜群を積極的にきたえる動作が必要です。とくに、大腿筋、腹筋、背筋の強化が大事です。P146からP161の8つの動作がこれに相当します。

少しキツイ動作かもしれませんが、無理をせず、やれることからやってみましょう。

●膝かかえ
●体起こし
●腕立て反らし
●三角づくり
●ヒップアップ
●屈伸
●バンザイ跳び
●背筋を強くする

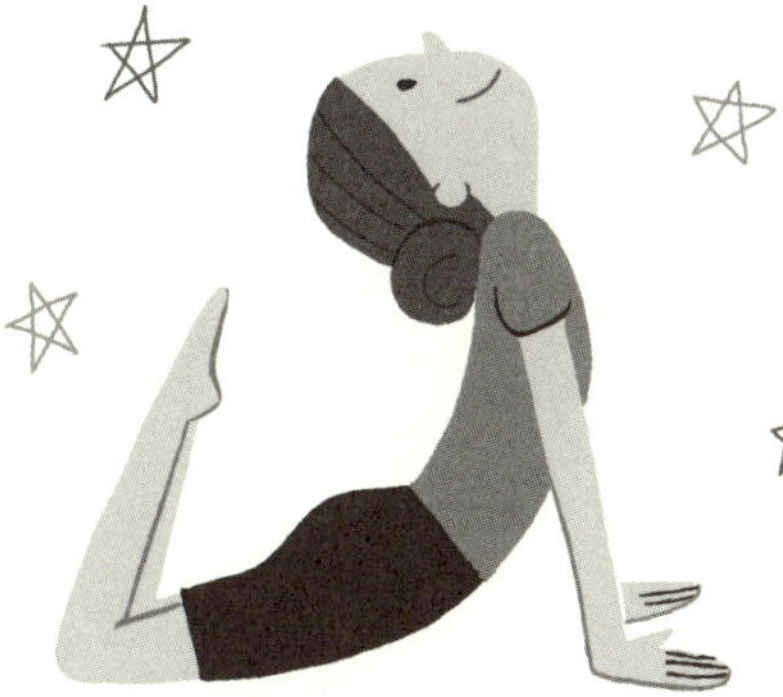

腰をできるだけ浮かせて小さく丸まる感じ

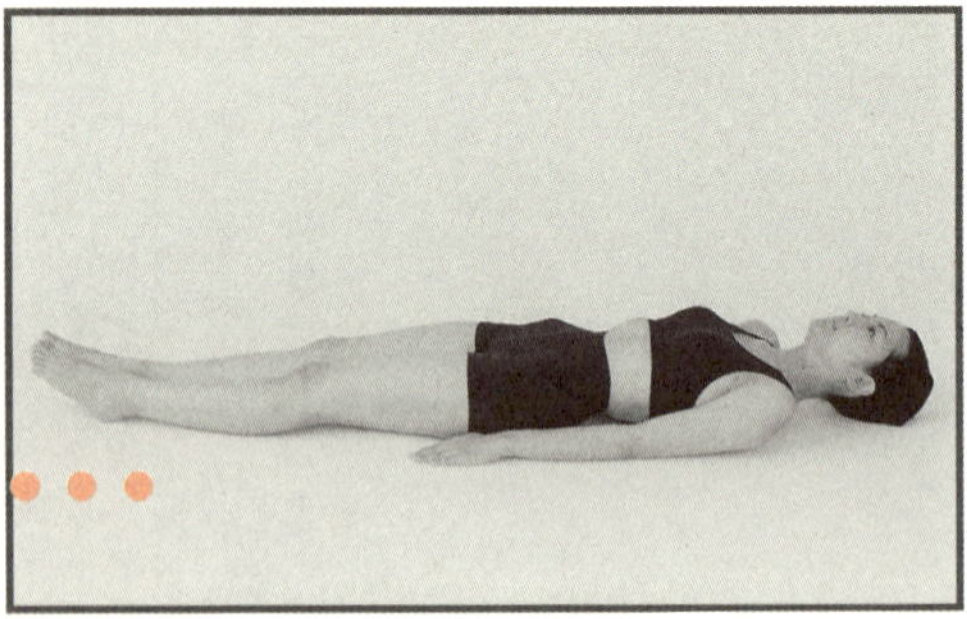

まず、仰向けになります。力を抜いてリラックスしてください(上)。

次いで、両足を持ち上げ、両手で膝をかかえます。膝はできるだけ深く抱き込むようにし、腰を浮かして小さく丸まってください(下)。この姿勢のまま、足を交互にブラブラさせてください。つま先をピンと伸ばしたブラブラと、足首を直角に立てたブラブラとを交互にすると、いっそう効果が上がります。腕をほどいて元の姿勢に戻ったら、大きく腹式呼吸をしましょう。毎日10回ほどくりかえしてください。背筋が強化される動作です。

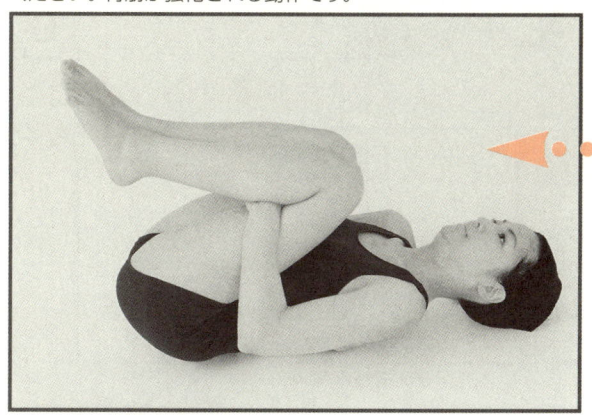

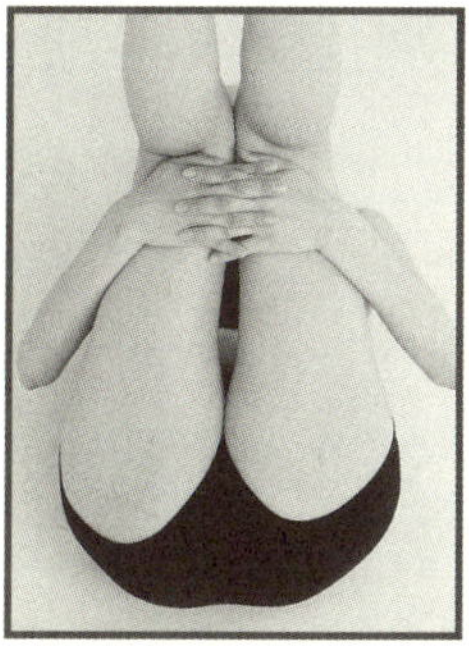

両手で押さえるポイントは左写真のように、膝の後ろです。ここは、大腿筋膜の一方の付け根にあたりますから、この動作によって、大腿筋も充分に伸びることになります。腰を強くするためには、脚部、とくに大腿筋の強化は欠かせません。

【体起こし】

膝を曲げてもよし
理想は足首をつかむこと

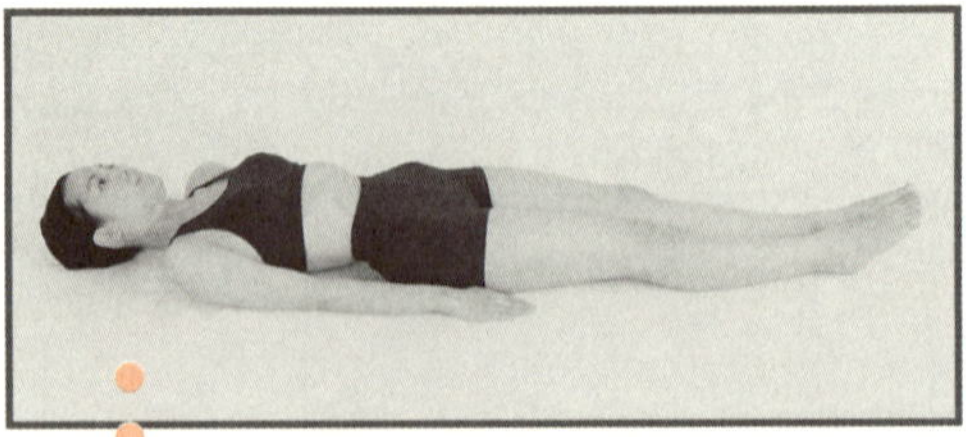

仰向けに寝て、両手は脇に伸ばしておきます（上）。リラックスの状態です。

両手を上げ、足の方に振りながら、その反動で上体を起こします（下）。

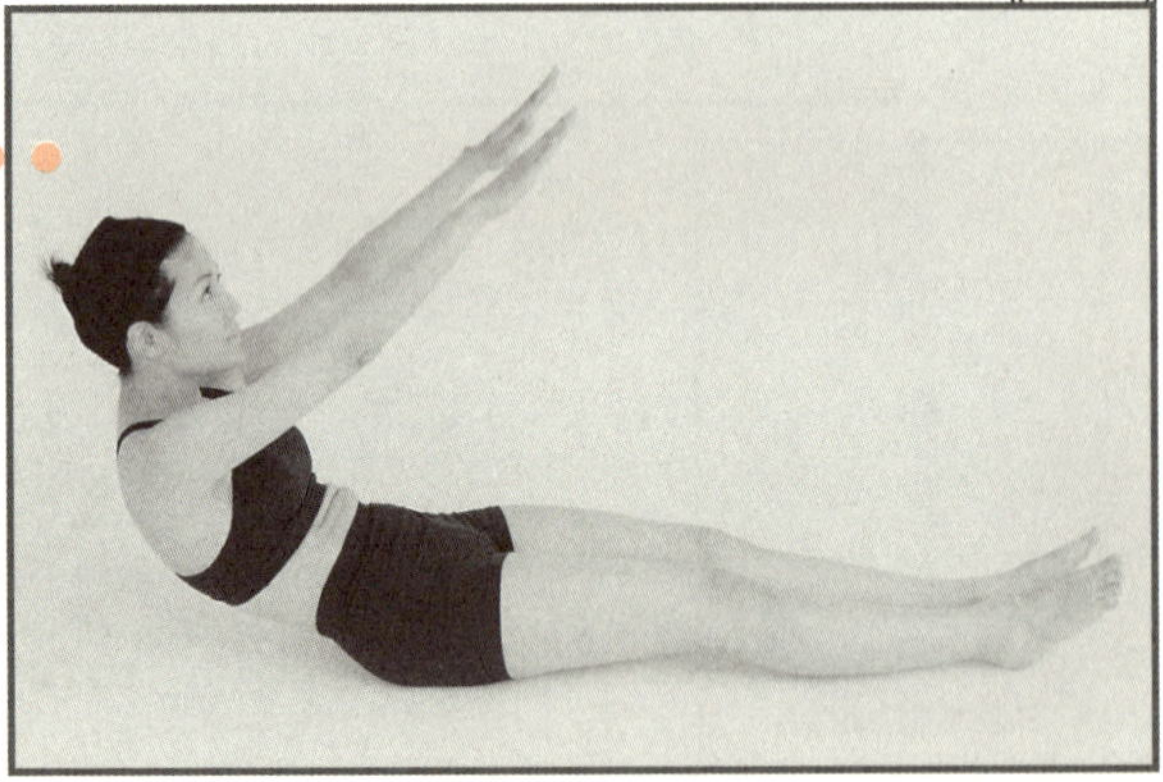

上体を折り曲げていき、足のつま先に両手をつけましょう(下)。足首をつかめるまで曲げるのが理想です。このとき、膝が曲がっても結構です。曲げ終わって元の姿勢に戻ったら、深呼吸をしてください。この一連の動作を、10回ほど行ってください。単調なので、ついおろそかにしがちですが、この動作を続けていれば、腹筋や背中の筋肉群がきたえられ、自然に腰痛に対するガードが固まってきます。あきずにくりかえしてください。

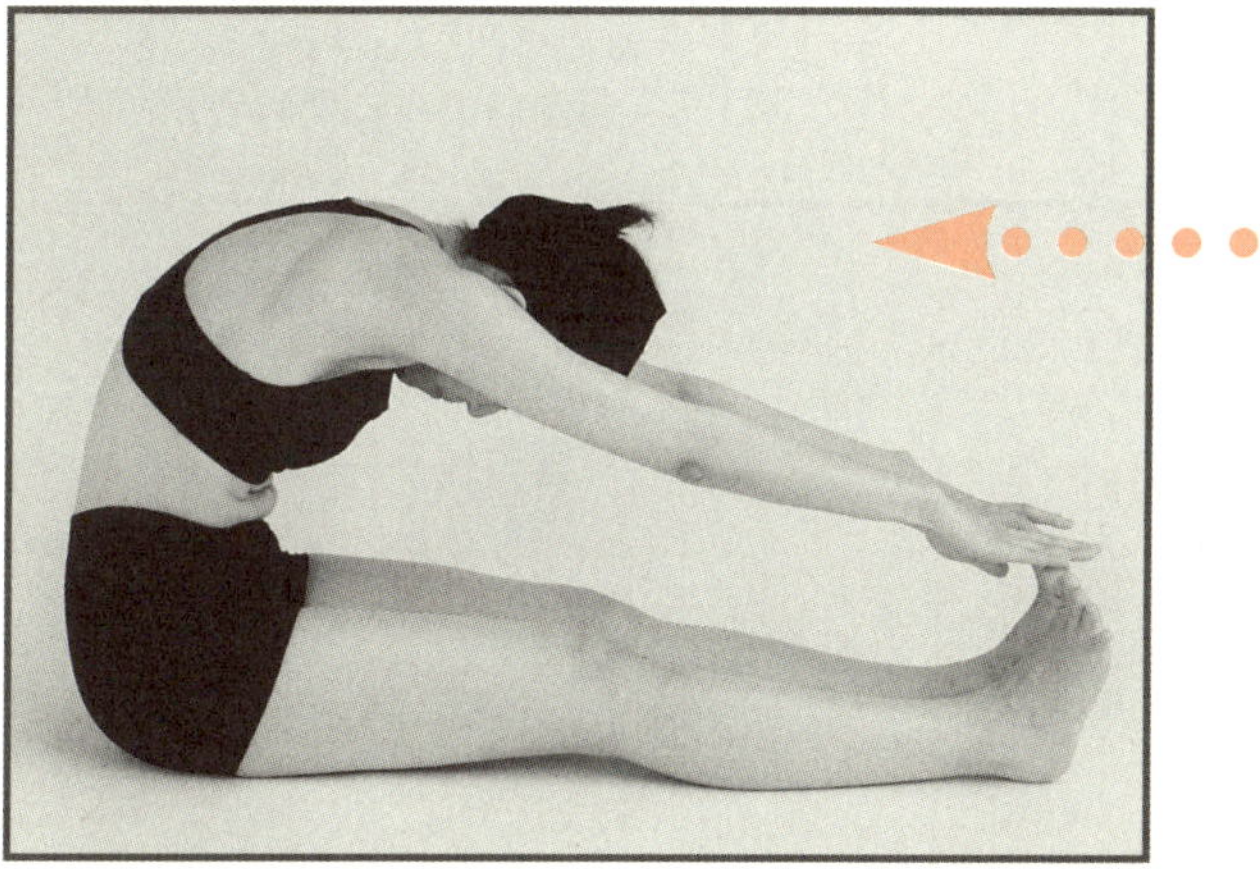

[腕立て反らし]

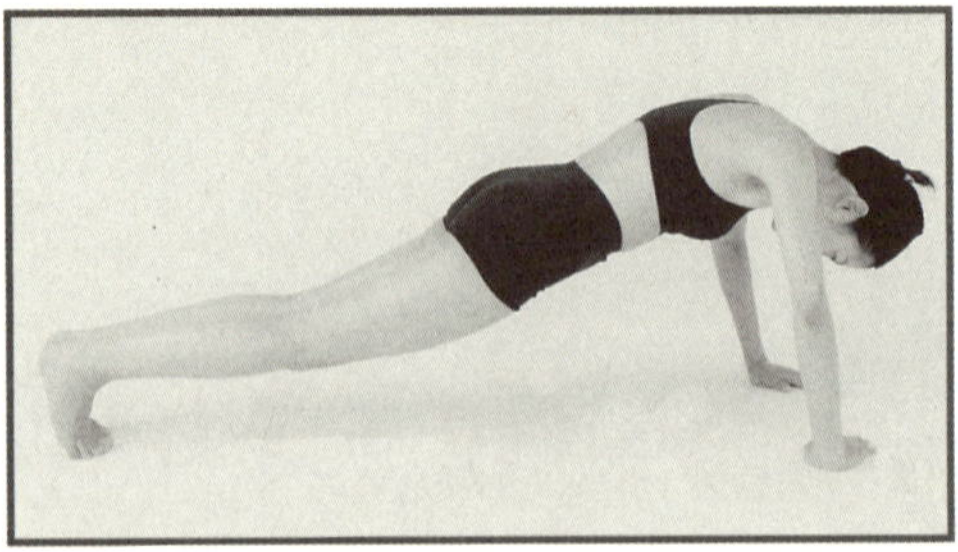

まず、腕立て伏せの状態をとります(上)。

次いで、ひじを曲げ、上体を落としながら右足をできるだけ高く上げていきましょう。そして、徐々にひじを深く曲げていきます(下)。このとき、上げる足の膝ができるだけ曲がらないように努力しましょう。

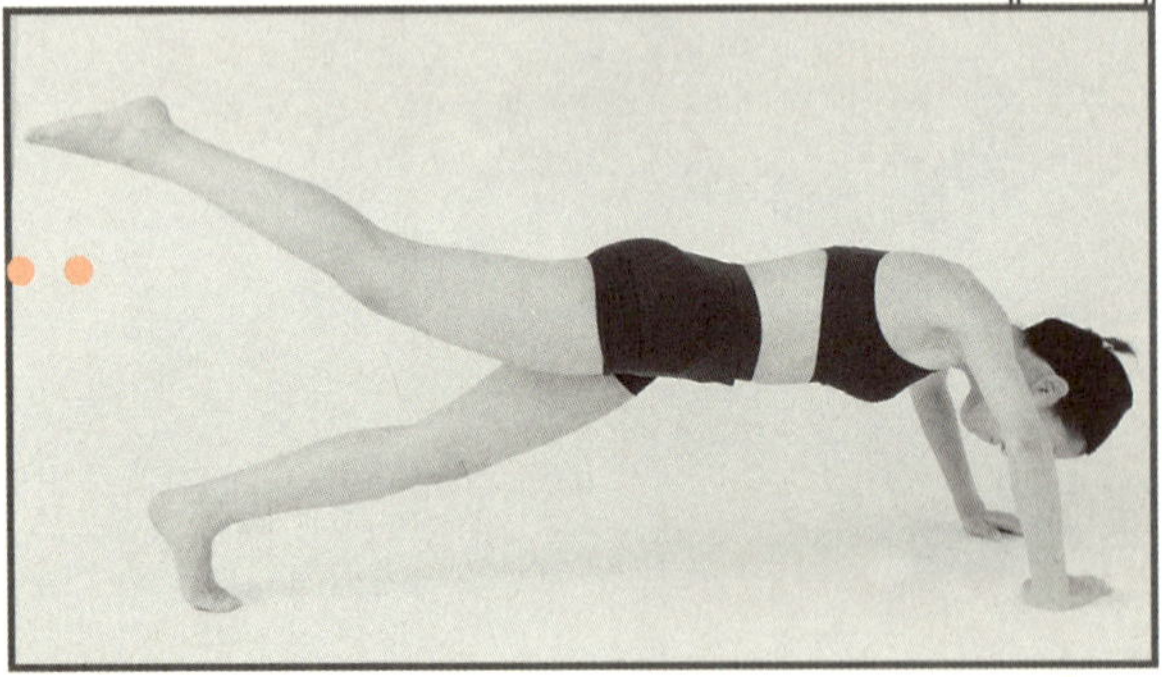

できるだけ顔を床に近づけてください(下)。基本としては、交互に上げる足を替えて5回ずつ行います。腕立て伏せの要領で、上体が床につかないように行うのですが、同時に足も上げますのでキツイ動作かもしれません。しかし、腰の強化には絶大な効果があります。回数は別に決まっていませんので、自分の力と状態、腰に悩みがあるのなら、その症状と相談しながら、無理のない回数から始めましょう。最初のうちは、ひじが曲がらなかったり、上げた足の膝が曲がってしまったり、なかなか思いどおりのポーズにはならないものですが、気にせず、できる範囲でやりましょう。

なれてきたら徐々に回数を増やしていきます。この動作は、腹筋、大臀筋(お尻の筋肉)から足まわりの筋肉(大腿筋、大腿筋膜など)、腕の筋肉(上腕筋群、前腕筋膜など)にいたるまで、幅広い筋群を強化するのに役立ちます。

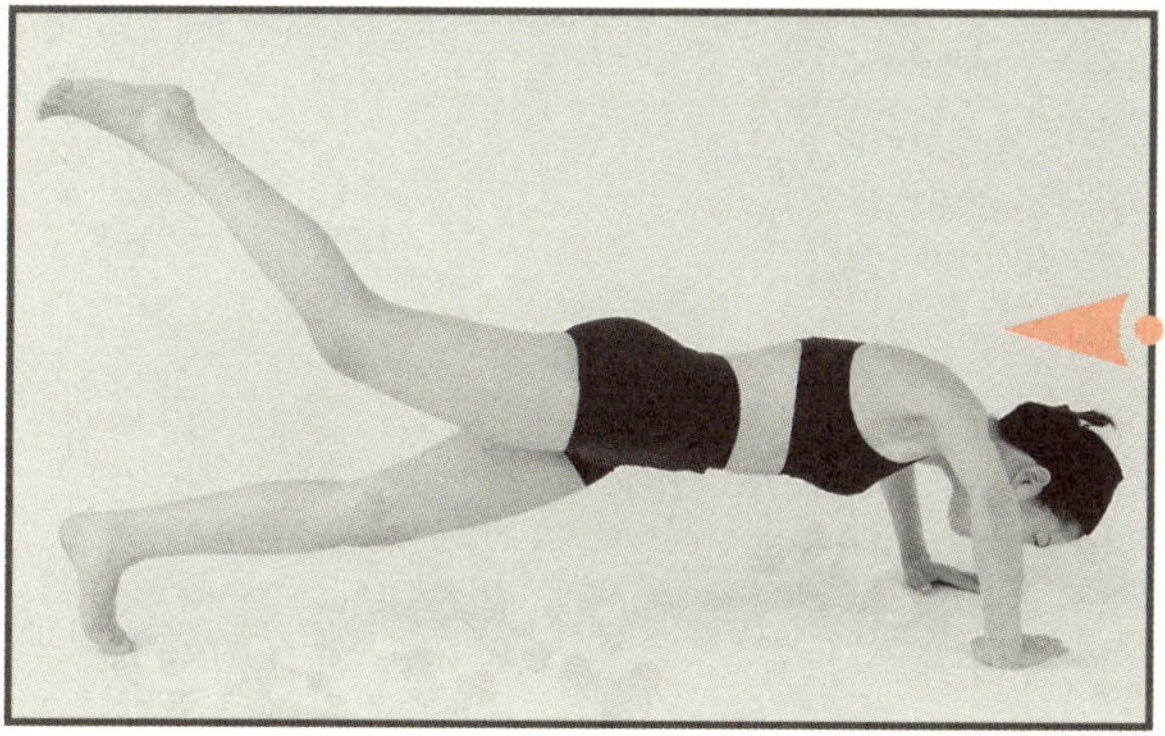

【三角づくり】

けっこうキツイけれど
腹筋はめきめき強くなる

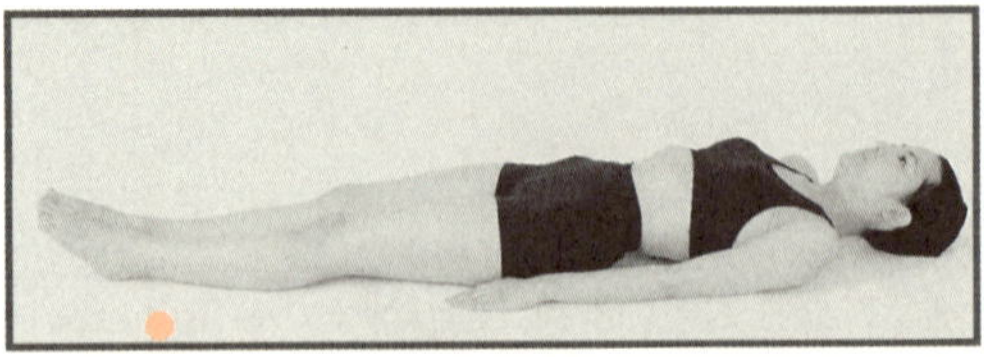

仰向けのリラックス姿勢から入ります(上)。次に、両腕を耳の横まで半円を描くようにまわしながら、その反動も使って上体を起こしていきましょう(下)。このとき、足が床から浮いてしまっても結構です。起き上がったときには、足は床につけておきます。

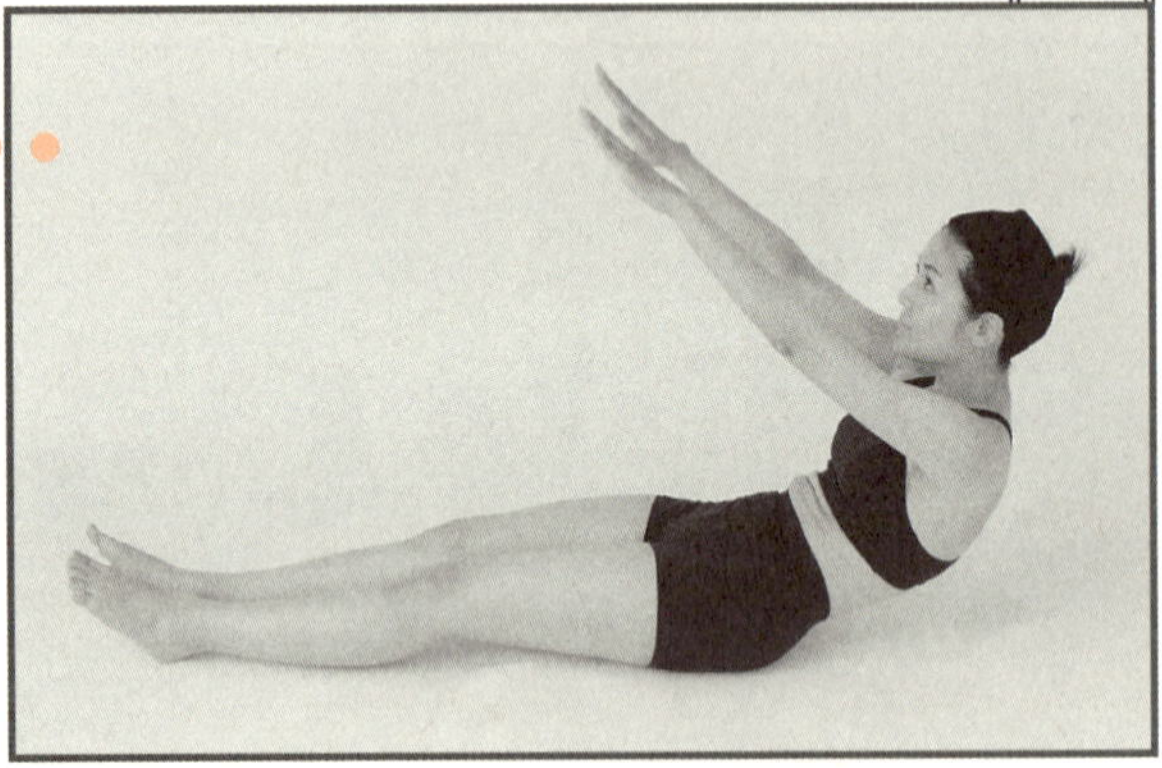

今度は両足をゆっくりと上げていきます。同時に、両手を前に伸ばして、足と両手で三角形をつくります(下)。難しいようですが、上体の重心を後ろにかけて行えば、思ったよりスムーズにいきます。足先と指先が、ほぼ同じ高さになったと思ったら、5つ数えて元の仰向けの姿勢に戻ります。少し続けてやると、腹筋が緊張して軽い痛みを感じるかもしれません。これは効果が上がった証拠ですから気にしないでよいのですが、最初からあまり無理はしないこと。大きく息を吸い、小さく吐きながら、呼吸はとめないで行ってください。この動作は、腹筋のみならず足の裏の筋肉(大腿二頭筋、腓腹筋、ひらめ筋など)の強化にも効果があります。腹筋と足裏まわりの筋肉が強くなれば、腰の負担が減っていきます。

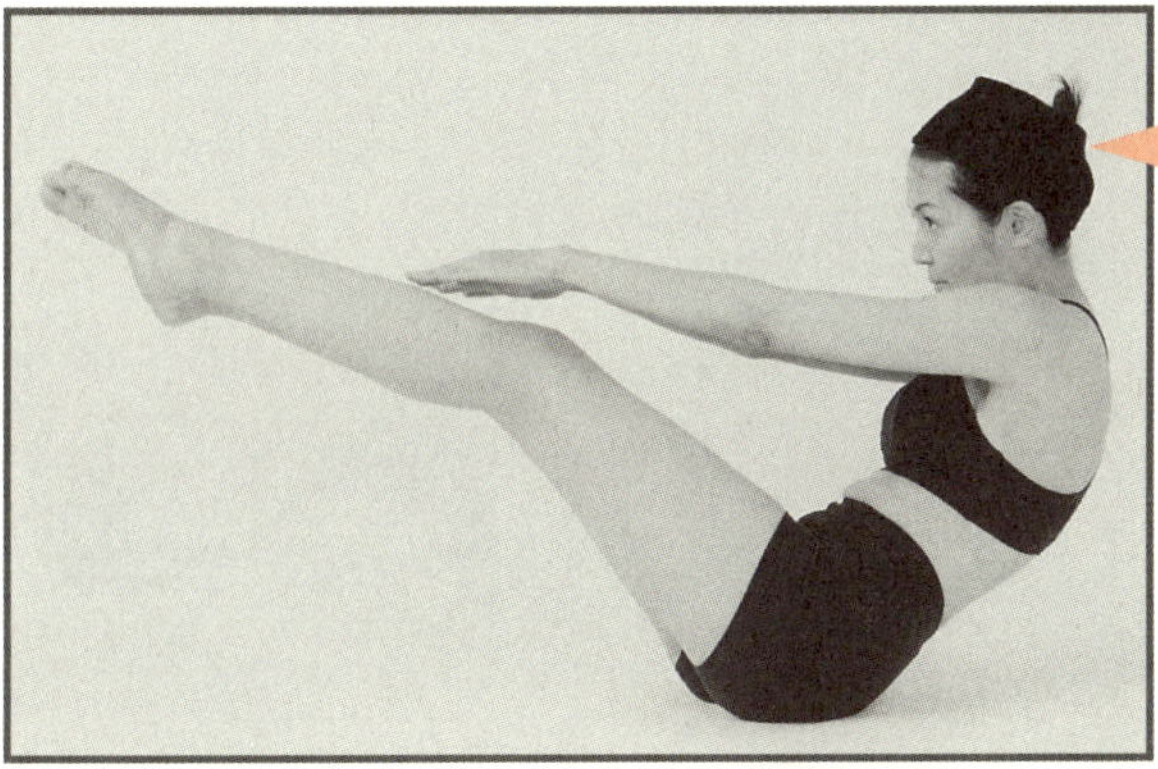

【ヒップアップ】

思いきって腰を浮かそう
腰に痛みのある人は避けて

両手を横に伸ばし、仰向けに寝て、膝を曲げます。両足は軽く開き加減にしましょう(下)。

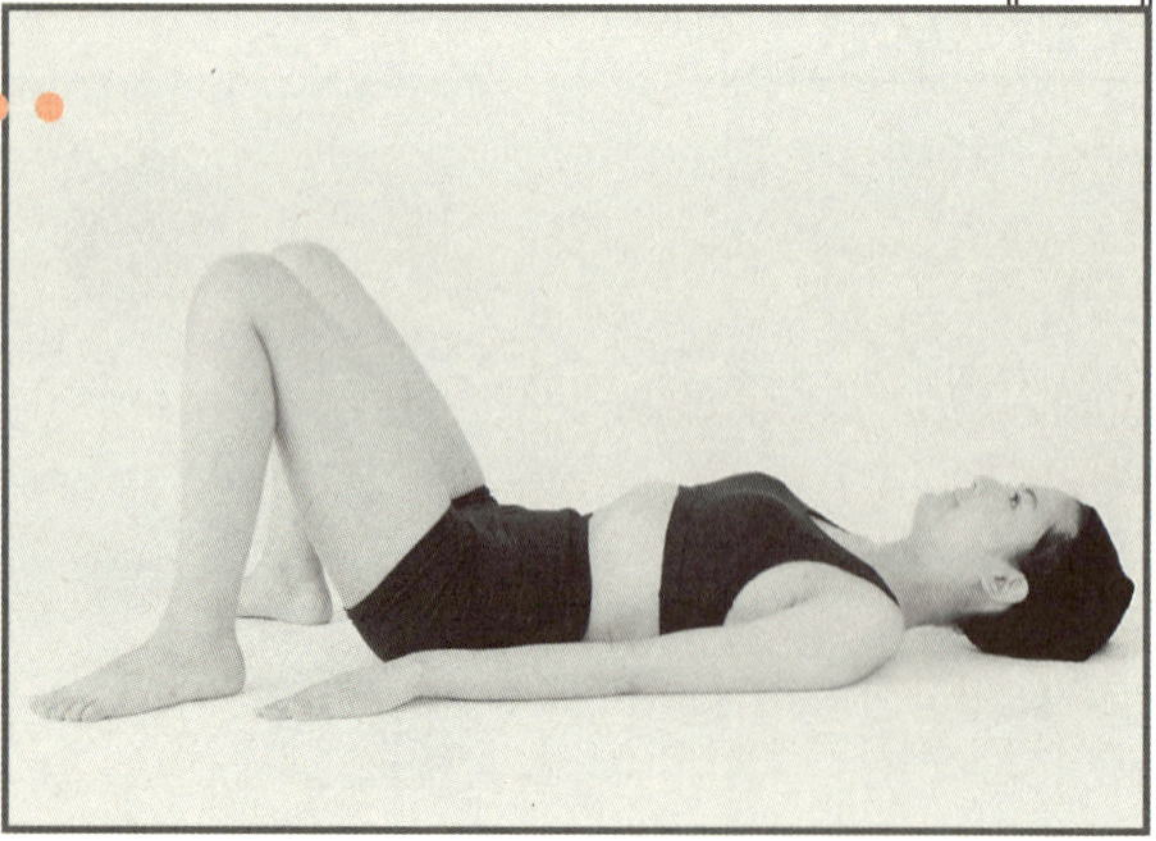

徐々に膝を立てていき、腰を浮かせていきます。頭と腕と肩は床につけたままです。ググッと思いっきり腰を浮かせてみましょう(下)。この姿勢から、腰をまわすようにして左右にひねると、効果はいっそう上がりますが、最初から無理をしないように。なれると、自然に腰が左右に振れるようになります。腰をひねるときには、P102［腰をぐるぐるまわす］の要領で、おへそが自分の顎の方に向くようにしてまわしましょう。この動作は、骨盤や腰椎をやわらかくして、背筋を強化してくれますが、腰にトラブルをかかえているときは避けてください。

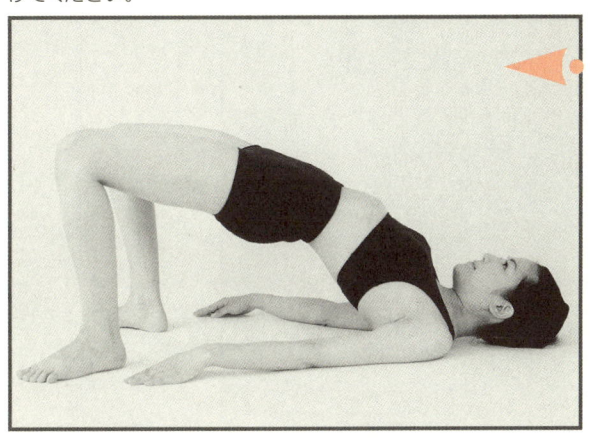

【屈伸】

とても単純なエクササイズ いつでもどこでも思いついたら

ラジオ体操にも入っているし、体を動かすときには、必ずこの動作をするものなので、いまさら、といった感じですが、実はこの動作は腰の強化にとても役立つのです。まずは自然体で、両足は肩幅くらい開いて立ちます（下）。

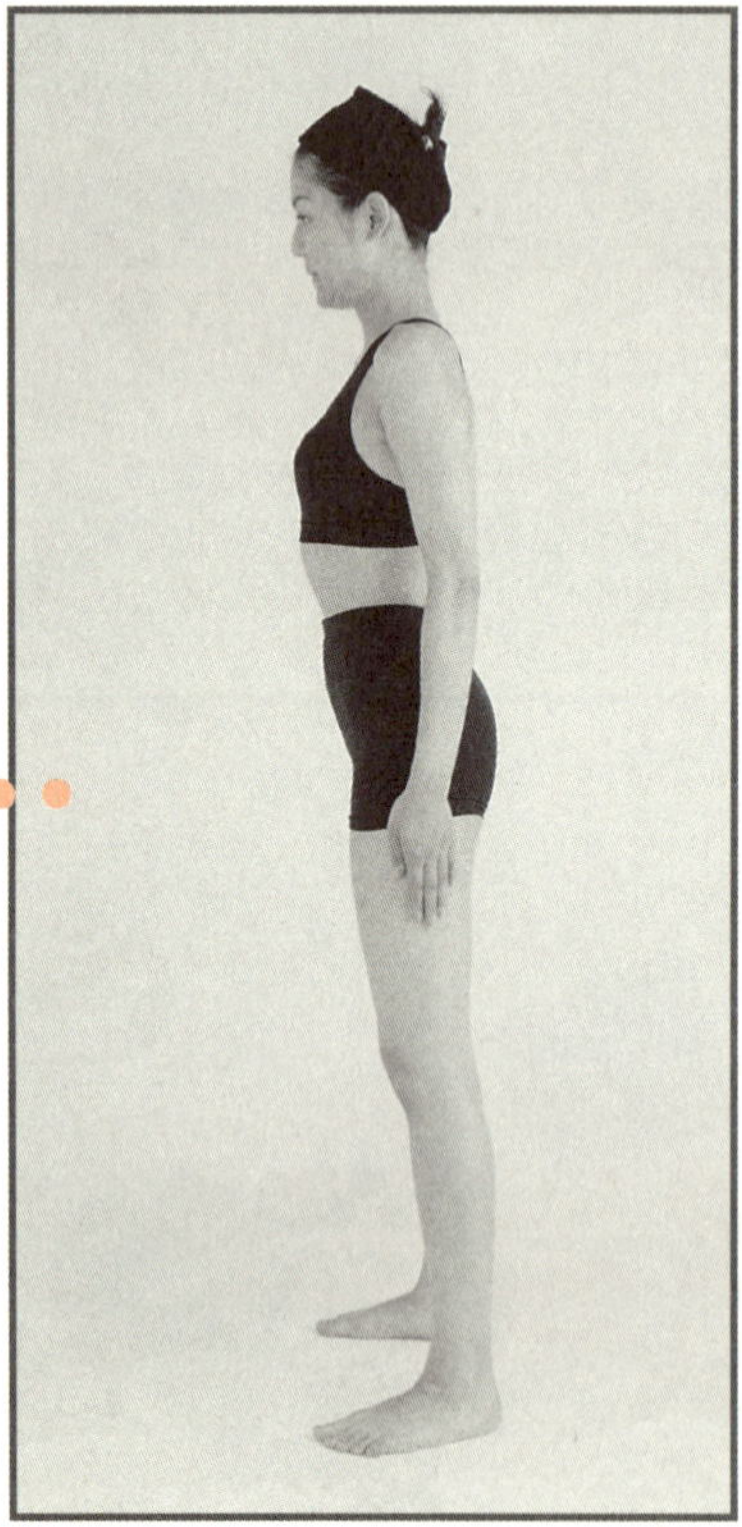

両手を前に伸ばしながら、上体をゆっくりと折り曲げていきます。がんばって、両手の先が床につくようにしましょう(下)。指先が床についたら3つ数えて、その姿勢を維持します。どうしても膝が曲がってしまう人や、体がカチカチで上体が折れ曲がらない人は、両足を広めに開いてみてください。首、肩の力を抜き、上体の重みで前かがみになるように、上半身を自然に垂らしていくのです。くりかえして5回ほど、腹式呼吸をしながらやってください。この動作は、腹筋をほぐすと同時に、足の筋肉群の強化にも効果があります。

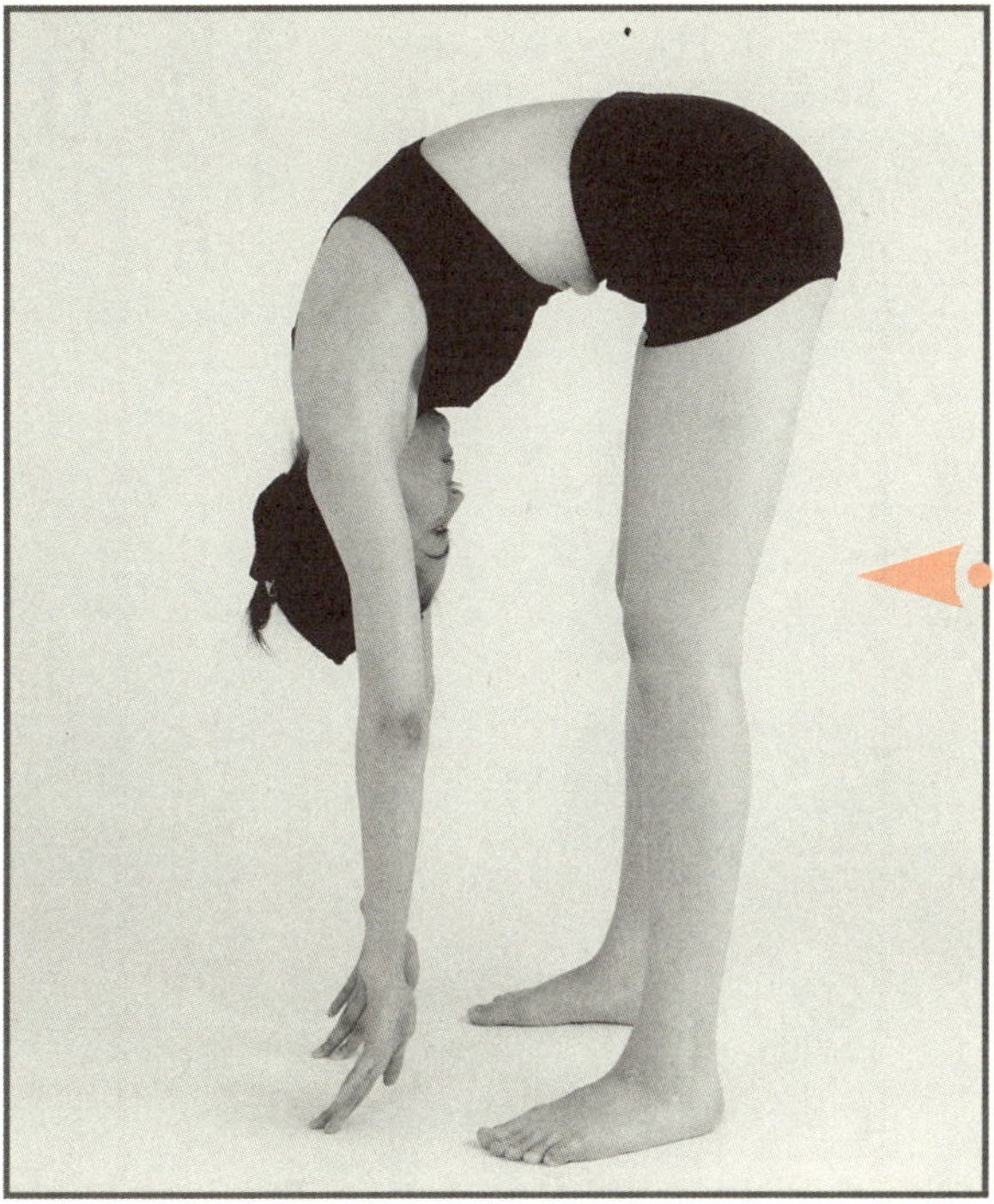

【バンザイ跳び】

恥ずかしがらずに思いきり元気がみなぎってきます

両足を広めに開いて立ち、両手を横から上に上げていきます。足の裏は床から浮いてはいけません。文字どおりバンザイをするポーズです（下）。

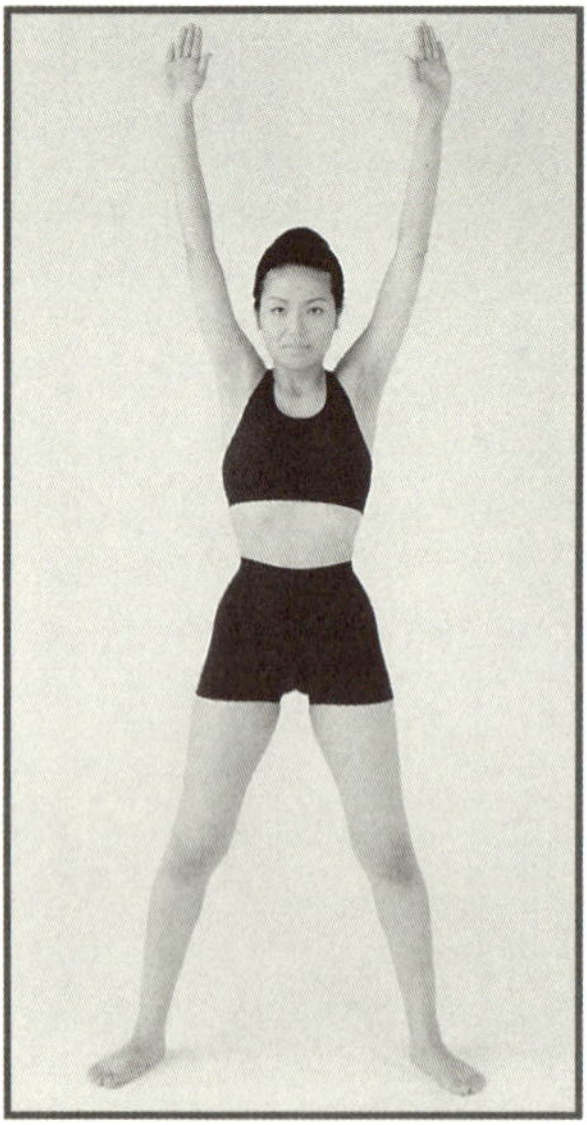

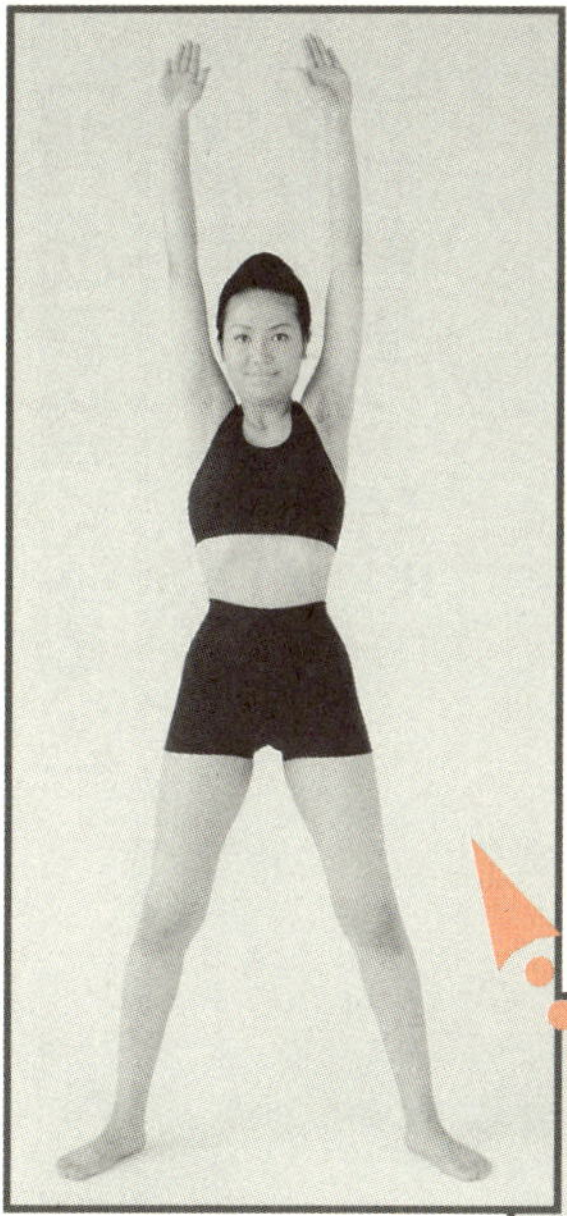

ヨイショ!っと大きなかけ声をかけて、両手と膝を勢いよく伸ばします。思いっきり背伸びする要領です(左)。膝を曲げたときに、体の線から前に出ないように大きく足を割ってください。腕のモーションからくる反動を利用して、元気よく跳びましょう。5回ほどくりかえせば、体中に若さとエネルギーがみなぎってきます。跳び上がったときには、足のつま先、手の指先までピンと伸ばしましょう。この動作は、足や腰の筋肉をきたえるとともに、曲がった脊椎を矯正するのにも効果があります。

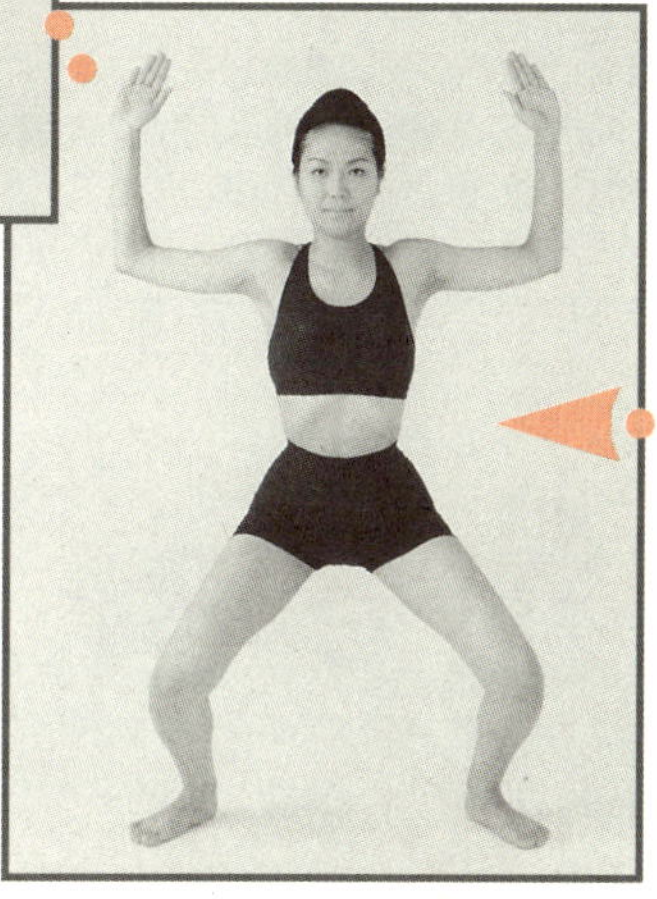

次に、膝を曲げ、腰を落としていきます。このとき、両手は円を描くようにして、肩のあたりでとめましょう(右)。

【背筋を強くする】

朝の起きがけや
就寝前に気分爽快、
しかも腰痛の予防に

おなかの中央部に枕などをあてがって、うつぶせになります。両手は腰のあたりで後ろ手に組むようにします（下）。顎はベッドやふとん、床につけておいてください。

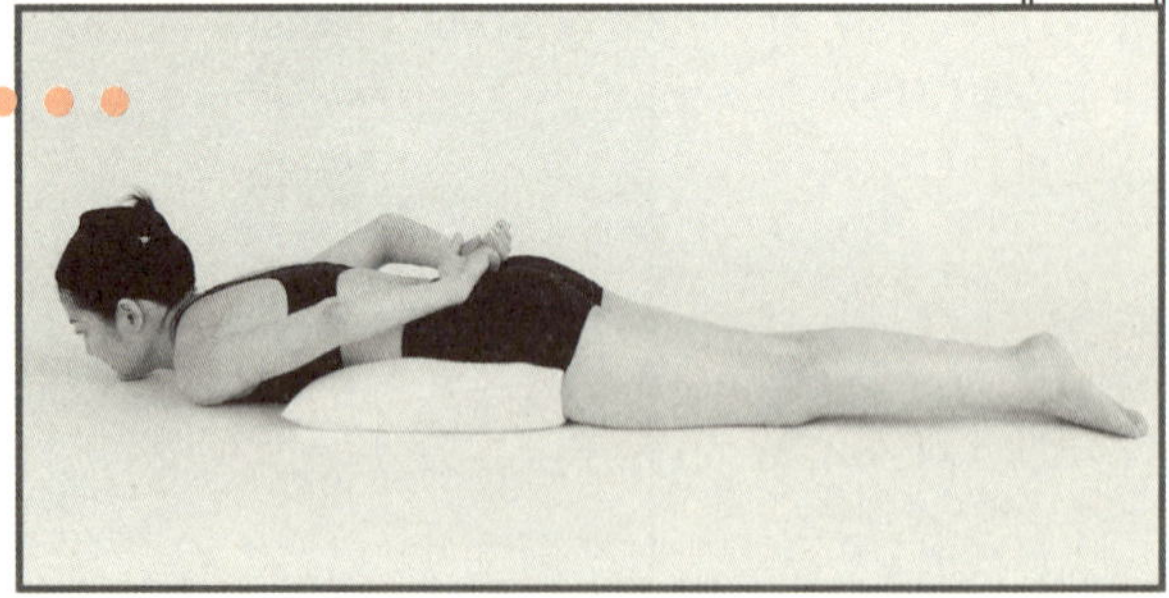

ゆっくりと上体を持ち上げていき、顎を上げ、反り返ります。充分に反ってください(下)。いっぱいに反り返ったら、5つ数えて元の姿勢に戻り、両手を前に伸ばして深呼吸をしてください。朝起きたときや夜寝る前などに、枕を利用してやれば、気分もすっきりします。手も使わず、反動もつけずに反らしますので、はじめのうちは疲れますが、なれてきたらだんだん回数を増やしていきましょう。この動作は、背中の筋肉を強くするだけでなく、腹筋の強化にもたいへん有効です。

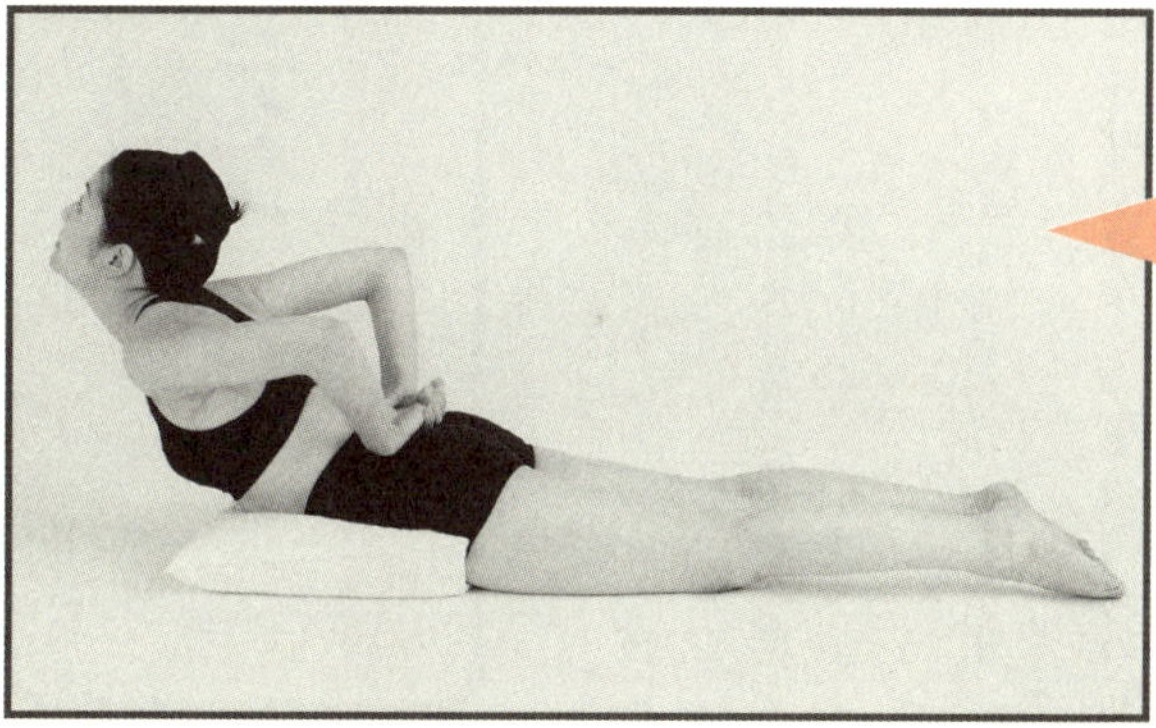

プロはこうする！腰の悩み一発解消の㊙テク

＜ほぐし＞の基本…骨格と筋肉・筋膜のつながりに目を向けて

Ｐ24でも解説しましたが、＜ほぐし＞は、正式にはカイロプラクティックの手技に属し、筋肉緩和操作術と呼ばれます。

カイロの生まれ故郷アメリカでは、アジャストメントと呼ばれる骨格矯正を「ポキポキ」っとやって終わりですが、これは、揉まれたり撫でられたりするのが好きな日本人には、やや違和感がありました。

そこで、骨格矯正の前段階として、充分に筋肉・筋膜をほぐす施術方法が考え出されたのです。

脊椎や骨盤のゆがみは、それ自体が勝手にゆがんだわけではなく、実は周囲の筋肉・筋膜の硬化（カチカチにこること）によって、正常な伸縮ができなくなったために起きる場合が圧倒的に多いのです。

＜ほぐし＞カイロはそこに着目しました。

『体のゆがみは、筋肉・筋膜のこりによって起こる！　だから、骨格矯正する前に充分こりをほぐそう！』

この考え方に立ち、＜ほぐし＞カイロは脊椎のゆがみの原因ともなっている筋肉・筋膜群を、全身にわたって手技によってほぐしていきます。

肩こりの＜ほぐし＞カイロは、P72を見てください。

ここでは、＜ほぐし＞の真骨頂ともいうべき腰まわりのほぐし技を紹介します。秘技とされ、公開されなかったワザです。施術者は、＜ほぐし＞カイロ創始者の村上一男先生です。

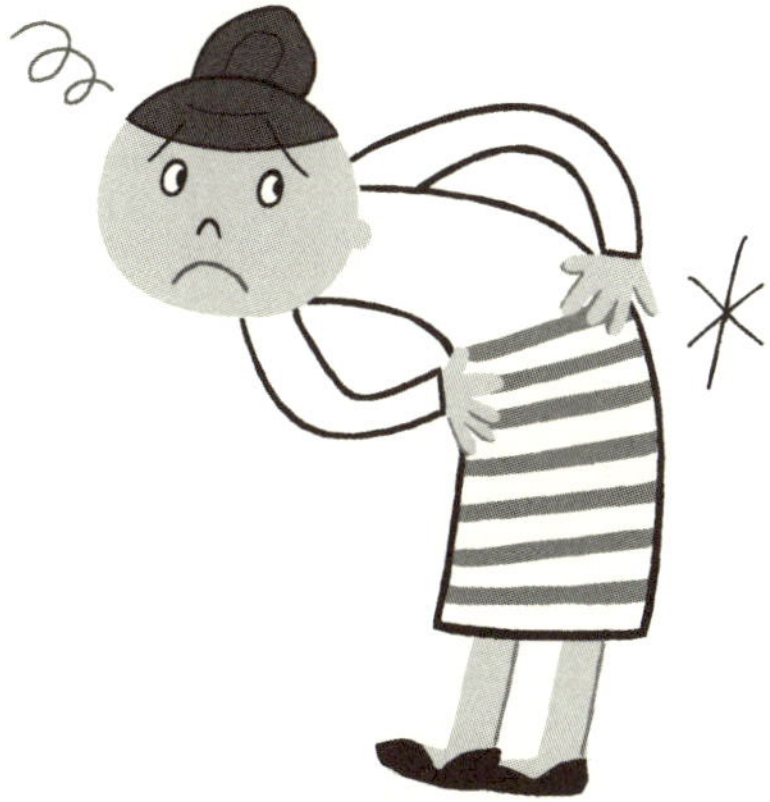

●三の字

右手でお尻を押さえて、左手で足首をつかんで膝を曲げていきます。足を曲げたポーズを上から見ると「三」の字に似ていることからこの名前で呼ばれています。

膝を曲げていくと、お尻が浮いてきますから、そこをぐっと押します。この手技によって、太もも前面の大腿四頭筋が充分に伸びて、ももの内側の大腿二頭筋や、お尻の大臀筋、中臀筋、小臀筋なども押されてゆるみます。

これで、股関節がほぐされて、動きがよくなります。腰の痛み、疲れなどに即効性のある技ですが、股関節障害、膝関節障害、骨粗鬆症がある人には施術しません。

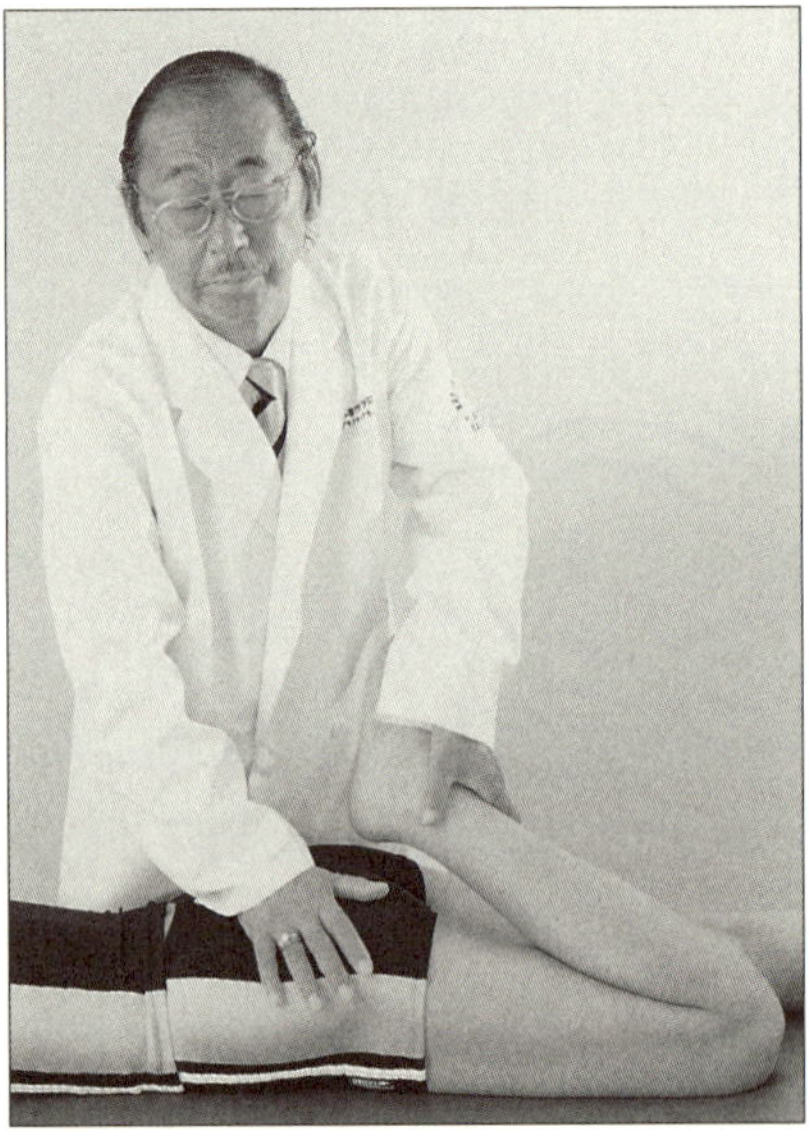

●4の字

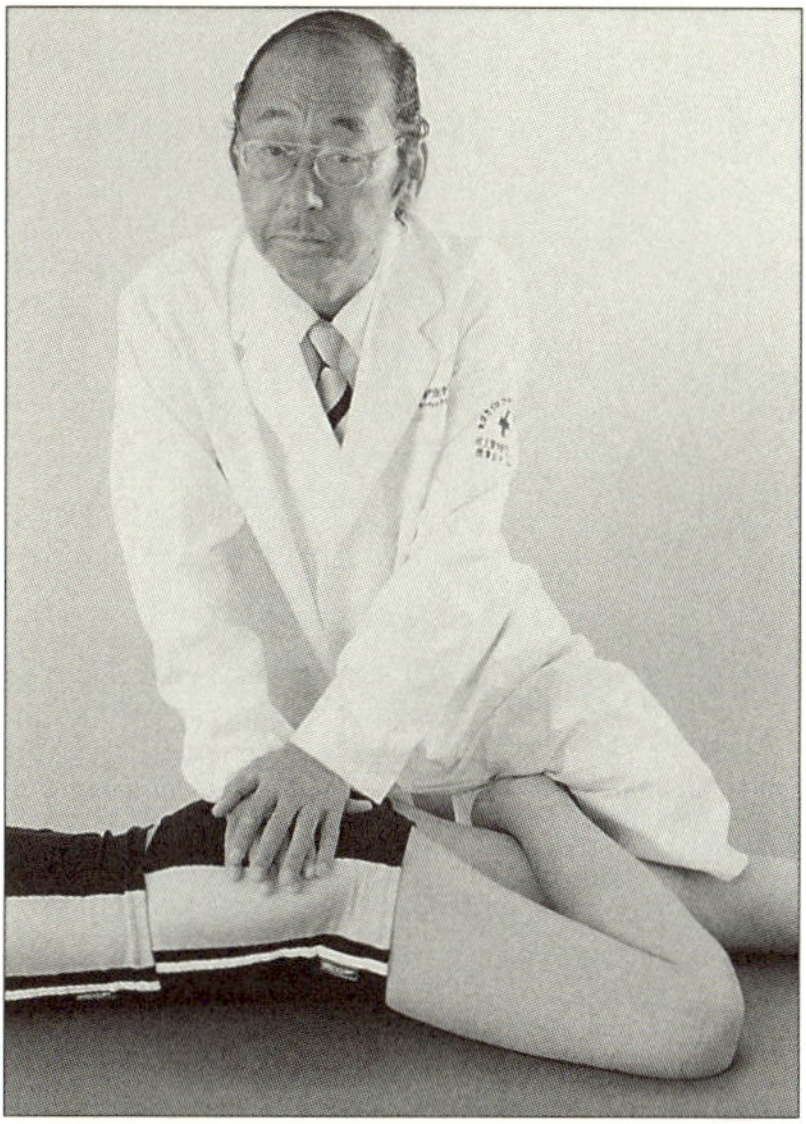

レスリングの「4の字固め」に似ていますが、足を曲げたポーズが「4」の字に似ていることからついた名前で、「4の字固め」とはまったく違います。

＜ほぐし＞を受ける人の足を曲げていき、反対側の足のももの下、もしくは上におきます。先生は曲げた足の甲を自分の足で支えます。

そうしておいて、グッグッとお尻を押します。これによって、お尻の筋肉群と、腰と脇腹の境目にある腸骨稜という部分が充分にほぐされて、股関節の動きが改善されます。

これも腰の悩みに即応する技です。施術しない対象は「三の字」と一緒です。

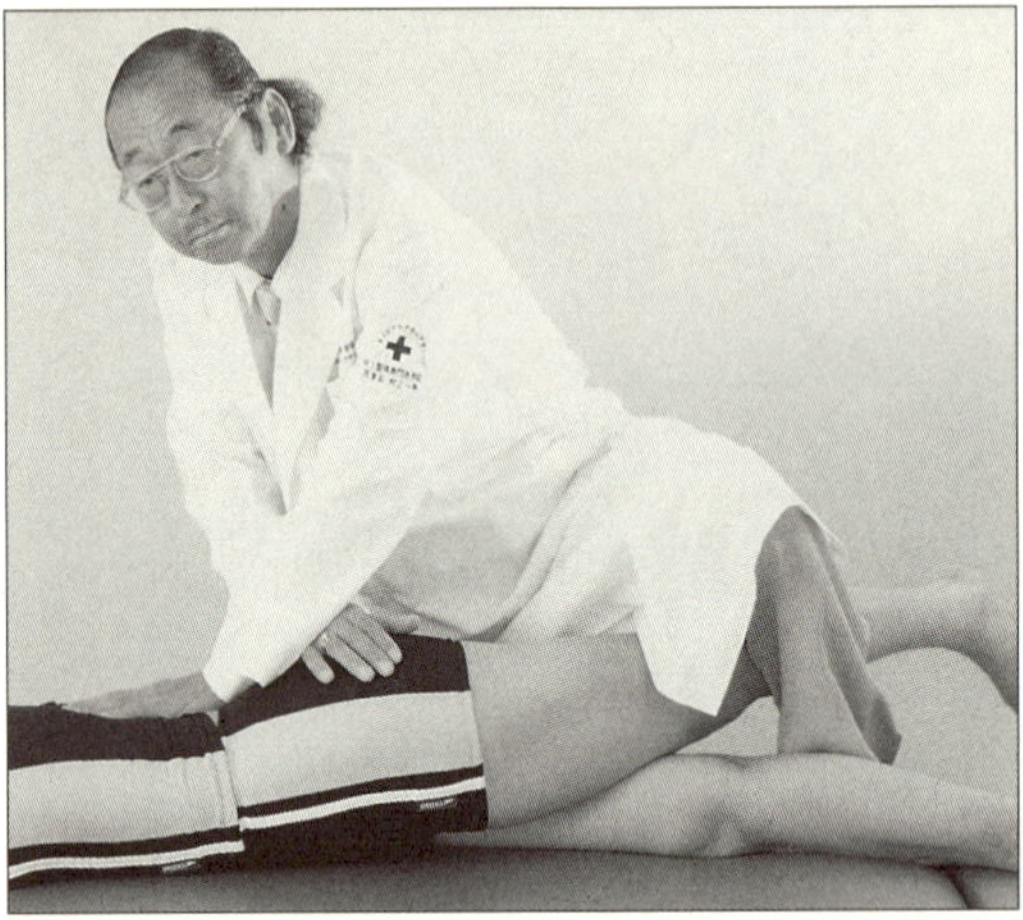

●八の字

施術を受ける人の両足を「八の字」に交叉させて、先生が開いたところへ足を入れます。

こうして支えておいてから、施術者はお尻の上あたりを両手を交叉させて押します。足で両足の間を開いていく「牽引」という技と、足は支えるだけにして、両手で押すほうに力点をおく「ねん転」という技があります。

ダイナミックな手技です。これによって、腰全体の動きがよくなるのみならず、胸膜や広背筋など、腰より上の筋肉・筋膜も充分にほぐされます。

施術しない対象には、前項以外に脊椎分離すべり症が加わります。

●腰の押圧

この技は、腰の上を押してほぐす動作に、肩甲骨の上方回旋という技を合体させたもので、いわば〈ほぐし〉の応用バージョンです。

施術を受ける人は、横に寝て、先生は肩のあたりを押さえて、もう一方の手で腰の上を押さえます。肩を前面に押し出していき、腰を手前に押していくと、患者の体は背中でひねられます。

この技によって、背筋群が充分にほぐされ、また、腰まわりの筋肉群、股関節の動きがよくなります。

施術しない対象は前項と一緒です。

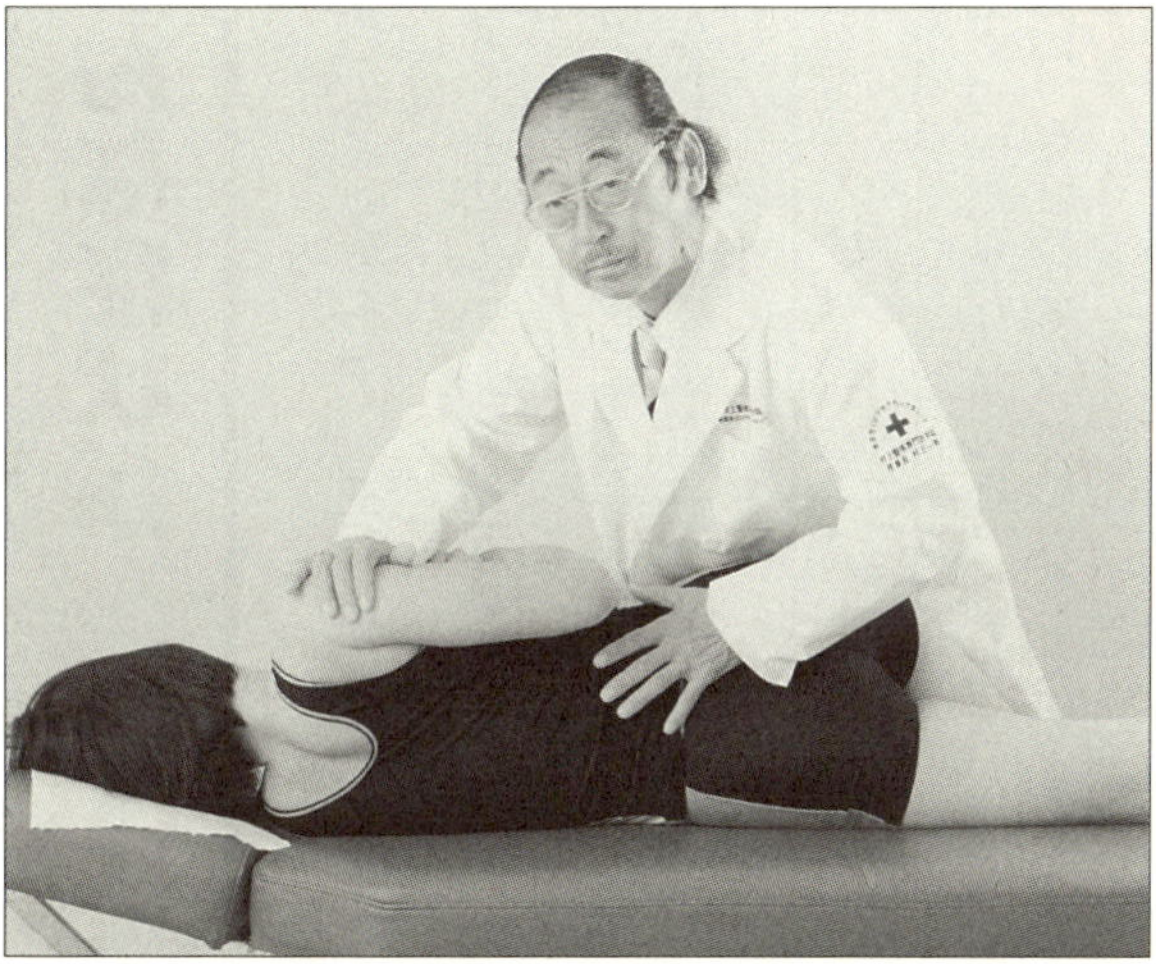

骨盤のゆがみでこんな症状が

骨盤は腰を成り立たせている要の骨格です。腰椎につながっている仙椎《せんつい》（5個の仙骨で形成）を中心軸として、左右対称に蝶の羽のような大きな骨がついています。

股関節で足の骨にもつながっています。上半身と下半身をつなぐもっとも重要なパーツで、腸や生殖器もこの上に乗っているようなもの。

下半身のボディラインの基本は骨盤にあるといってもよいでしょう。

だから、骨盤がゆがむと女性にとっては深刻な症状がいろいろ現れます。

1 肥満

いわずと知れた女性の大敵です。太り過ぎの弊害はたくさんあり、筋肉系や骨格系をゆがめてしまうことがあるのですが、逆に、骨盤のゆがみが肥満をもたらすこともあるので要注意！

骨盤の蝶の羽のような部分が開き過ぎると、上のほうの内臓がさがってきて、脂肪がたまりやすくなるのです。つまり「洋梨タイプ」の肥満になりやすいのです。

いくらダイエットに励んでも、構造自体が肥満をもたらすのだったら、徒労に終わります。人間のボディは、内臓、筋肉、骨格などが複雑につながりあってできていますから、正しいダイエットは、やはり骨格にも目を向けてしかるべき。

いくらダイエットしてもやせないあなた、一度、骨盤のゆがみをチェックしてみてはいかが。P30〜41にチェック方法を紹介しました。

また、この本で紹介したさまざまな〈ほぐし〉動作は、いずれも骨盤矯正に役立ちますから、ぜひ実行してみてください。

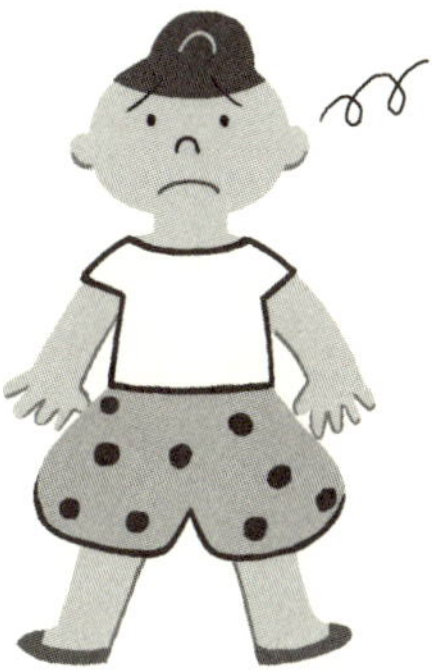

2 O脚・X脚

ハイヒール、偏食、運動不足による筋肉の衰えなどから、最近ずいぶん見かけるのがコレ！　下半身のプロポーションを崩しますから、結構深刻です。

ふつう大人になるとO脚・X脚は自然に治るのですが、最近増えているのが、骨盤や脊柱のゆがみ、ズレが原因の非対称性O脚・X脚。これは、ゆがみを矯正しない限り、なかなか治りません。この本で紹介した〈ほぐし〉動作を毎日実行して、骨盤のゆがみを積極的に治していきましょう。

なってしまう前の予防が一番大事です。ここで、予防法を紹介しておきます。

①足を組まない。
②立っているときは、交互に重心を変える。
③荷物は左右両手で交互に持ち変える。
④ヒールの高い靴をはくときは、お尻を引き締めて歩く。
⑤いろいろな靴をはく。

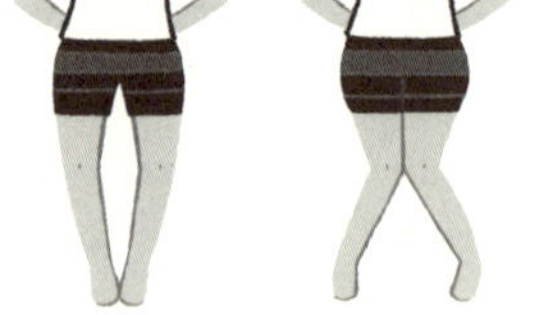

⑥下り階段は急に降りない。
⑦筋肉のこりをとる。

3 顔のゆがみ

ほとんどの人の顔は左右対称ではないのですが、ちょっと見にもわかるような非対称は困ります。

原因は噛み合わせなども考えられますが、意外と知られていないのが、骨盤や脊椎のゆがみから顔のゆがみも生じるということ。無理もありません。ずいぶん離れているので、直接関係があるとは考えにくいでしょう。

骨盤は脊椎につながり、脊椎は頭（顔）を支えているのです。ですから、骨盤がゆがめば、順繰りに脊椎もゆがみ、顔もゆがんでしまうのです。

P30〜41のゆがみチェックでセルフチェックしてみてください。

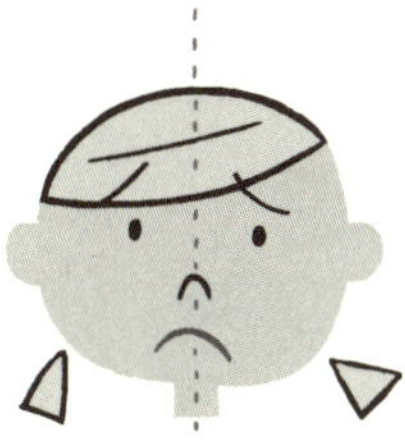

4 腰痛

骨盤は、腰の要ですから、ここがゆがめば神経系統も正常に機能しなくなり、痛みが生じます。

毎日の暮らしの中で予防しましょう。Ｐ79〜１３７の腰痛〈ほぐし〉動作が一番の予防法です。

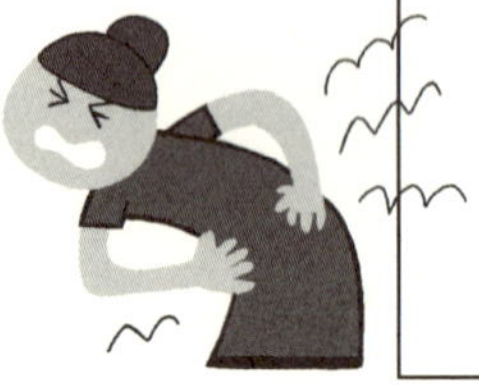

5 便秘

これも意外と知られていないことです。しかし、よく体の構造を考えれば、骨盤の上に腸が乗っているようなものなのですから、ここがゆがめば、腸の正常な働きも阻害されるわけです。

慢性的な便秘症の人は、骨盤のゆがみがあるかもしれません。セルフチェックしましょう。

ゆがみからくる便秘の解消に即効性のある〈ほぐし〉は、Ｐ

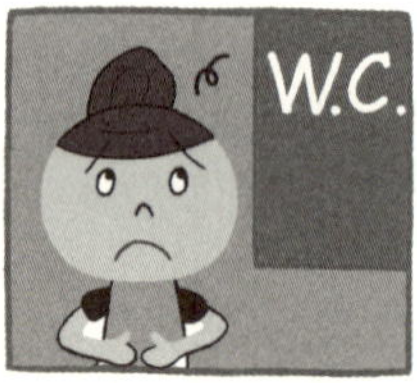

235〜240に紹介してあります。

6 不妊

深刻ですが、骨盤のゆがみによって卵巣の形も正常でなくなり、精子が着床しにくくなるのです。実際、長年不妊で悩んでいた女性が、骨盤矯正によって妊娠したという臨床実例があります。

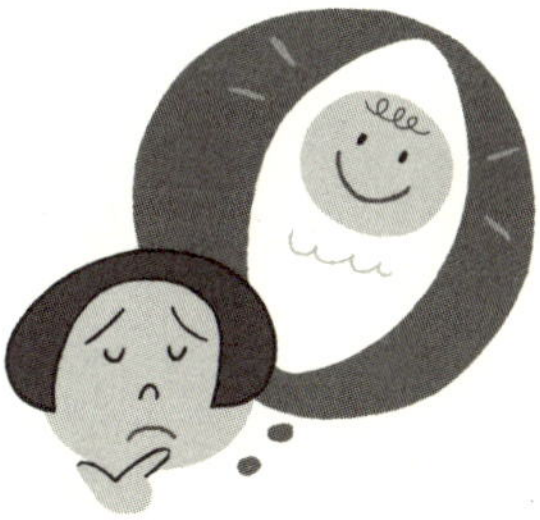

【ほぐし】を体験してみました！

読者の【ほぐし】体験

筋肉・筋膜ほぐしは実際はどのように行われているのでしょうか。読者代表の毛利玲子さん（東京都目黒区・38歳・ヒーリングサロン経営）がフルコースを体験してみました。場所は東京・代々木駅前の代々木中央整体院です。

先生が若いので驚き！ていねいな問診を受けていざ＜ほぐし＞

「よろしくお願いします」と部屋に入って来られた先生の第一印象は、小柄なかわいい人。矢田部美枝先生といって年齢はまだ21歳だそうだ。こんなに若くて大丈夫なのかな、と一瞬思ったが、落ち着いた物腰は安心感を与えてくれた。

ここでは施術の前にきちんとした問診がある。矢田部先生の自然な笑顔に引き込まれ、ついつい友だちに話すように自分が日頃かかえている不快症状について話してし

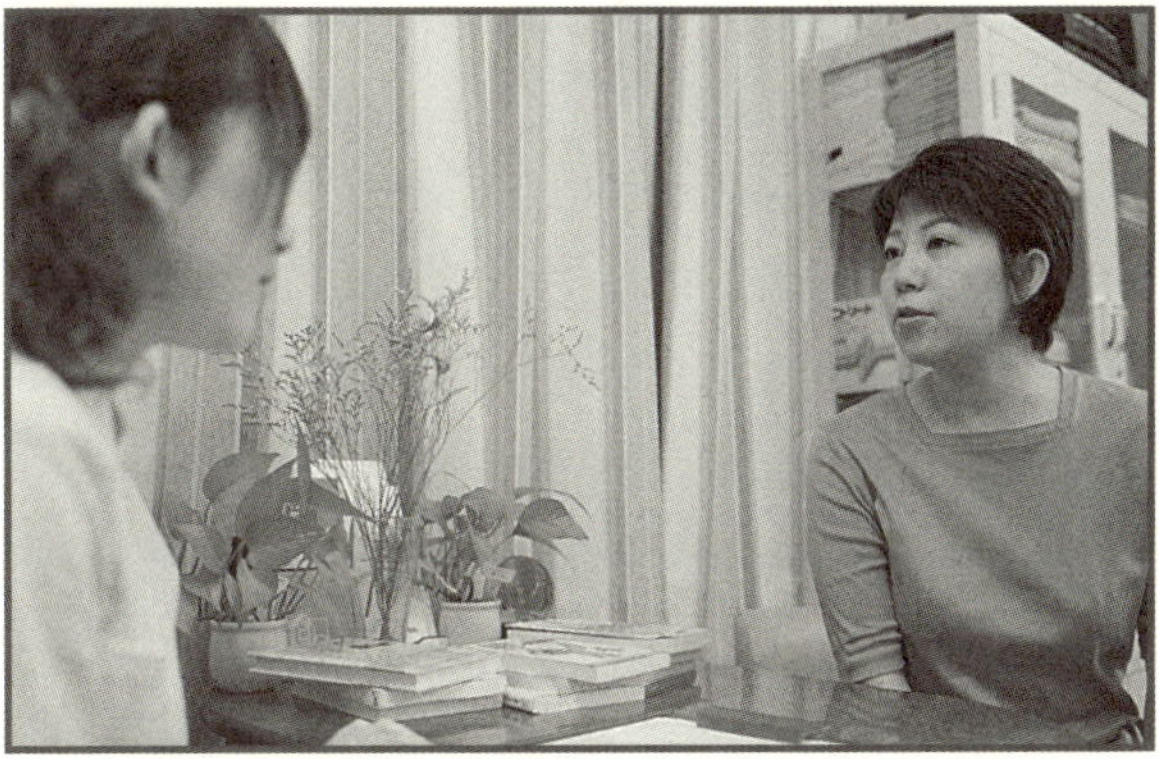

施術の前の問診。下のカルテに問診結果が記入されていき、大事な記録となる。矢田部先生の質問に答える毛利さん（右）

問診表

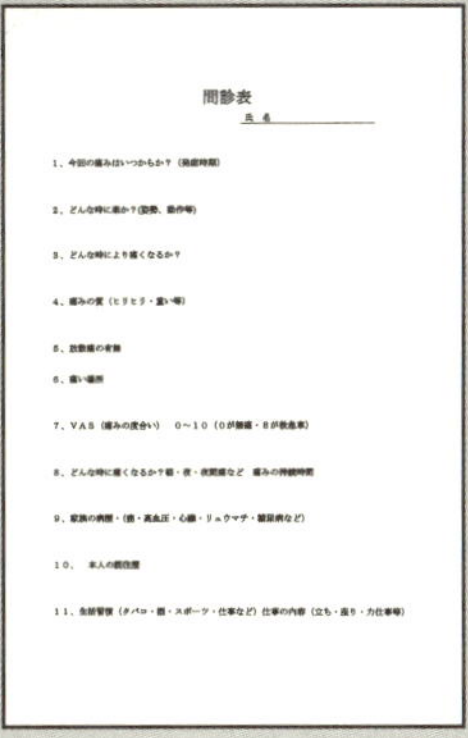

問診表

氏名

1、今回の痛みはいつからか？（発症時期）

2、どんな時に痛むか？(姿勢、動作等)

3、どんな時により痛くなるか？

4、痛みの質（ヒリヒリ・重い等）

5、放散痛の有無

6、痛い場所

7、VAS（痛みの度合い）　0～10（0が無痛・8が救急車）

8、どんな時に痛くなるか？朝・夜・夜間痛など　痛みの持続時間

9、家族の病歴・（癌・高血圧・心臓・リュウマチ・糖尿病など）

10、　本人の既往歴

11、生活習慣（タバコ・酒・スポーツ・仕事など）仕事の内容（立ち・座り・力仕事等）

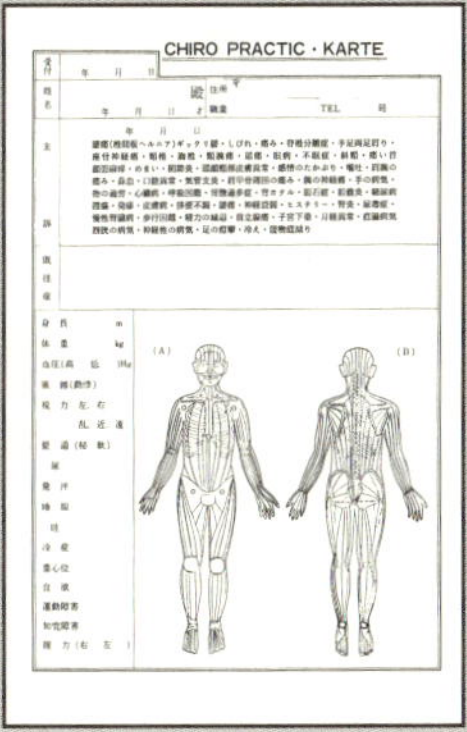

CHIRO PRACTIC・KARTE

受付　年　月　日

氏名　殿　住所 〒

年　月　日　才　職業　TEL

主訴　年　月　日

既往症

身長　m

体重　kg

(A)　(B)

まった。

とくにひどくはないのだが、私はどちらかというと便秘症。それにけっこう肩こりもひどい。ヒーラーという仕事がら、健康には充分気を配っているつもりだが、意外に自分の体のことはわからないものだ。

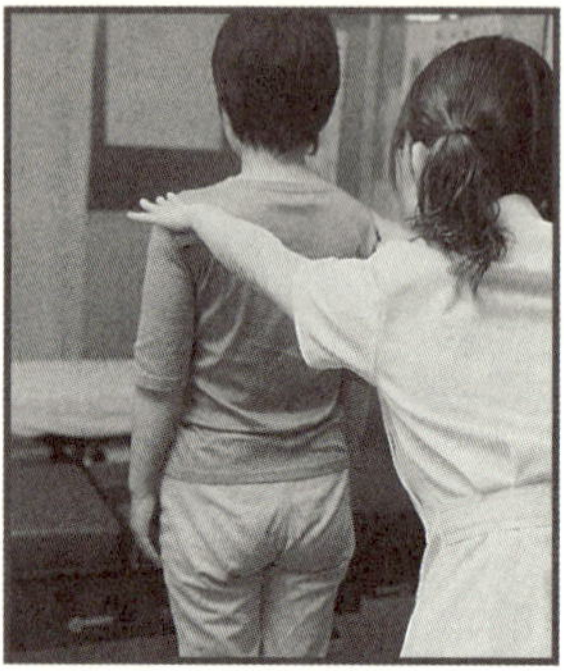
ゆがみの検査。肩の高さが違う人がけっこう多い。知らないうちに体がゆがんでいるのだ

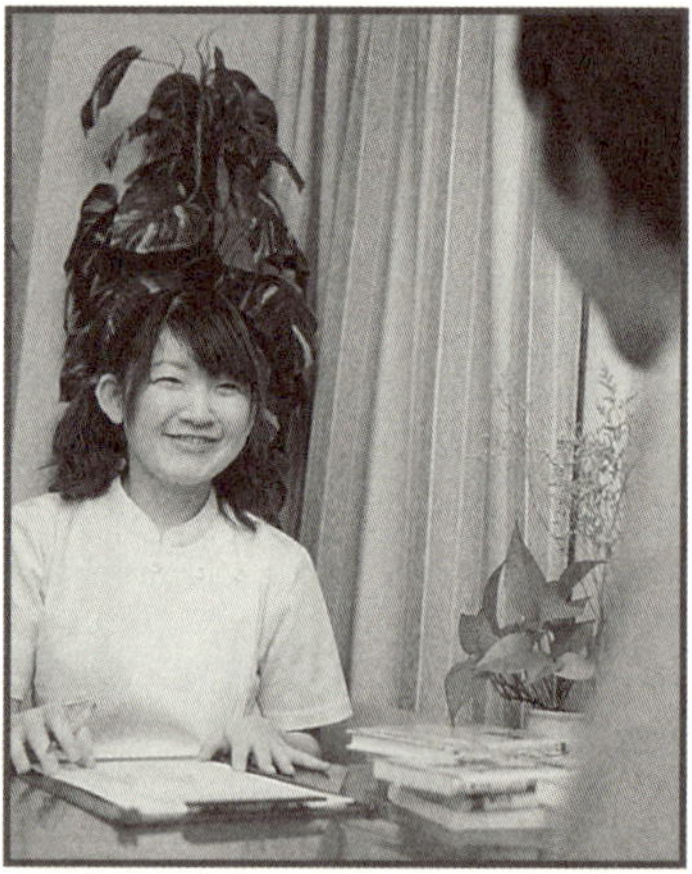
矢田部美枝先生は21歳。若いが落ち着いた施術ぶりで評価も高い。笑顔についつい心がなごむ

まるでマジックハンド！

うつぶせになって施術がはじまると、先生の小さな手は、男性か女性かわからないくらいの力強いマジックハンドに変わった。

軽やかでリズミカルな刺激が安心感を与え、体にさわられるのが恐い私が、いつのまにか全身をゆだねていた。

全身フルコースの<ほぐし>で、なんと小顔に！

三方牽引では数回くりかえしてもらううちに、腰がぐっと伸びていくのがわかった。

先生が「硬いですねえ」と指摘した

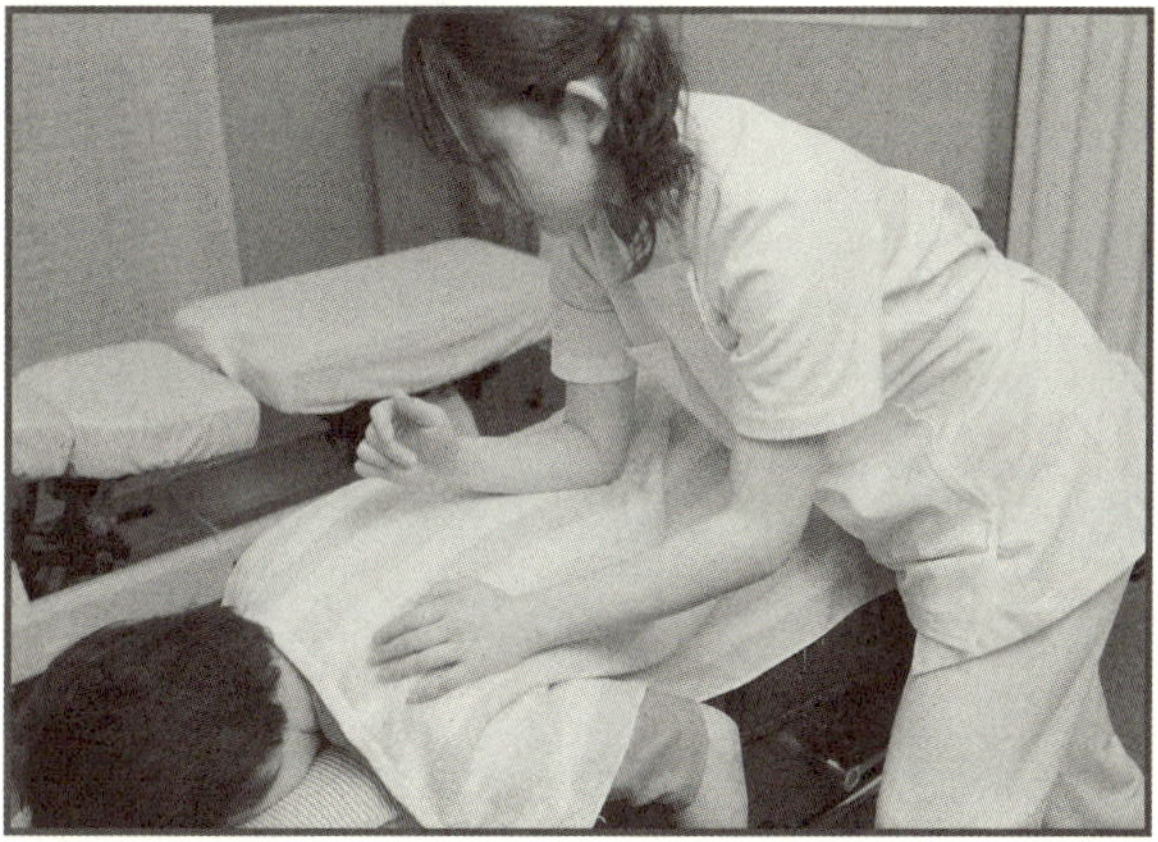

脊柱にそって肩甲骨の周りの筋肉や僧帽筋、脊柱起立筋などをほぐす。ひじでごりごりするようなやり方ではなく、ひじの先全体でゆっくりほぐしてくれる。ひじ打ちは<ほぐし>の基本技のひとつだ

背中は、自分でも乾いたゴムのような感じだったが、肩のひじ打ち、脊柱のローリングなどでずいぶんほぐされた。

〈ほぐし〉はいわゆる脊椎などの矯正の前段階の施術だそうだが、これだけでも充分癒される。これで筋肉と筋膜を充分にほぐしてから、矯正を行うのだそうだ。しかし、私は矯正するほどひどくはないので、きょうは〈ほぐし〉のみ。

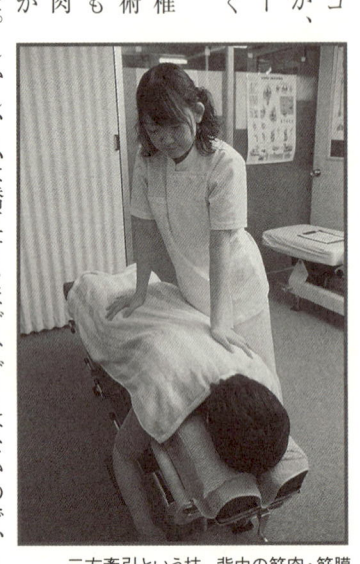

三方牽引という技。背中の筋肉・筋膜を広げるように充分に伸ばし、ほぐす。実に気持ちのいい手技だ。毛利さんも思わずまどろんでしまった

肩からはじまり、脚、腰、股関節、首と全身にわたってほぐしてもらった。途中、ふっとまどろみかけたら「はい、終わりです」と先生の声。ごく短い時間に感じられたのに、実際は50分も経過していた。

施術ベッドから立ち上がると、目の前に白熱灯がついたように明るく感じ、気分はスッキリ爽快！　周りの人たちからも、「わあ、顔がすっきり小さくなってる！」と

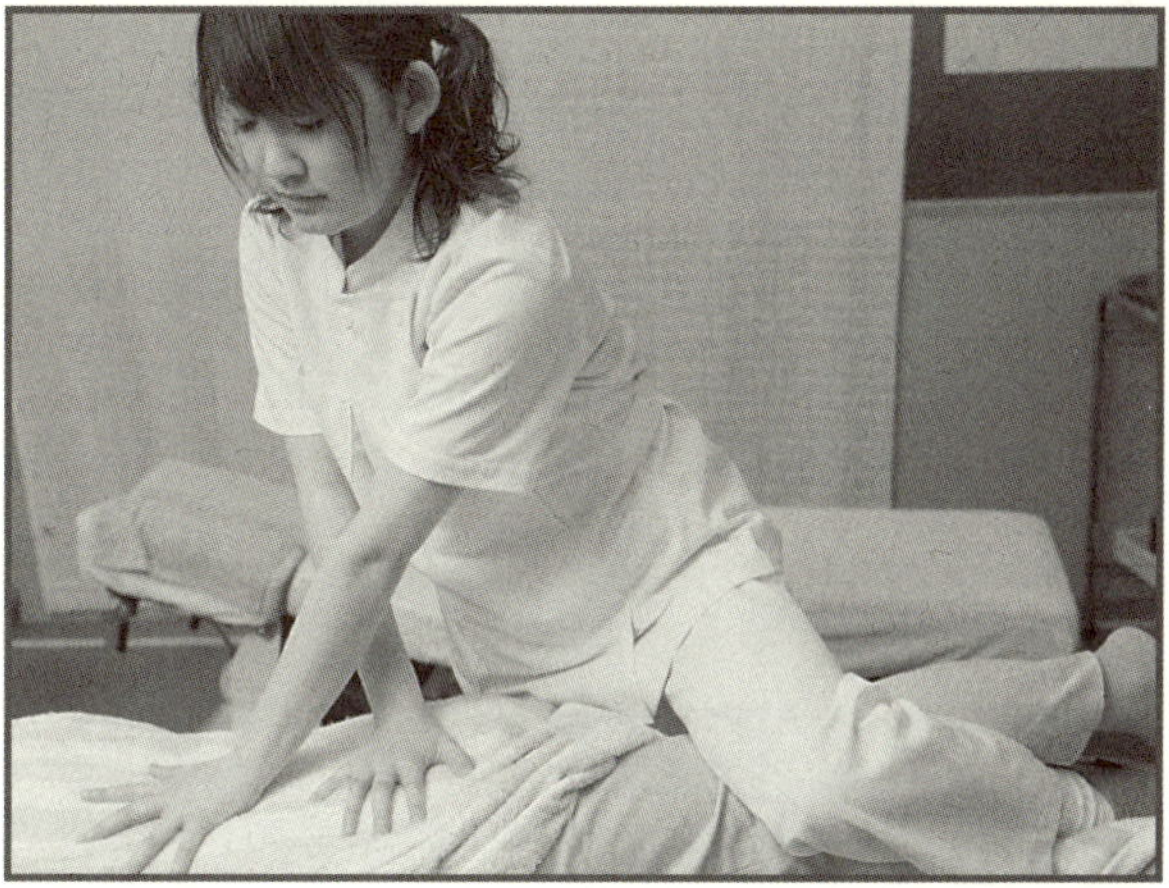

ちょっぴりダイナミックな八の字という技。毛利さんの伸びた両足の間に先生の足が入る。こうしておいて腰を押すと、充分に伸びる。骨盤のゆがみにももちろんよい効果を生む

いわれ、びっくり。顔には全然さわっていないのに、体がほぐれただけでなく小顔のおまけつきとあって、すっかりうれしくなった。なんで小顔にまでなるのだろう？

まさにマジックハンドだった。

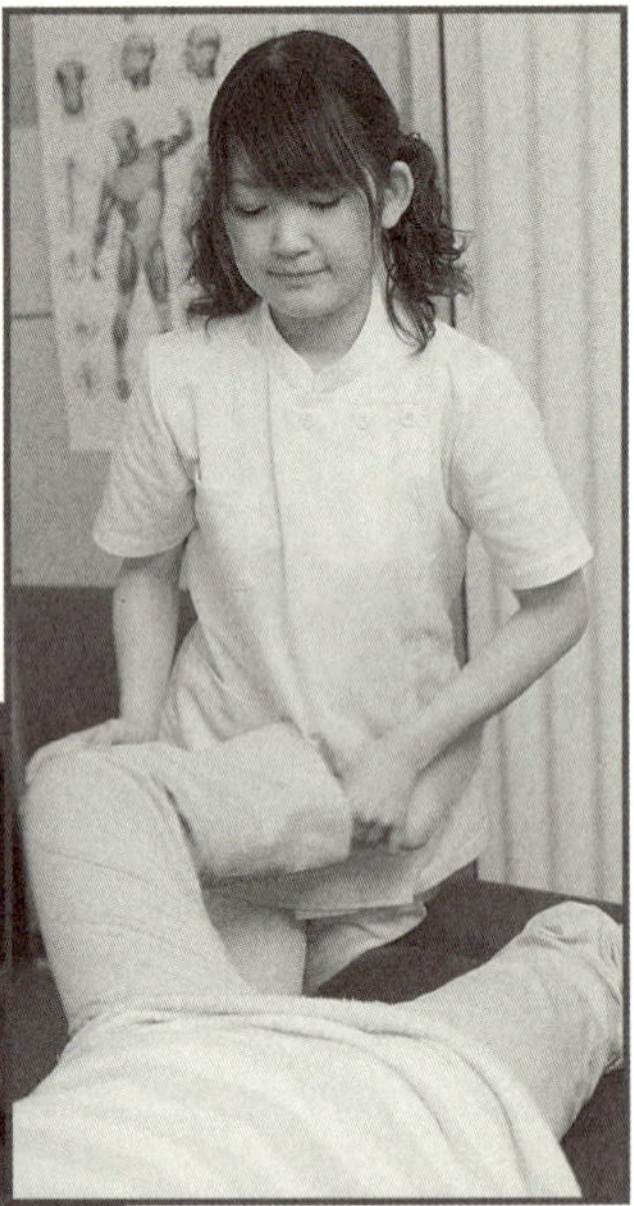

首のほぐし。頚椎を充分に伸ばし、こりこりになった首の筋肉・筋膜をほぐしてくれる。「安定した力が加わるので、すごく安心できます」と毛利さん

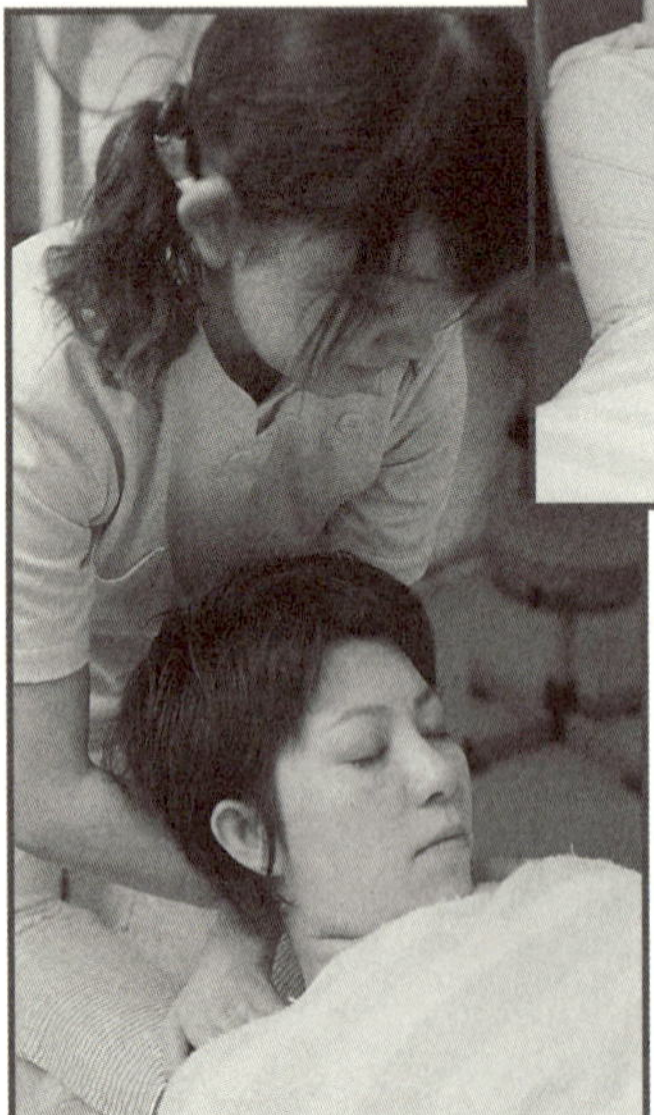

骨盤の回旋。骨盤のゆがみやズレ、こりは放置すると婦人病の引き金にもなる。ゆっくりと無理な力を入れずに回してくれる

代々木中央整体院

〒150-0053
東京都渋谷区代々木1-29-5
教会ビル5F
電話　03-3377-0220
営業時間：
平日　10：00am〜8：00pm
土曜　10：00am〜6：00pm
日曜、祝日休み

[MENU]

■カイロプラクティック
50分　¥5,000（一般）
¥4,000
（学生・65歳以上）

■クイックコース
15分ごとに¥1,500

■O脚X脚矯正
50分　¥6,000
おためし　¥5,000

※初回料
¥2,000（カイロ、O脚X脚）

術後は顔が引き締まりシャープになりました！

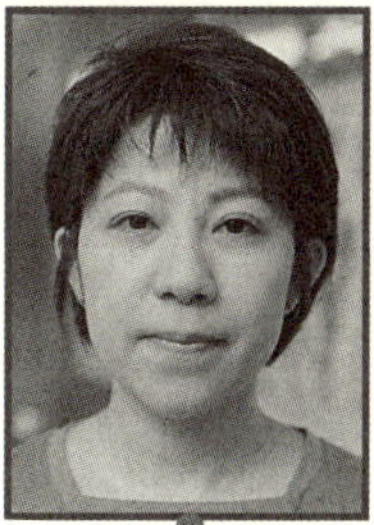

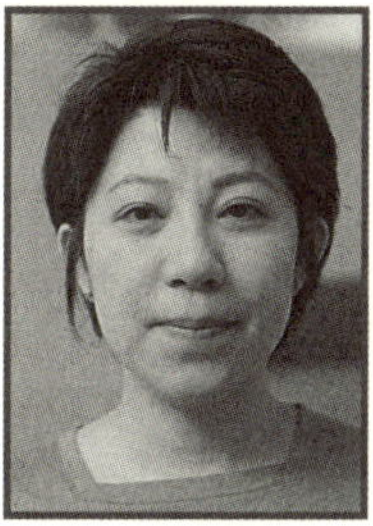

顔にはまったくふれていないのに、術前（上）に比べて術後（下）は、アゴの線がすっきりシャープに。眼もはっきりした

【頭痛編】

矯正する主な脊椎の部位
頚椎1～7番

〔頭痛の原因と対策〕

経験したことがない人はいないでしょうが、二日酔いやストレスでも頭痛は起きますし、脳腫瘍や脳内出血などの重篤な病による場合もあります。

ここで対象とするのは、肩、首の筋肉・筋膜のこりからくる、頭の中の血行不良による頭痛です。

頚椎（ときに頚椎2番）にゆがみがあると、周囲の筋肉・筋膜に偏りが生じて、こってきます。また逆に、頚椎を支えている首、肩まわりの筋肉・筋膜がカチカチにこっていると、頚椎が正常に動けずにゆがんでいきます。

どちらが先ということではなく、体は常につながりあって機能しますから、まずは筋肉・筋膜のこりをほぐすことから始めるのが妥当です。頚椎のゆがみだけ治して、筋肉・筋膜のこりを放置しておいたら、また頚椎はゆがんでしまうからです。

ここで紹介するのは、首まわり、肩まわり、顔の筋肉・筋膜の緊張をゆるめてほぐし、頭の血行をよくする動作です。本格的に頸椎のゆがみを矯正するには、やはりプロのカイロプラクティック・ドクターに施術してもらうほうが安全でしょう。とても重要で微妙な部位であり、矯正には専門的な知識と技術が必要とされますので。

自分でできる〈ほぐし〉でも、ソフトに頸椎への負担を軽減していき、ゆがみの元となる障害を取り除いていきますから、長く続ければたいへん効果があるものです。

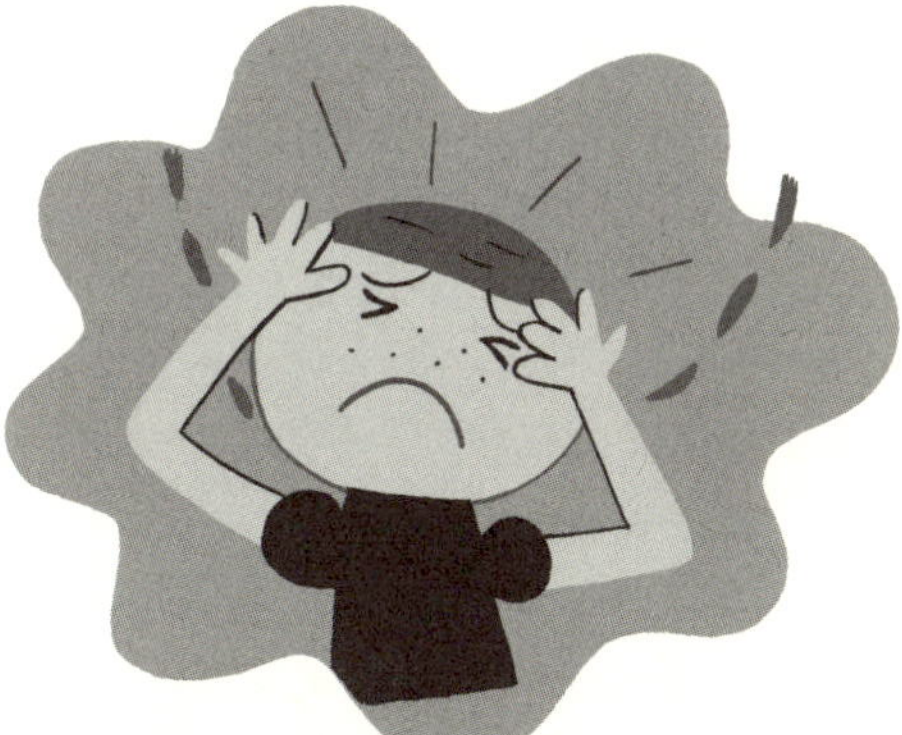

【首の付け根を押さえる】

仕事や家事の合間に
場所いらずのカンタン動作

立っても座ってもできます。デスクワークの合間、家事の手が空いたとき、トイレタイムを利用して、と、いつでもどこでもできる頭痛解消法です。手を首の付け根にあてます。正確には、胸鎖乳突筋という首と胸をつないでいる筋肉・筋膜の付け根あたりです。ここはリンパ腺の付け根にもあたっている重要なポイントです。耳の後ろに、出っ張っている骨(乳突起)があります。指でさぐってみてください。その真下2〜5センチくらいのところを押さえるのです(①)。

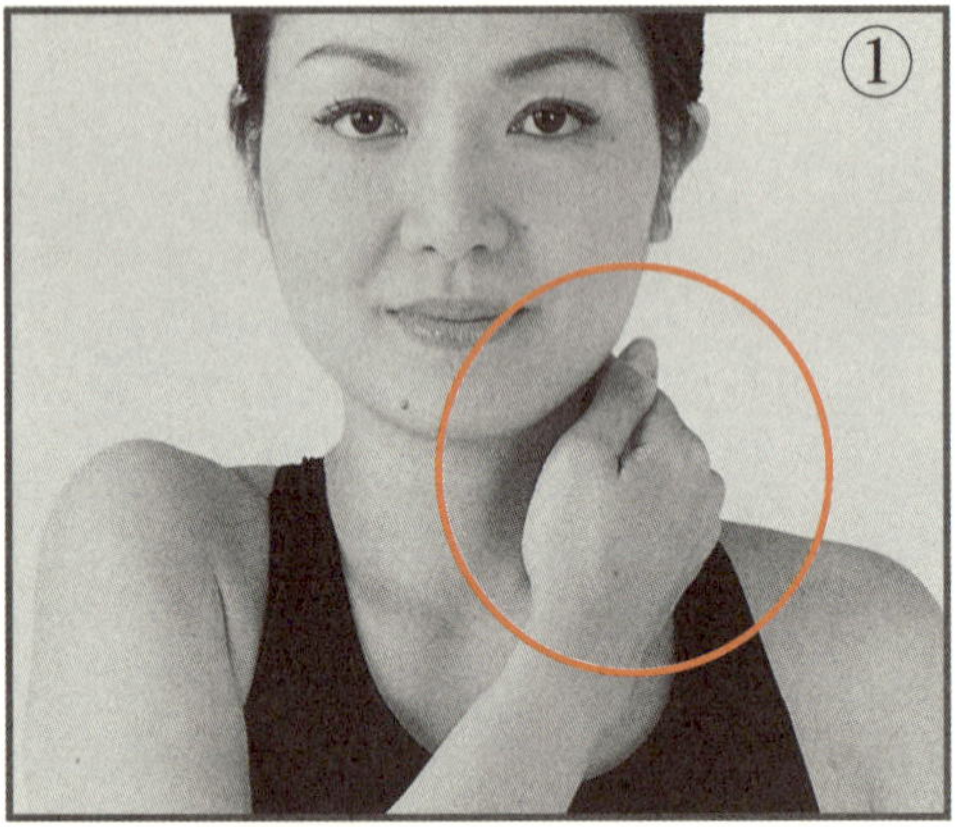

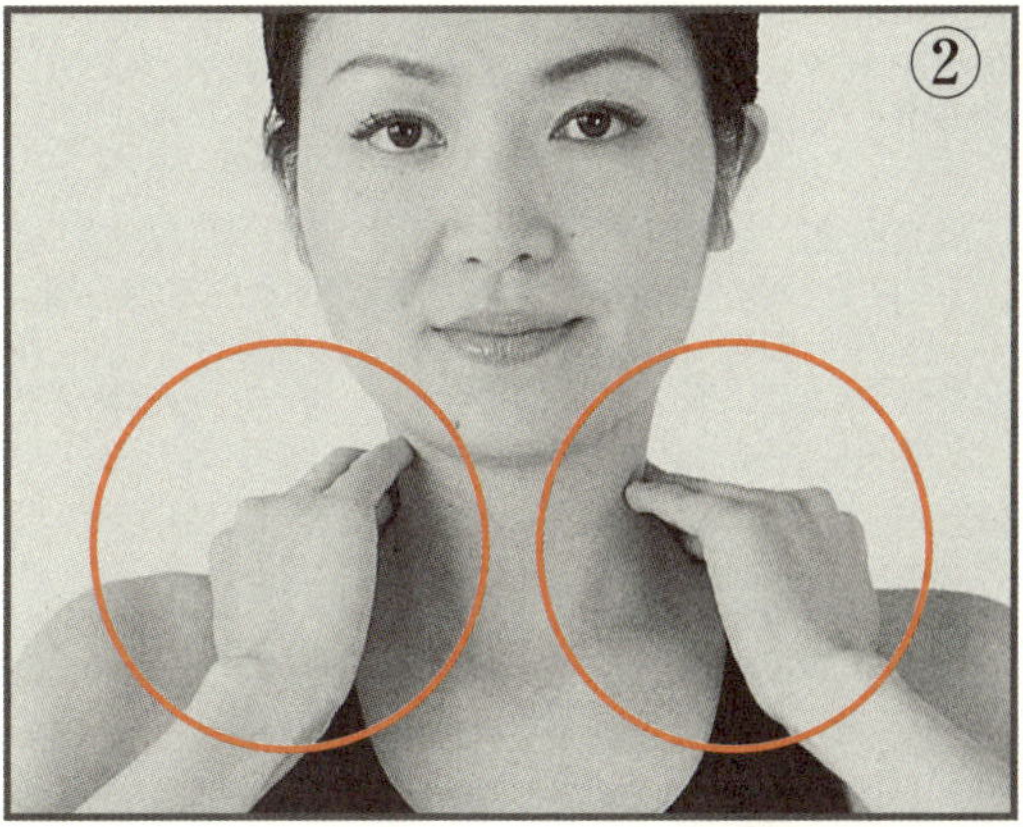

うまく押さえられたら、両手で押さえましょう(②)。そして、押さえたまま、首を上げ下げします(③④)。曲がる限界のところまで上げ下げしましょう。この動作によって、胸鎖乳突筋とその筋膜が効果的に、充分伸び縮みします。ほぐされてこりが解消していき、頭の中の血行がよくなります。リンパの流れも改善されますから、一石二鳥です。頭が痛い、重い、と感じたとき、そのつど随意に行ってください。回数もとくに決まっていません。自分の調子に合わせて、気楽にやりましょう。1日何回やってもかまいません。

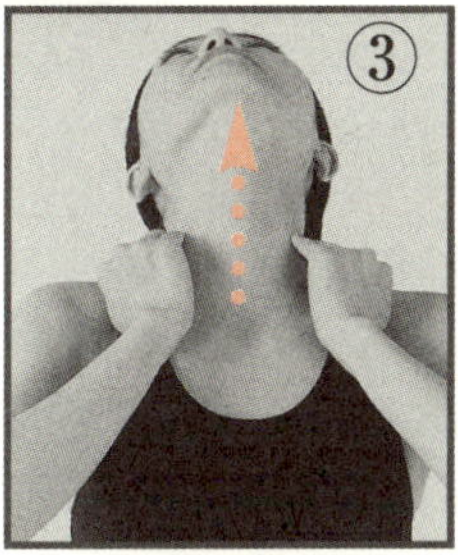

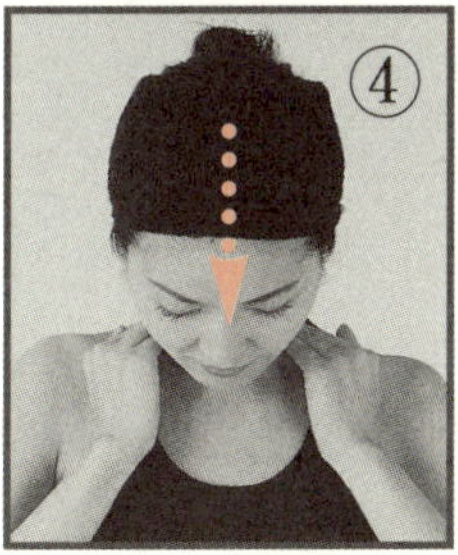

手を添えて、頭を斜めにかしげる 前項の別バージョン

前項では、頭を前後に上げ下げしましたが、今度は斜めに曲げてみましょう。このとき、曲げる方向の側の手で、曲げる反対側の頬の下を押さえて支持します。指先はやはり耳の下あたりです（下）。胸鎖乳突筋の付け根を押さえることになります。手のひらは頬にかかってかまいません。押さえている手で顔を押し出すようにしてやると、首は充分に曲がります。数回行ったら、反対側もやります。この動作は、胸鎖乳突筋だけでなく、肩から首の横にかけての筋肉、広頚筋も伸ばしてくれます。首をかしげていくとき、体が曲がらないように注意しましょう。首だけを伸ばすのです。

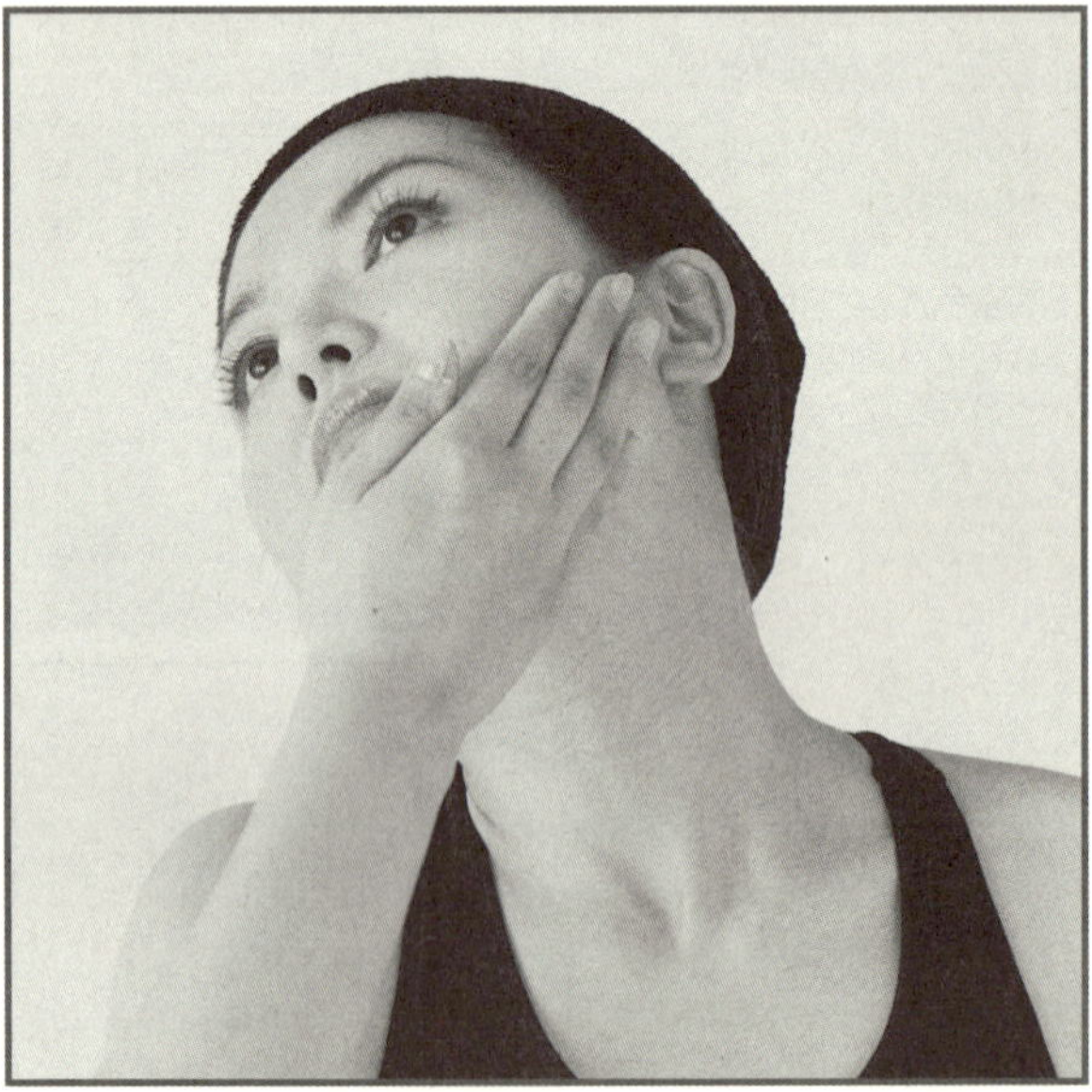

【こめかみを押さえる】

ポピュラーな日常ワザ 軽くもみましょう

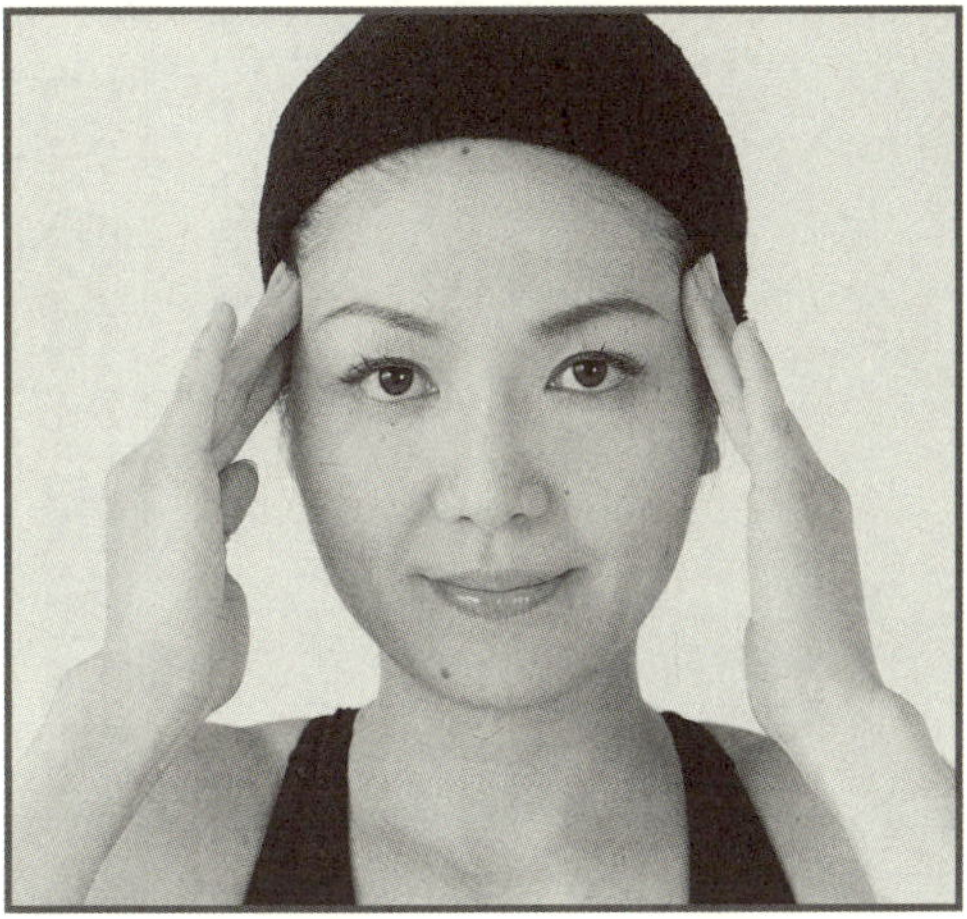

誰でもしたことのある動作だと思います。両のこめかみに手の指先をあて、押したりもんだりするだけの実にカンタンな動作です（上）。眼のまわりの神経を刺激し、眼精疲労からくる頭痛、ならびに片頭痛の軽減などに役立ちます。カンタンな分、一時の対症療法的な感じがありますので、首まわりの<ほぐし>動作と組み合わせて行うのがよいでしょう。

【首の付け根を押さえて腕を上げる】

首から肩をほぐす
頭がボーッとするときに試して

まず、右手で左側の首の付け根を押さえますが、押さえどころはP184〜187と一緒です。ただし、この動作の場合、5本の指と手のひら全部を使って、俗に首筋と呼ばれる筋肉の上を押さえてください(下)。胸鎖乳突筋とその筋膜を押さえていることになります。

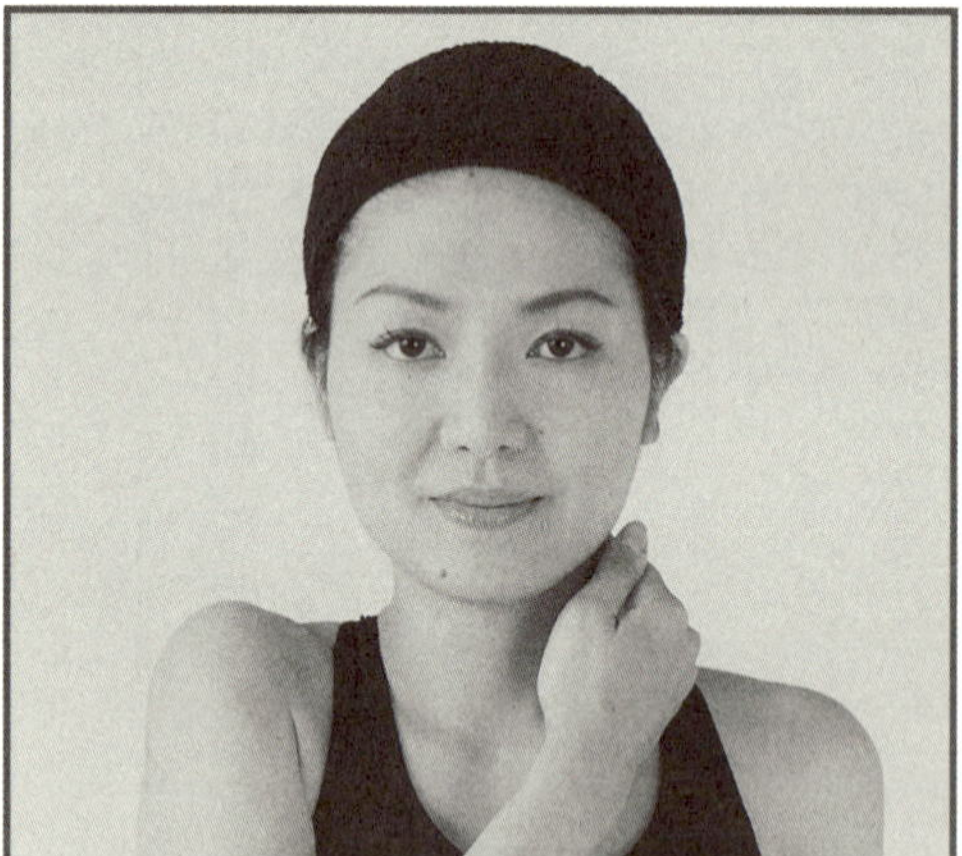

次いで、左手をゆっくりと上げていきます。押さえている右手がずれないように注意しましょう。水平よりやや高いところで上げるのをやめます。手は首筋を押さえたままです（右）。この状態で10秒静止してください。呼吸はふつうに行います。息をとめてはいけません。終わったら、ゆっくりと手を下ろしていきます。今度は反対側をやります。

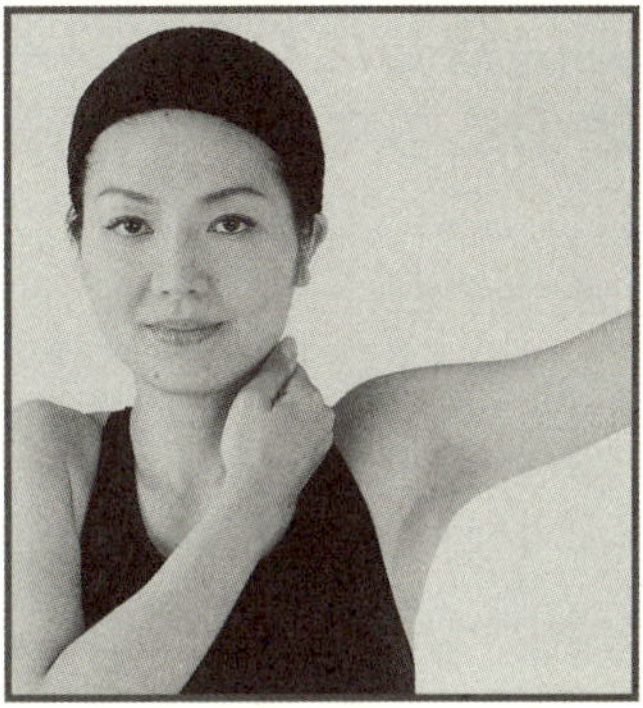

下の写真では、右手で左の首筋を押さえています。押さえどころがわかりやすいように、やや首を右にかしげていますが、実際には、顔は正面を向き、首はかしげないでください。かしげたり顔の向きがずれると効果が薄れます。この動作によって、胸鎖乳突筋につながる広頚筋や肩の三角筋、前鋸筋という脇の筋肉、上腕筋膜などがよく伸びて、その影響で胸鎖乳突筋の緊張もゆるみます。結果的に頭の血行がよくなり、頭痛がおさまります。このように、頭だけの問題とは考えず、肩から上全体のカチカチをほぐしていくのが、<ほぐし>の大きな特徴です。この動作は、肩の運動もともないますので、首から上が活性化し、集中力が欠けてボーッとしているときなどに、たいへん効果があります。即効性もあります。

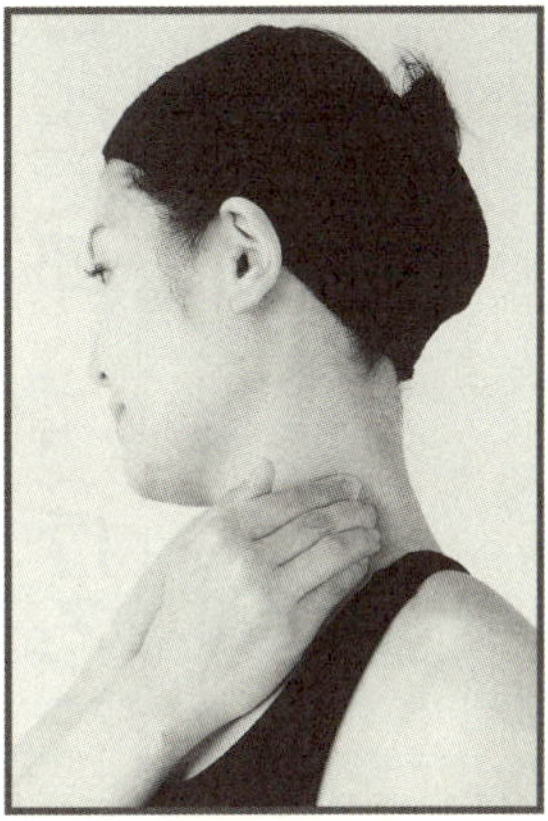

【背もたれにボールをはさんで押しつける】

固い背もたれのイスを使います
肩のこりもほぐれて気持ちいい

固いイス（木製がベスト）に浅く腰かけます。やや固めのボールを用意して、背中と背もたれの間に入れます。次いで、腕を組み、ゆっくりと背中をボールに押しつけていきましょう（下）。ボールに押しつける部分は肩甲骨の間です。（左）。上半身を完全にボールに預けてしまう感じです。このとき、とくに顔を上げたりする必要はありません。

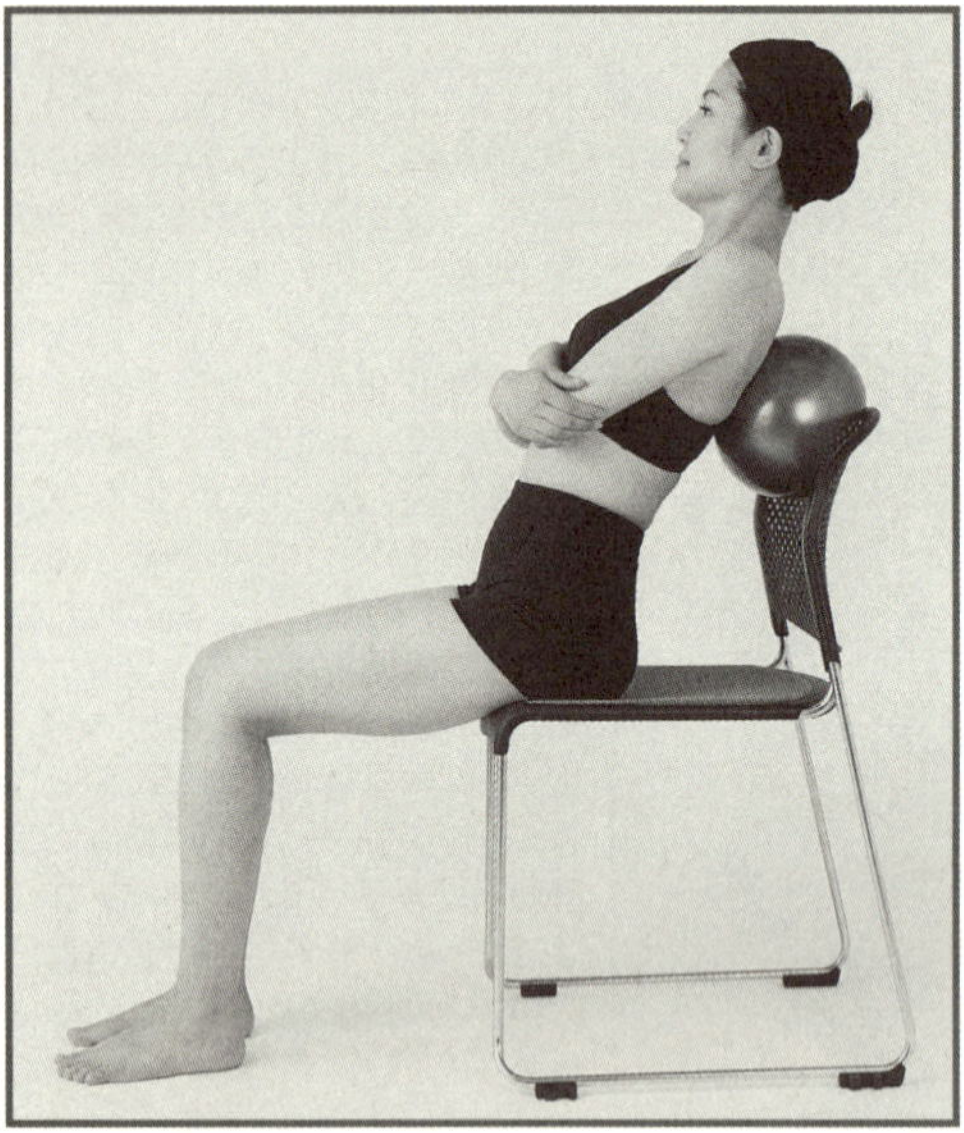

ボールの弾力を利用し、首の両サイドから肩甲骨の間に延びている僧帽筋という大きな筋肉をほぐして、緊張を取り除きます。僧帽筋は後頭部の両側に延びて、頭蓋につながっていますから、ここの緊張がほぐれると脳からの神経系統も正常化し、血行もよくなります。両肩の大きな部分を占める僧帽筋のほぐしですので、当然肩こりの解消にも役立ちます。固めのクッションなどでは、球面を利用できないので、ただ押しつけるだけの動作となります。弾力も利用できません。ここはやはりボールを利用しましょう。

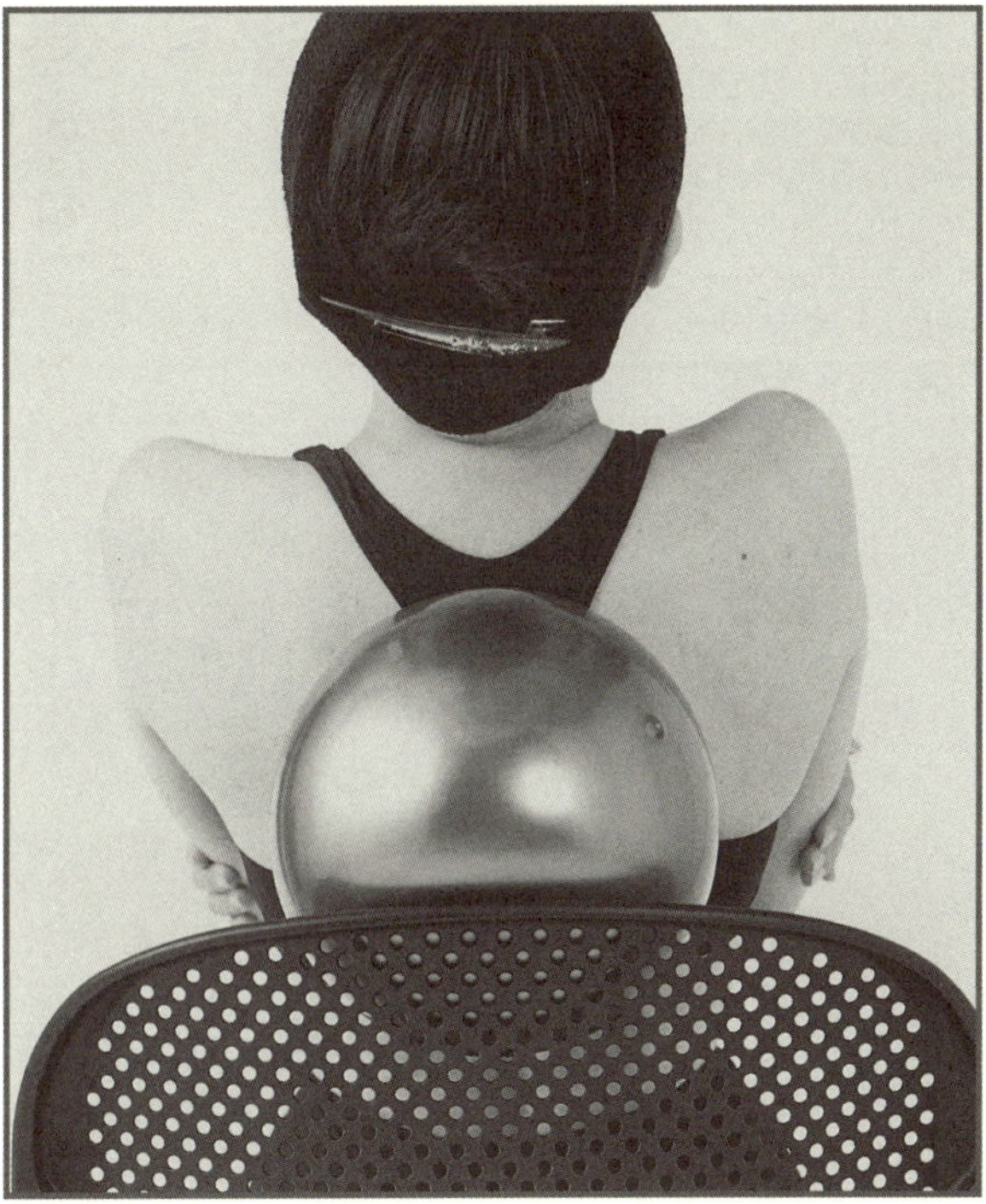

【にぎにぎをする】

握力も強くなる？ 意外な頭痛解消法

これは、頭と首から遠いところの動作です。これがどうして頭痛対策なの？　と疑問に思うかもしれませんが、体の働きはすべてつながっていることを、もう一度思い出しましょう。悩みを抱えている部位から遠いところの動作が、その悩みの解消につながっていく場合があるのです。まず、両手を前に出し、肩の高さまで上げて軽く握ります(下)。立っても座ってもけっこうです。顔は正面を向きます。

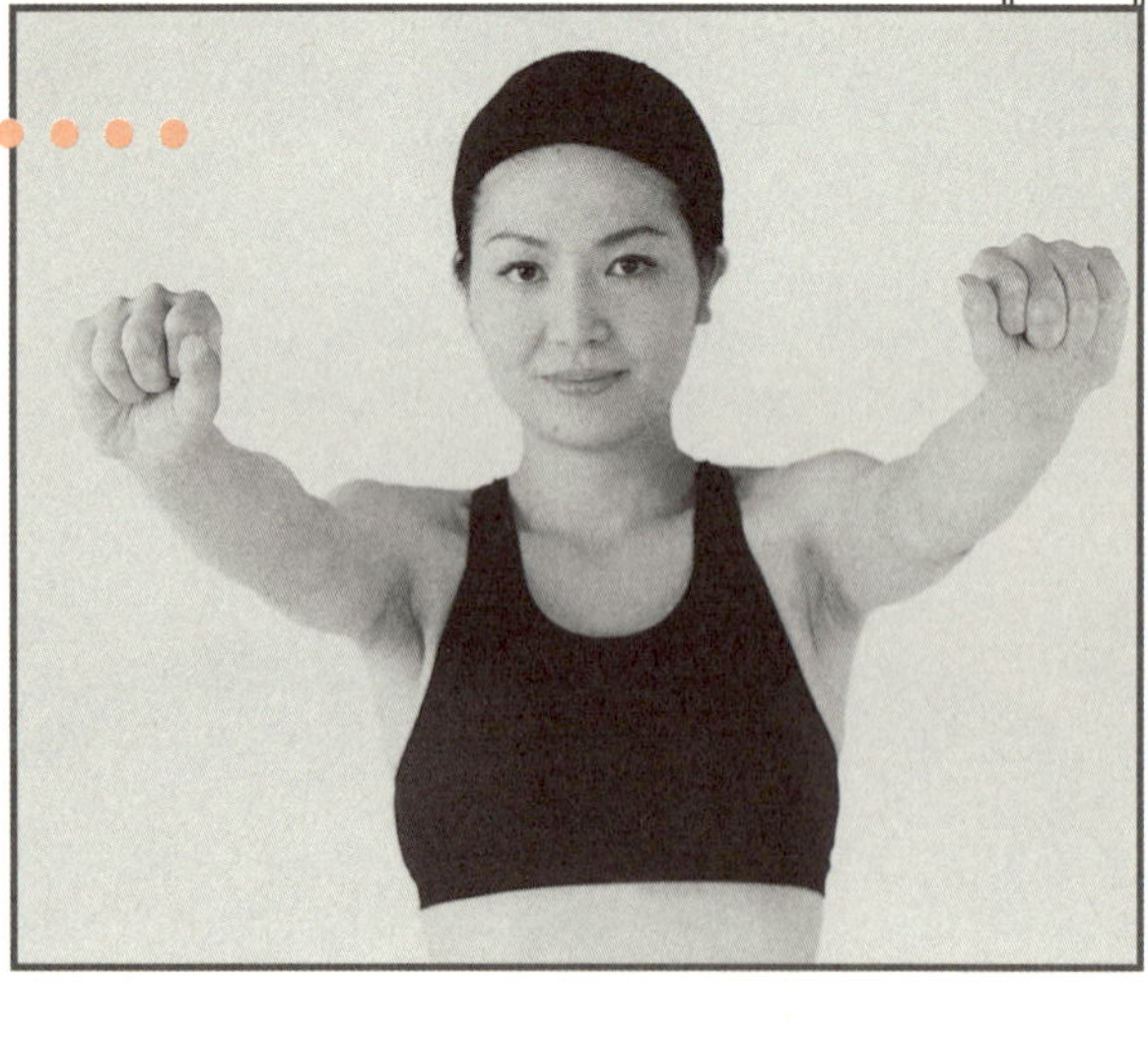

次いで、勢いよく手を開きます。手のひらは下に向けず、できるだけ腕と垂直に立ててください（下）。これを20回くらい行ってください。終わったら、腕を下ろします。手の先までビリビリという感覚があると思います。血行がよくなった証拠です。この動作は、腕から肩、首にかけての血行をよくすることで、頭の中に新鮮な血液を順調に送り込む効果があります。腕全体の筋肉の緊張がほどける効果もありますが、さほどではありません。手のひらの筋肉がきたえられ、握力は強くなるでしょう。しかし、目的はあくまでも血行促進です。

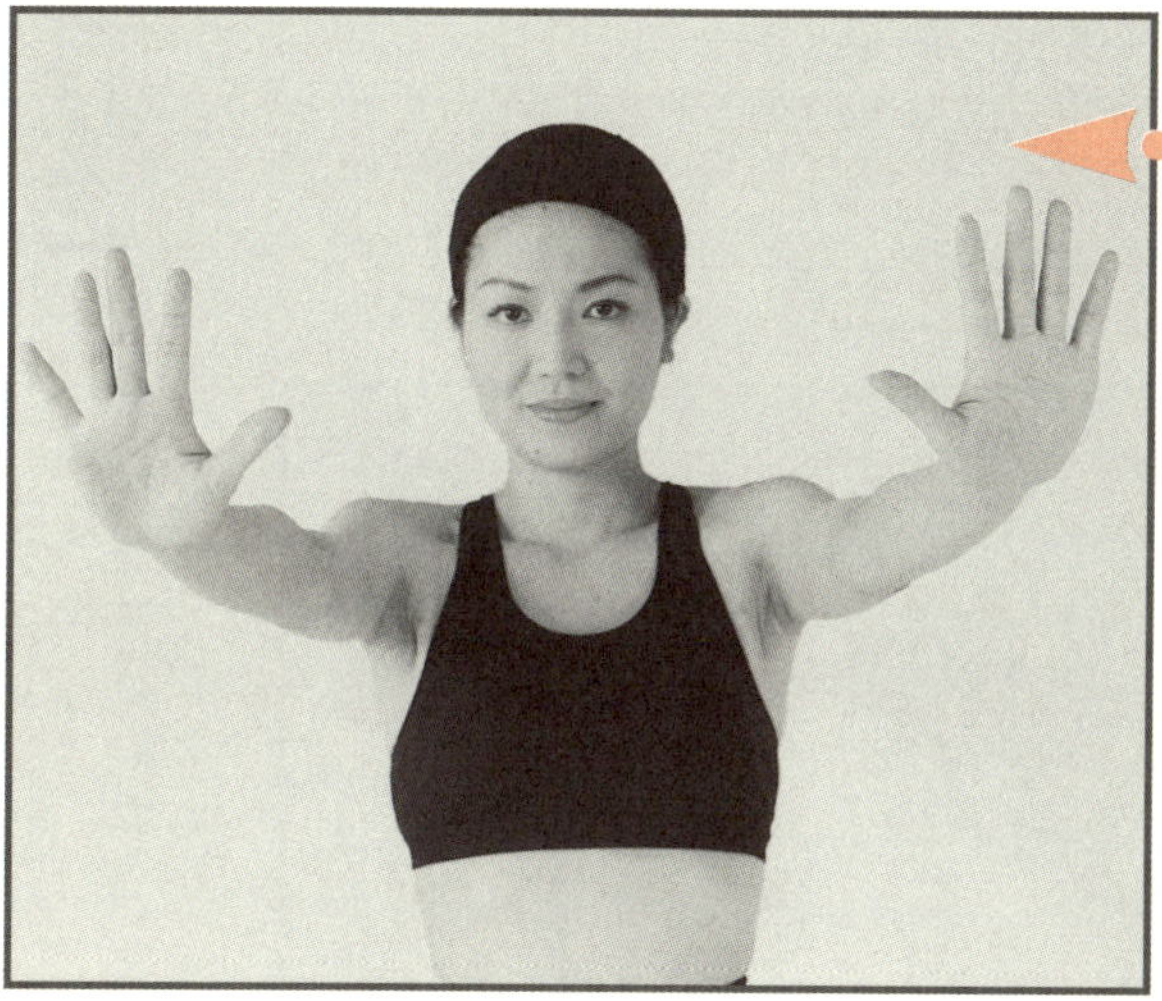

【硬い枕に首を押しつける】

桐製の枕が一番いい ベッドも硬めにして

寝ているときの姿勢は自分ではわかりませんが、就寝前などだったら、体によい姿勢をとることもできるでしょう。また、寝具によって寝心地のみならず、骨格にまで影響を与える場合がありますから、要注意です。体がゆがまない寝方については、P206を見てください。ここでは、枕を用いた頚椎矯正の動作を紹介します。まず、硬めの枕を用意しましょう。頭や首を乗せても沈まない硬さのものです。もっともよいのは、吸湿性に富み、適度なやわらかさを備えた桐の枕ですが、手に入らないときはビール瓶などにバスタオルを巻いて、枕がわりとしてもよいでしょう。枕の高さは個人差がありますが、両肩が浮かない程度がよいでしょう。ベッドないしはふとんは、体が沈み込まない硬いものが最適です。やわらかいベッド・ふとんは脊椎をゆがめる場合があります。ゆがみが生じているときも、なかなか改善されません。下のように、硬い枕に首を乗せます。これだけでも、コリコリにこった首がとても気持ちよいはずです。

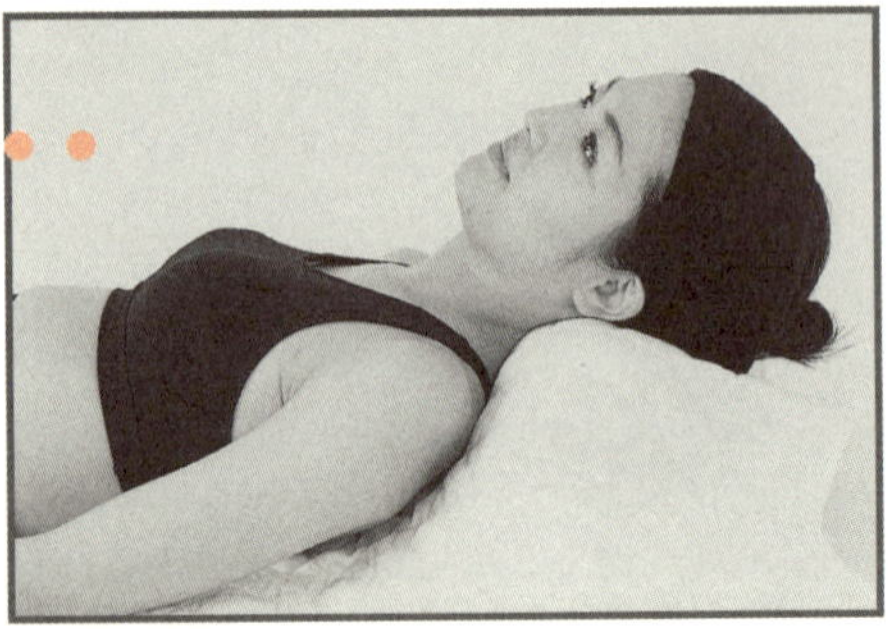

そのまま、首を枕の上で左右にゆっくりと曲げ伸ばします(下)。首(頚椎)の曲面が、枕の曲面とフィットしてゆがみが矯正されていきます。僧帽筋、項靱帯がほぐされていくだけでなく、ゆがんでしまっている頚椎が矯正されていくのです。頚椎がゆがんだりずれたりしていると、その部分が微妙に出っ張っています。硬い枕によって、その出っ張りが押しつけられて、元に戻っていきます。脊椎の矯正にもなりますので、硬いベッド・ふとんがよいのです。そのまま寝てしまってもけっこうですが、なれないうちは、枕の硬さが気になって眠れないかもしれません。その場合は、通常使っている枕に替えて休みましょう。通常使う枕も、硬めがよいのはいうまでもありません。

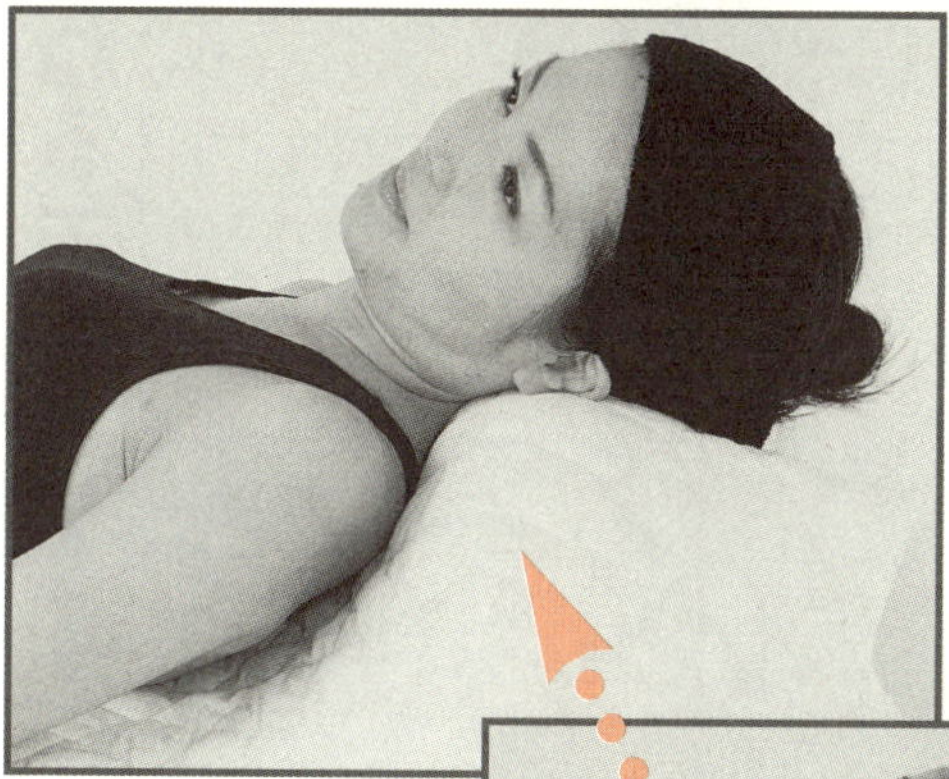

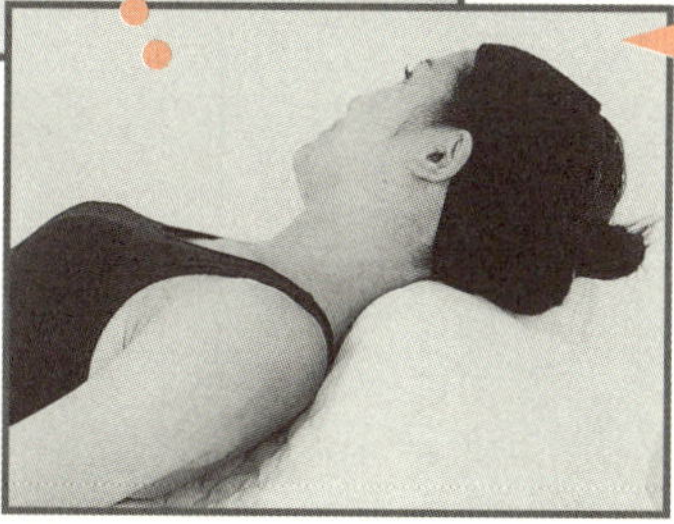

【腕を組んでひねる】

イヤイヤをする感じで首はまわさないこと

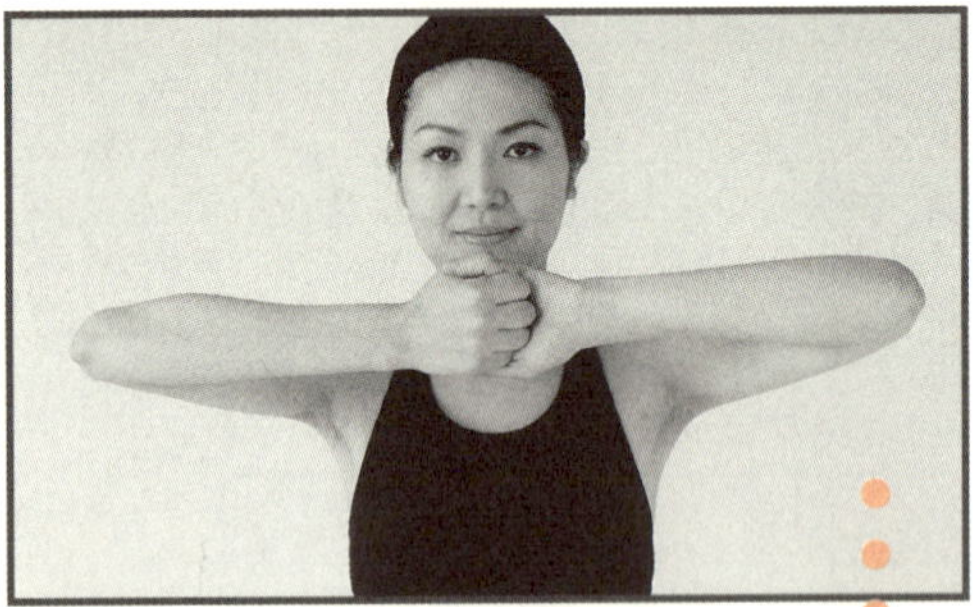

立っても座ってもけっこうです。まず、両手を肩の高さまで上げて、腕を組みましょう(上)。がっちりと指を連結器のように組んでください。

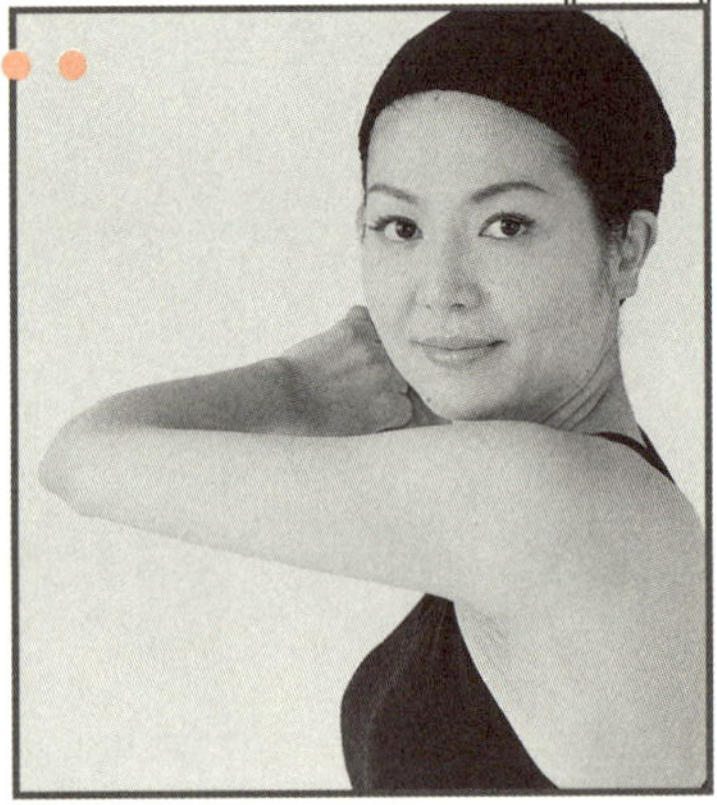

次に、腕を組んだまま両手を右にゆっくりと大きくひねっていきましょう(右)。このとき、顔は正面を向けたままにしてください。この動作は、主として首から上の筋肉・筋膜をほぐす動作ですから、腰にひねりを加える必要はありません。しいていえば、胸から下も動かさないほうがよいのです。

左右交互に10回くらいずつ行ってください。速くリズミカルにやるよりも、あまり反動をつけずゆっくりとひねったほうが効果が上がります。この動作は、肩まわりの三角筋、大円筋、棘下筋膜などがよくほぐされます。首の後ろの筋、僧帽筋も伸びるのが実感できます。P64の肩こり解消動作[上体ひねり]と似ていますが、こちらはあくまでも胸から上のひねり動作となります。腕も肩の高さを維持してください。

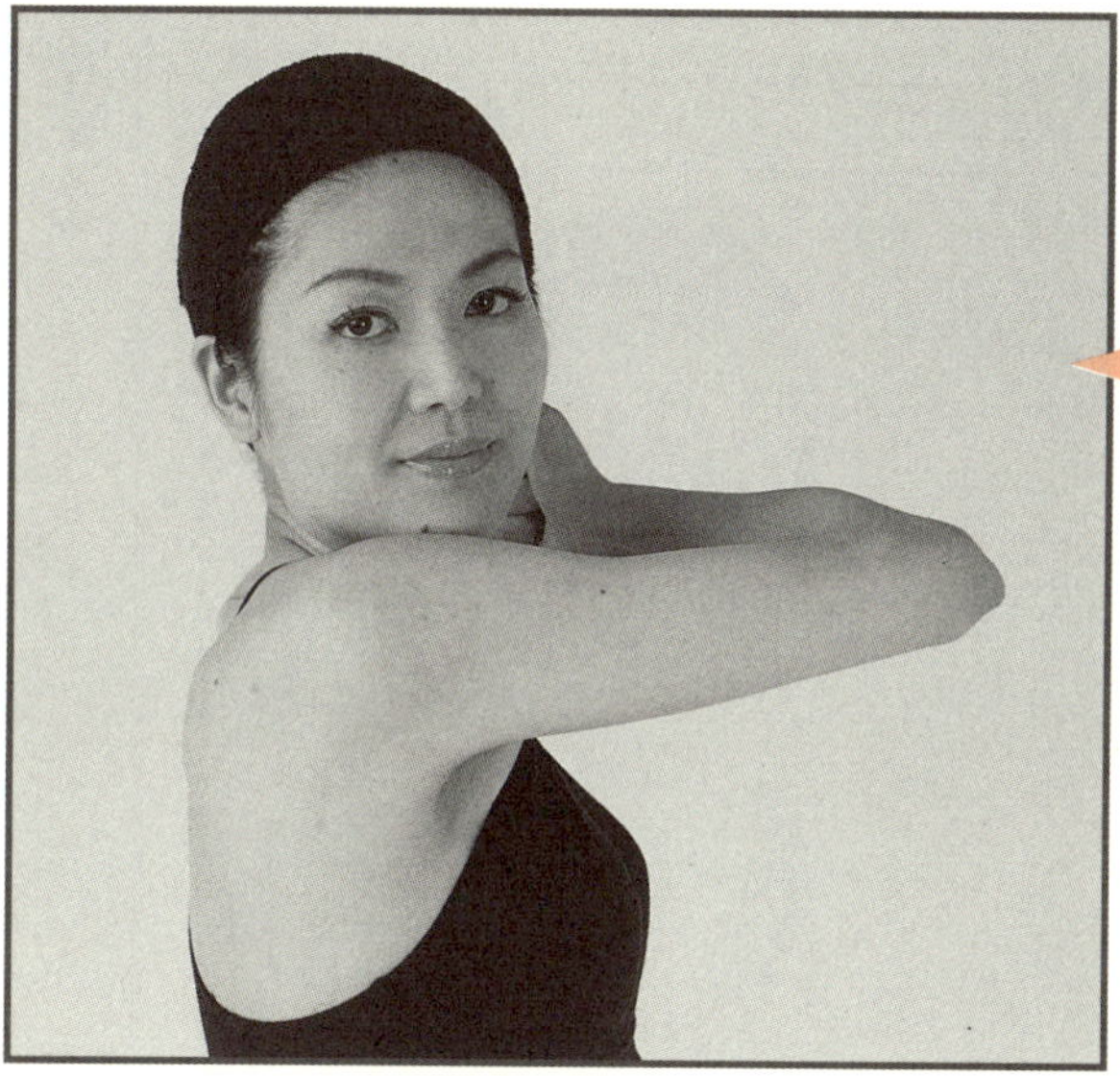

【みけんを上げ下げする】

眼の疲れをとるのにもよい
手のひらで押すようにして

変わった動作ですが、眼の疲れやストレスからくる頭痛をやわらげるのに役立ちます。

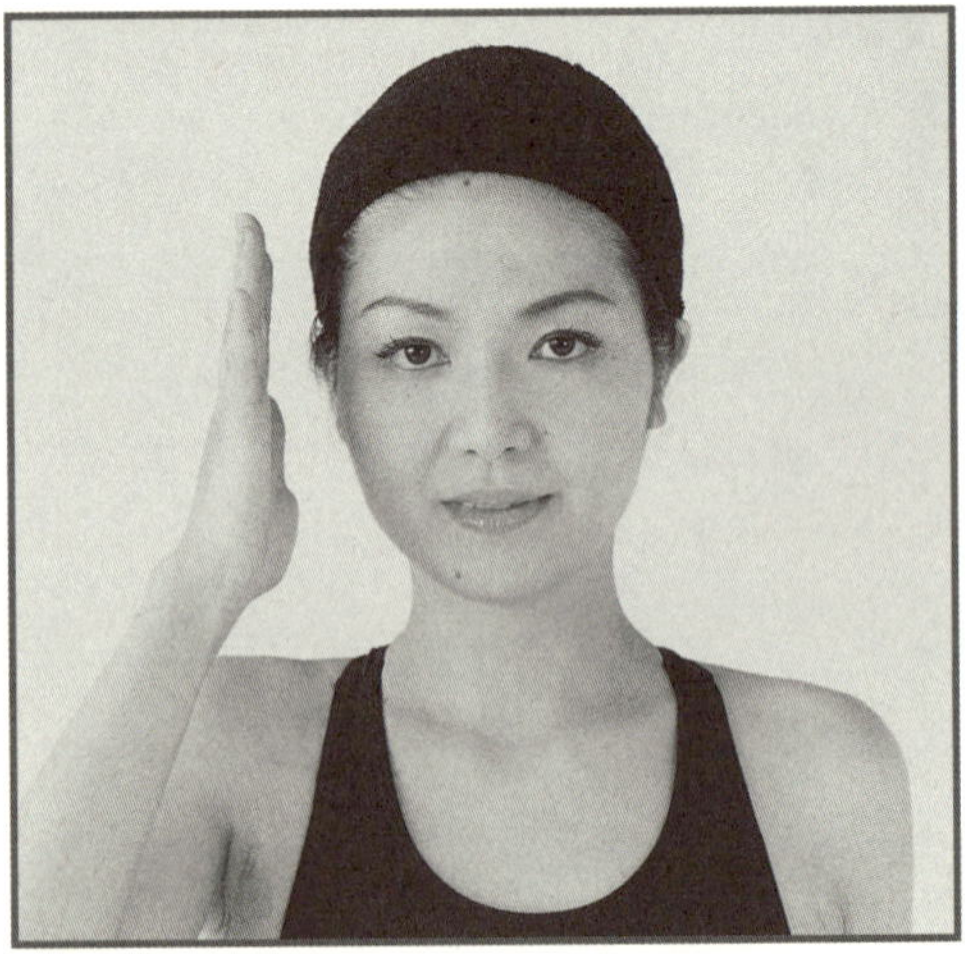

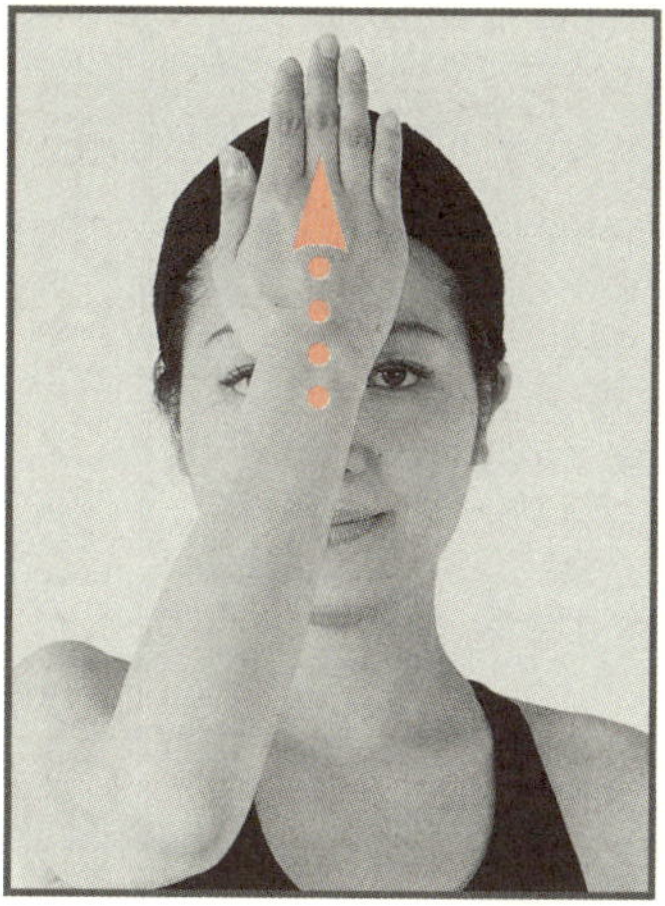

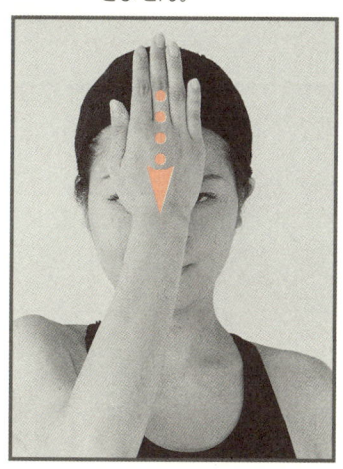

手のひらをみけん(眉と眉の間)にあてて、上げ下げするだけの、とてもカンタンな動作です(左〜下)。手のひら全体で、みけんを押すように軽く圧迫し、静かに上げ下げしましょう。眼は閉じても開いても、どちらでもけっこうです。首まわりの筋肉系、頸椎には直接には関わりのない動作ですが、眼精疲労やストレスからくる顔の筋肉の緊張をゆるめ、血行をよくします。手のひらを顔にあてることによる慰安効果(リラクゼーション)も無視できません。

【手のひらをブラブラさせる】

遊んでいるようだけど
これがけっこう
血行をよくする

この動作はどこで静止するということのない、まったくの連続ワザです。足は開かず、力を抜いて立ったら、両手をだらりと下げます。次いで、力を完全に抜いて、両手をブラブラと自由に振ってください（下）。ゆっくり、または速く、自分の好きなリズムで、とにかくブラブラと振ります。これが何の役に立つのだろう、と思うかもしれませんが、実は手の指先まで血が順調に届いていくようにしているのです。腕全体の筋肉・筋膜もほぐれます。当然、指先まで血行がよくなれば、上半身、とくに首から上の血行もよくなる道理です。東洋伝統の考え方に、「気」がありますが、この動作は全身に気をゆきわたらせる基本ワザでもあります。

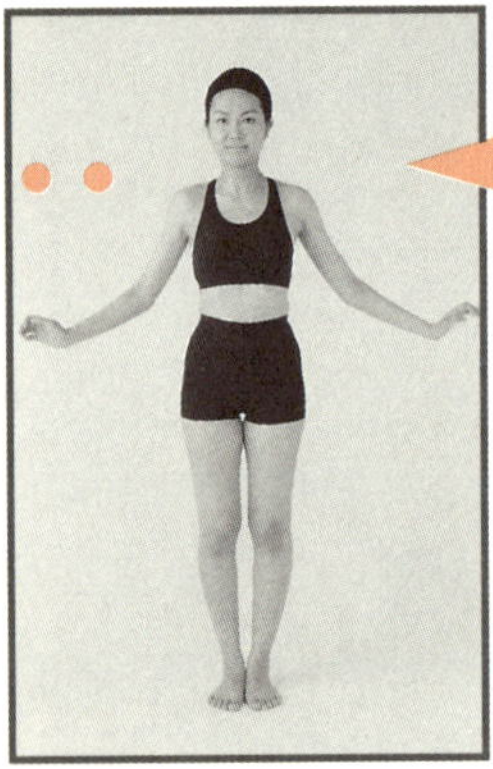

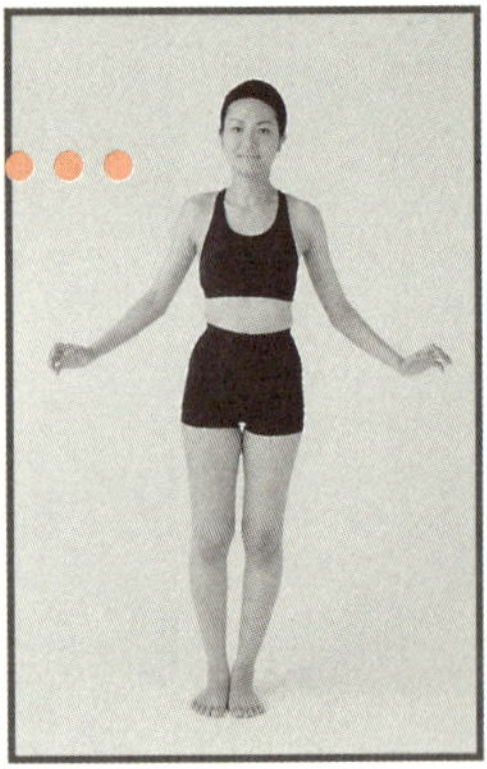

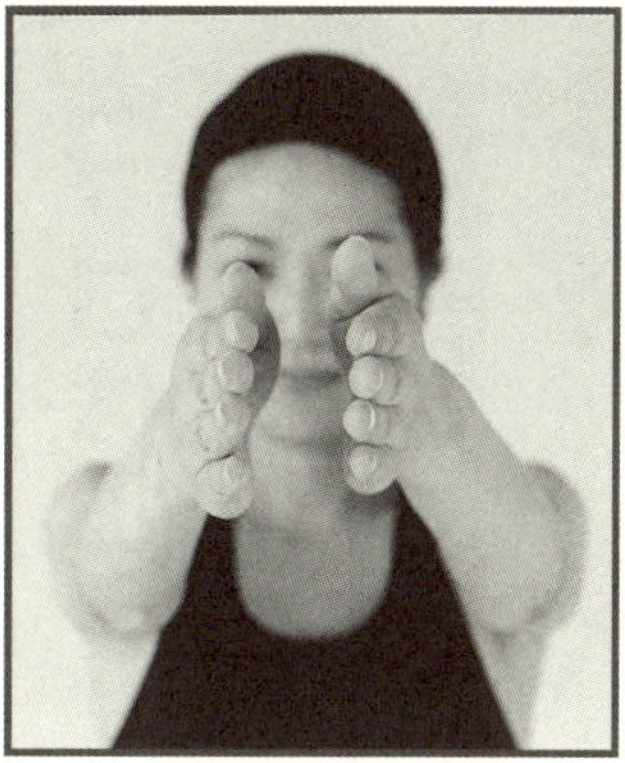

1分間くらいブラブラ運動をした後で、両手を前に伸ばして、手のひらを近づけてみてください(左)。両方の手の間に、何かうごめくものを感じるでしょう。目には見えませんが、「気」がたまったのです。静電気が起きているのですが、これも広い意味での「気」なのです。この動作はもちろん気功法ではありませんが、血行をよくし、気の流れをよくすることは確かです。ブラブラさせている間は、大きくゆったりと呼吸しましょう。腹式呼吸がよいでしょう。

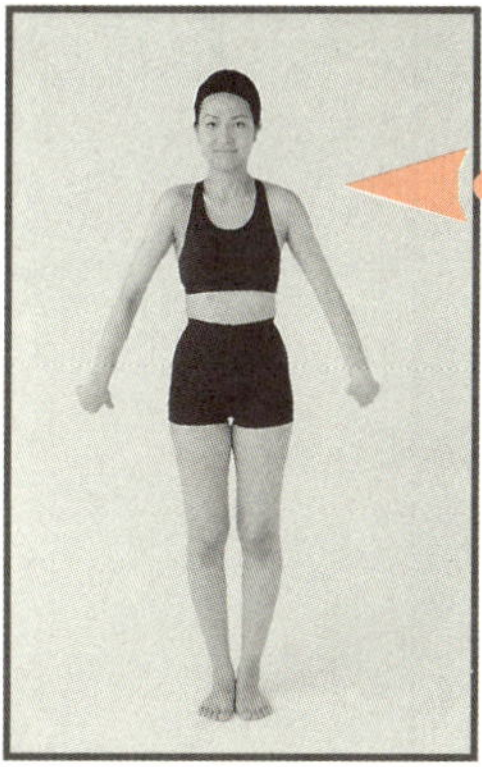

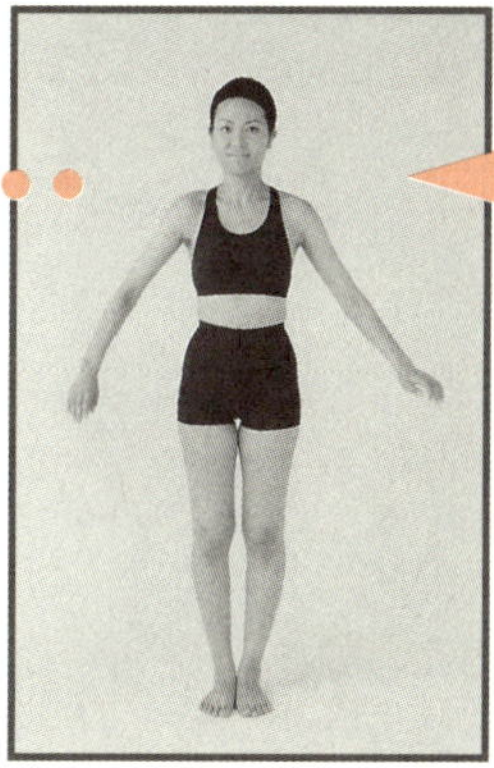

【プロはこうする！頭痛解消の㊙テク】

肩甲骨上方回旋のニューバージョン

首から上の血行をよくするプロの〈ほぐし〉技としては、肩甲骨の上方回旋があるのですが、ふつうこの手技は患者の手は上げず、背中の方にひねり上げます。片方の手は肩甲骨の内側を押さえます。

写真の手技は、その別バージョンで、Ｐ１８８のセルフ〈ほぐ

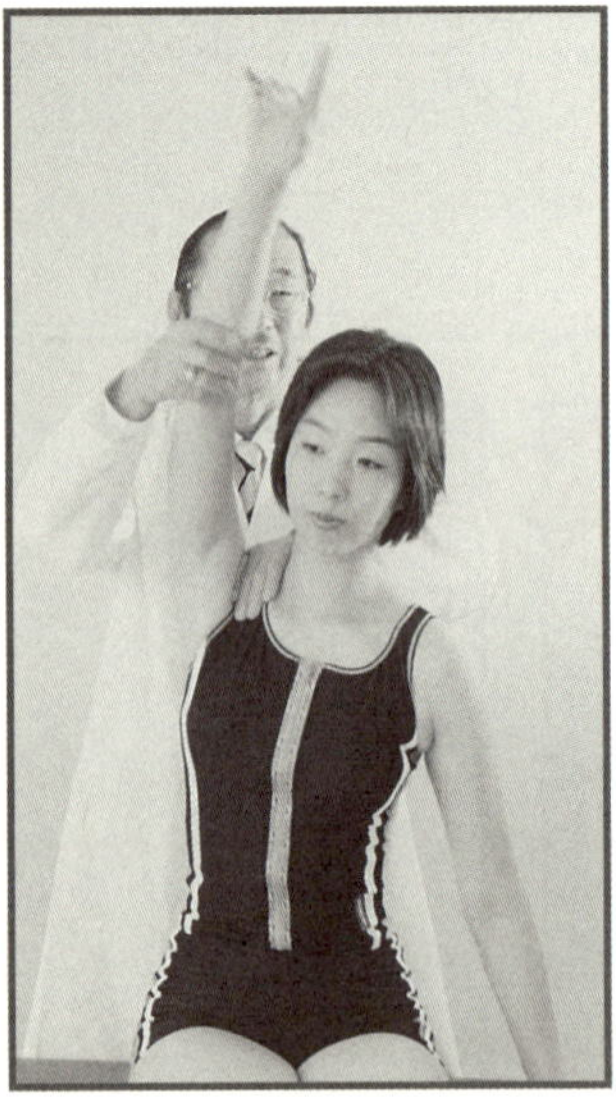

しVのプロ用テクニックです。P46の肩こり解消法のアレンジともいえます。

先生の片手は肩の付け根を押さえています。そして、もう一方の手で、患者の手を上に引っ張り上げて支持しています。これを左右交互に施術します。

首筋後部から肩にかけての僧帽筋の筋膜を押さえて伸ばして、緊張をほぐしていきます。

首筋内側の胸鎖乳突筋の伸縮もできます。

頚椎後頭間部のほぐし

先生の片方の手は患者の額あたりを押さえています。もう一方の手で、頚椎を充分に押さえて伸ばします。

このままのポーズで、首を前後左右に軽くひねります。

頚椎まわりの僧帽筋、真ん中の項靱帯がほぐされるだけでなく、頚椎のズレや

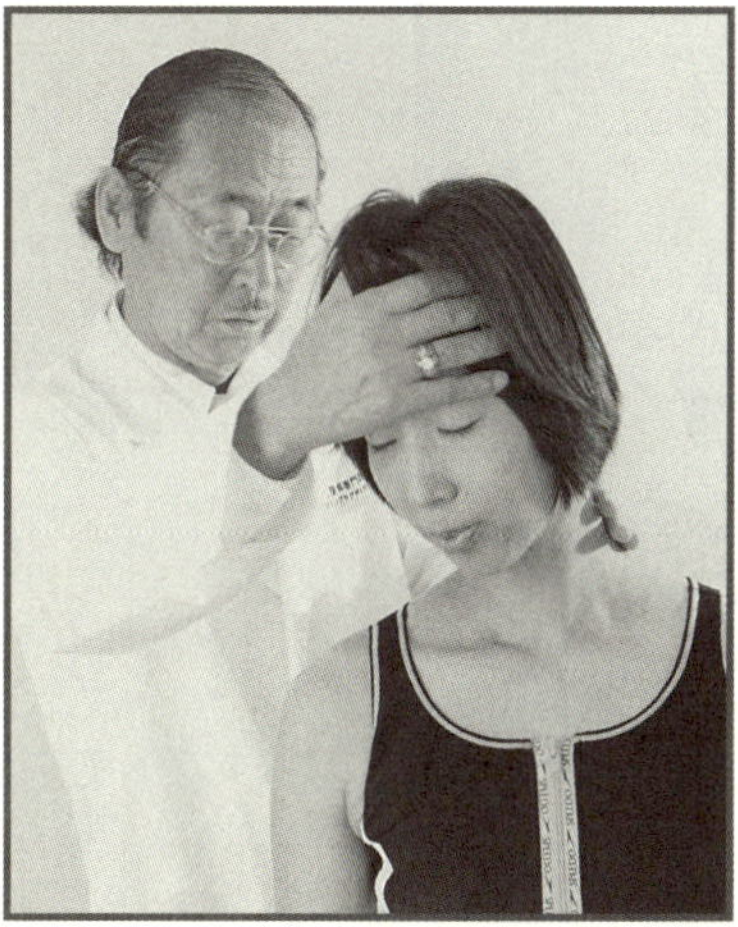

ゆがみの軽い矯正にもなります。
しかし、これはまだ〈ほぐし〉の段階であって、本格的な頚椎矯正ではありません。

首のほぐしのニューバージョン

Ｐ72で紹介した、肩こり一発解消テク「左右首筋のほぐし、頚椎の曲げ伸ばし」のアレンジ型です。

先生の片方の手は首の後ろで支持しています。もう一方の手の親指でこめかみを押さえ、軽く押圧します。残りの4本の指で耳の下を押さえます。胸鎖乳突筋の付け根を押さえているのです。

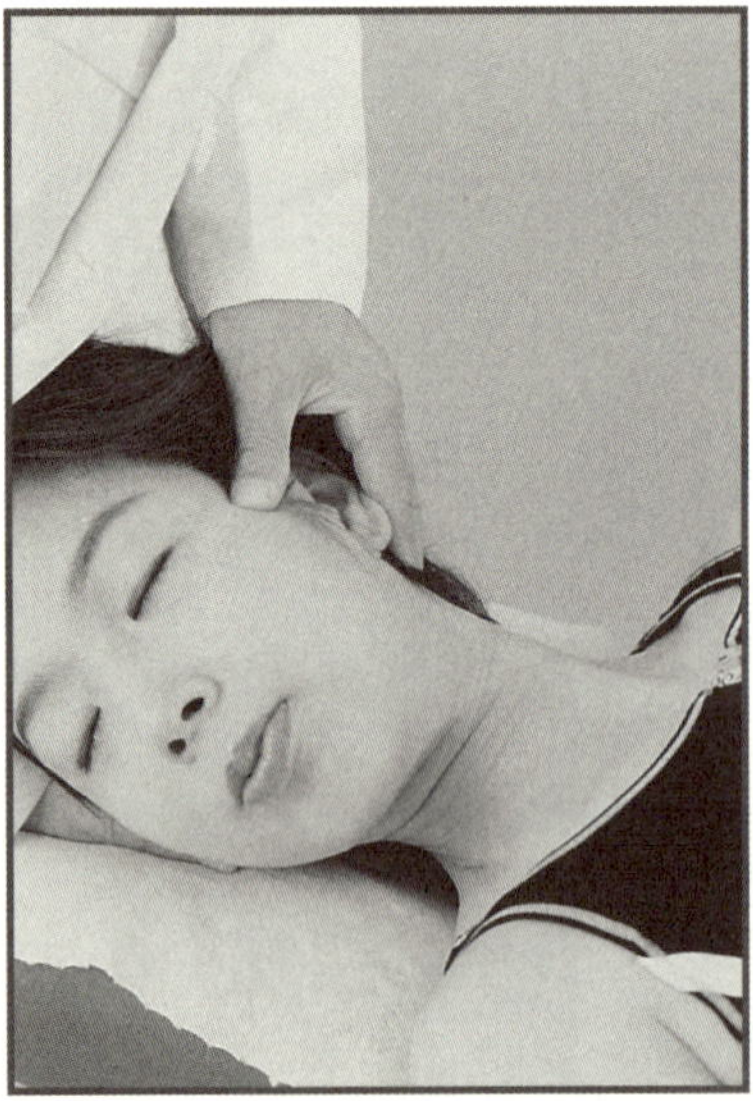

このままのポーズで、首をひねります。胸鎖乳突筋が伸びるだけでなく、頚椎にも押圧が加わって、ゆがみの改善効果を生み出します。

こめかみも押さえられていますので、ツボ指圧に似た効果もあります。

かなり複合的なプロテクニックです。＜ほぐし＞カイロプラクティックの正式マニュアルにはない技で、創始者・村上一男先生ならではのアドリブ的な応用テクです。

患者のその日の状態などをよく見きわめて、もっとも適切な手技を、その場で開発している、ともいえます。

この道30年のなせる技です。

体がカチカチにならない暮らしの工夫

毎日のちょっとした動作や習慣が、「カチカチ筋肉」と「体のゆがみ」を生むのだから、生活を工夫して、しなやかな体を維持したいもの。キレイをつくるボディメンテナンスのあれこれを紹介しましょう。

合わない靴は万病のもと 長い距離にはローヒールのパンプスやスニーカーを

足が靴にフィットしていないと、まず着地が不安定になって姿勢が崩れ、これをカバーするために膝や腰を不自然に曲げることになります。また、つま先を充分に使えないため、地面を力強く蹴り上げることができません。ですから、歩行姿勢が醜くなってしまいます。

見た目も大事ですが、こわいのは、体がゆがむことでしょう。

足元がわずかでも傾くと、体全体がよろけてしまい、これを直そうと腰が傾き、さらに肩が傾き、首が傾く、という具合に、関節が交互に反対方向へ傾いて、全身が大きくゆがんでしまうのです。このゆがみが、血管や神経を圧迫し、筋肉・筋膜をカチカチにし、腰痛や肩こりをはじめとする、さまざまな不快症状や病気を生み出すのです。

つま先の血管はごく細い毛細血管なので、歩行するとき充分に動かすことによって、血液循環が促されます。これは、足にフィットした歩きやすい靴をはいたときだけ得られるメリットです。

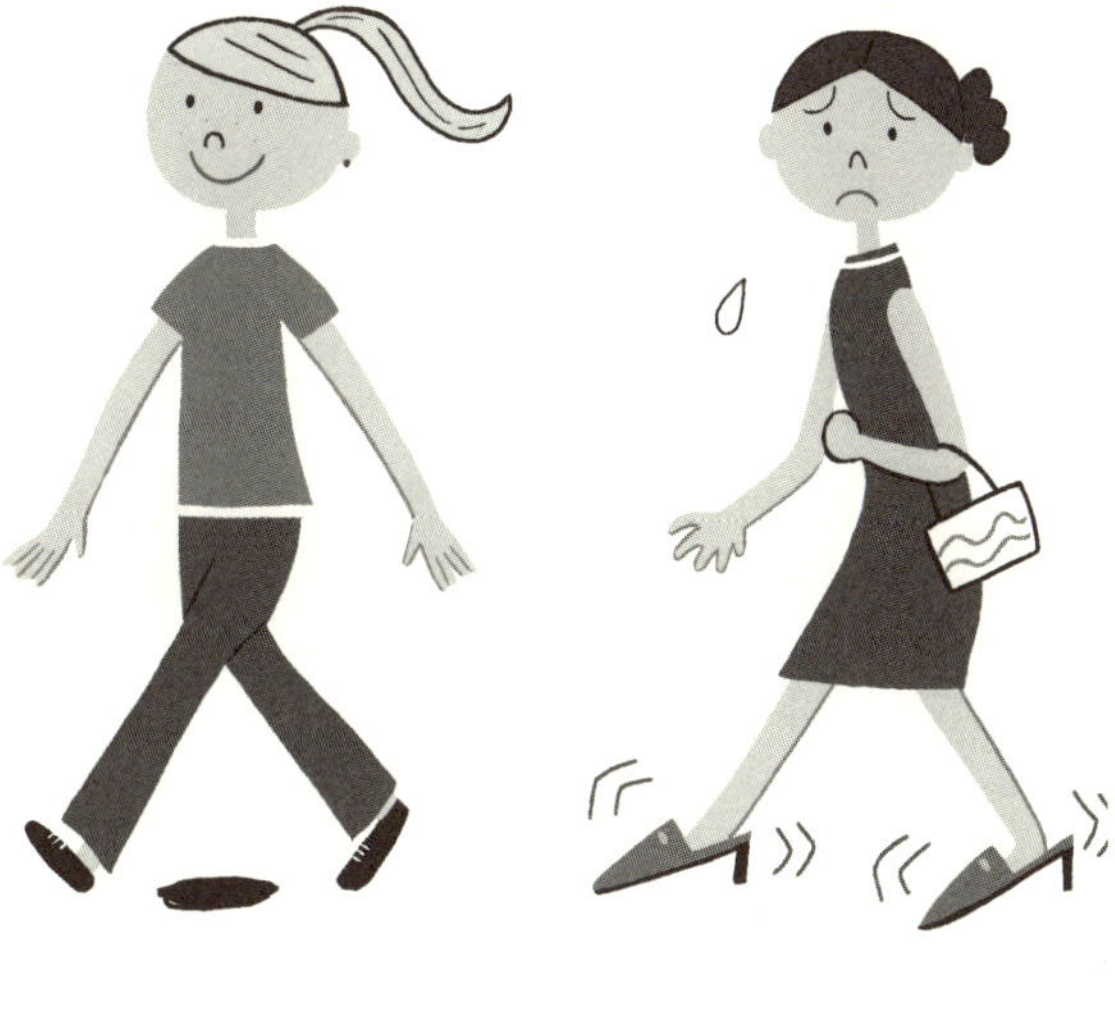

通勤・通学などで比較的長い距離を歩くときは、ぜひスニーカーや足に合ったローヒールのパンプスをはきましょう。最近増えているO脚・X脚も、合わない靴が原因になっている場合が多いのです。P168でも説明しましたが、曲がった姿勢が骨盤のゆがみを生み、両足の美しいラインをそこねてしまうのです。

美しい姿勢で歩くポイントは腹圧と胸にある

まず、おなかを軽く引っ込めて、お尻の穴にもキュッと力を入れてみましょう。腹圧がかかり、胸が自然に開くのがわかるはずです。

顎を引き、頭で体全体を上に吊り下げている感じで立ちましょう。そのままの姿勢で10～20歩ほど歩いてみてください。何度か練習して美しい歩行スタイルを体得したら、足に合った靴を選んで街を歩いてみましょう。

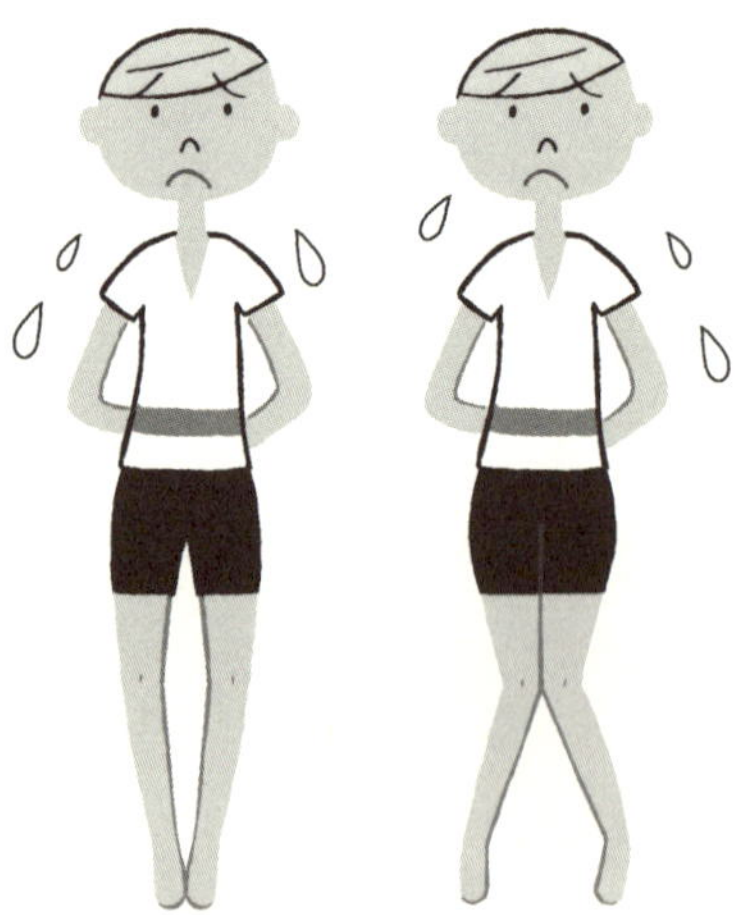

信号待ちでは、周囲の縁石や小石などを見つけて、片足を載せて、その足に重心をかけてください。エスカレーターでは、片足をひとつ上の段に載せて、重心も載せましょう。これが、腰が休まる姿勢です。

オフィスなどで、イスが高すぎるときは、足置き台を用意しましょう。腰かけている座面よりも膝の位置をやや高くすると、腰の負担がやわらぎます。

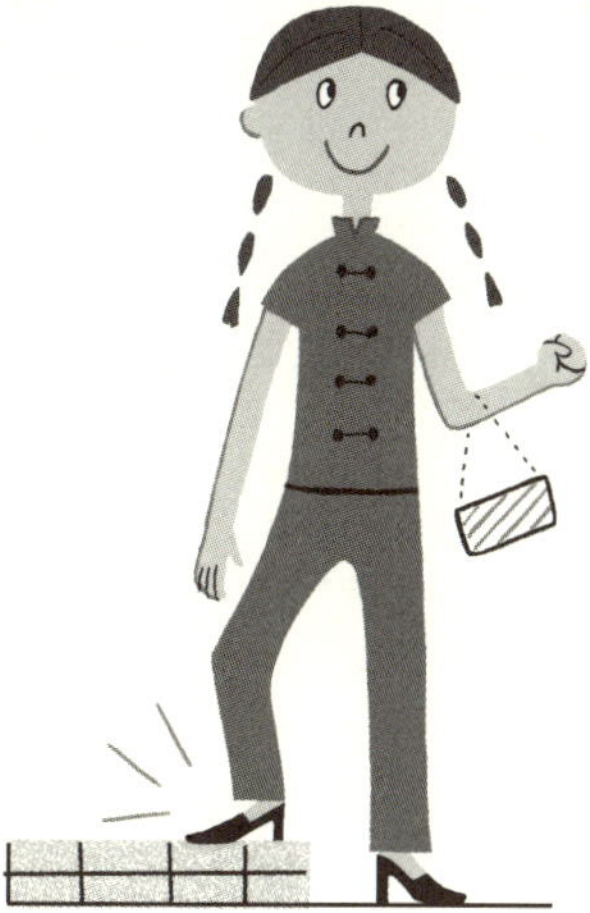

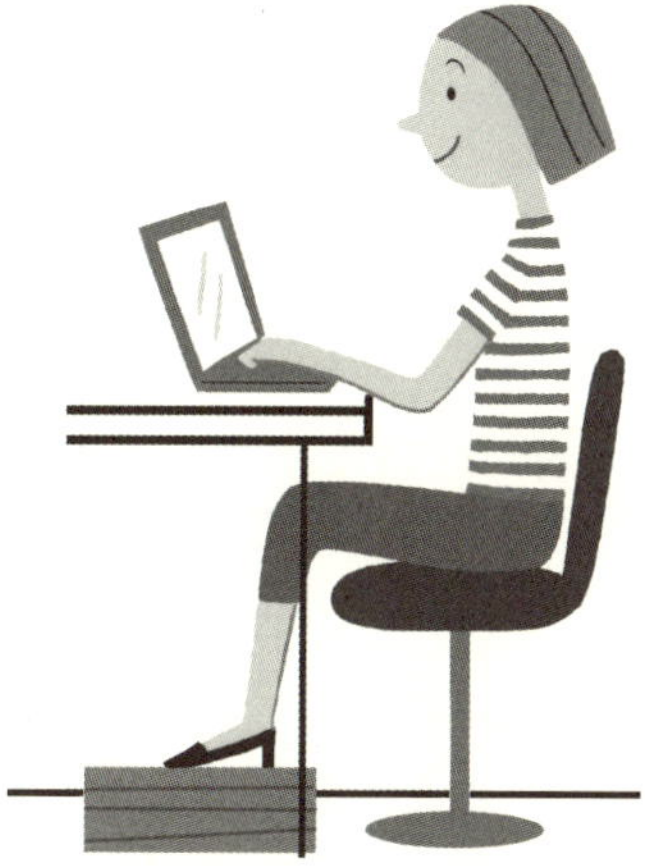

重い荷物を持つときは腰よりも膝のバネを使う

荷物はできるだけ手元に引き寄せ、腰は曲げずに膝を曲げて荷物に手をかけます。持ち上げるときは、腰に力を入れずに、ゆっくりと膝のバネを使って伸ばします。

荷物を持ったまま移動するときは、ひじを曲げ、できるだけ荷物と自分の体との隙間をあけないよう注意しましょう。腰の負担が減り、しかも楽です。

睡眠こそ日々最大の＜ほぐし＞「ふかふか」はやめて硬めの寝具にして

人は寝ている間にも疲労した体を回復させようと無意識に頑張っています。回復させようとする命令は脳が出していますが、ふかふかの枕や敷きぶとん、やわらか過ぎ

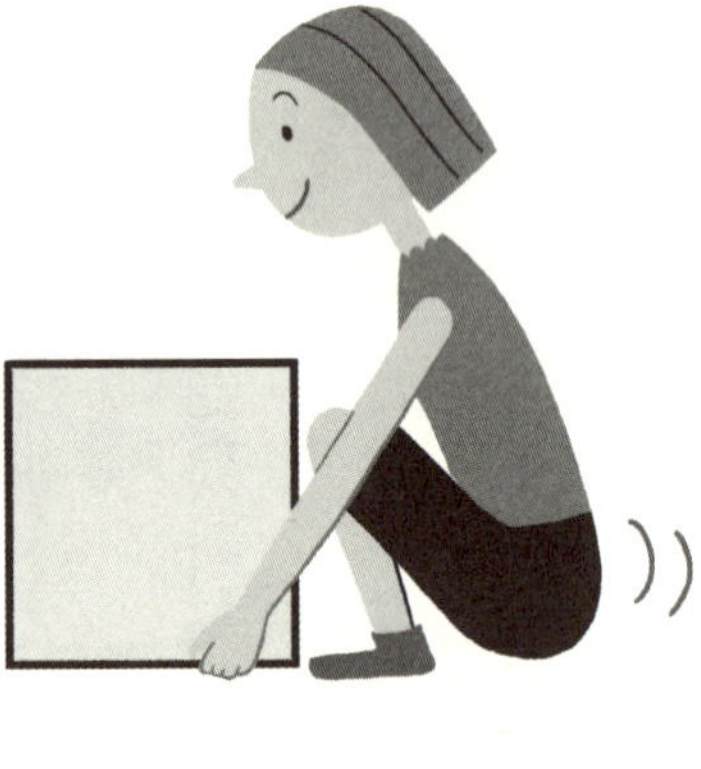

るベッドは、脳からの回復命令を伝えにくくしてしまいます。

寝ている間に肩や首がこって、朝起きたら首がまわらない、などの経験は誰にもあるものですが、これもやわらか過ぎる寝具のためなのです。

本来、人の脊椎には「生理的彎曲」と呼ばれる、美しいS字状カーブがありますが、やわらかくて頭や体が沈んでしまう寝具だと、このS字状カーブが崩れてしまうのです。

P194でも紹介しましたが、〈ほぐし〉の基本からいっても、枕もふとんもベッドも硬めのほうがよいのです。

やわらかいベッドや敷きぶとんでなければ眠れないという人は、背骨のS字状カーブが乱れている証拠です。まだ筋肉のこりや骨格のゆがみからくる不調がない状態ならば、すぐにでも硬い寝具に切り替えてください。それだけでも、筋肉がほぐされ、背骨のゆがみも矯正されていくのです。

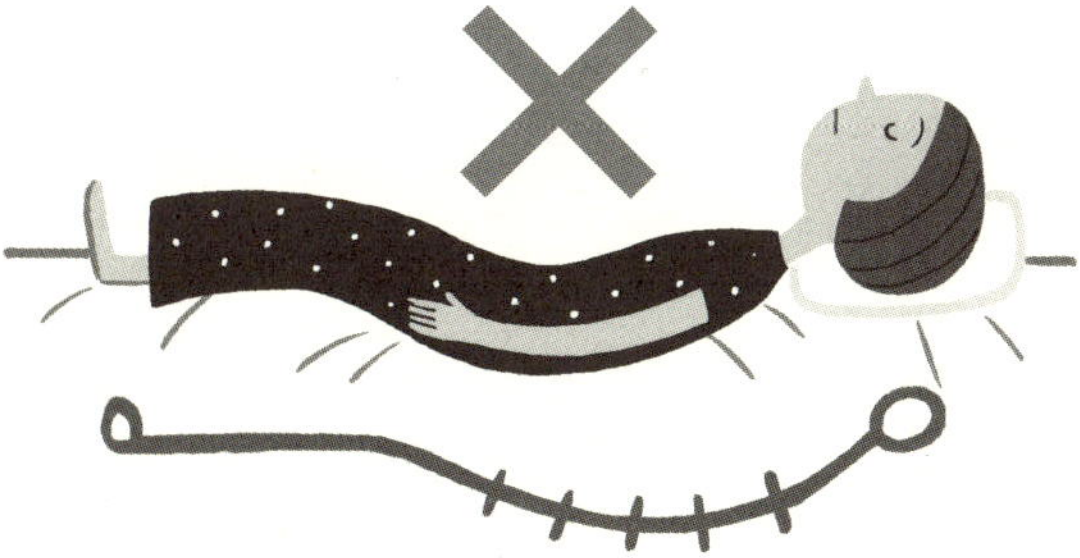

【花粉症・鼻炎編】

矯正する主な脊椎の部位
胸椎4〜8番、13番、腰椎1、2番

【花粉症・鼻炎の原因と対策】

ここでいう鼻炎はアレルギー性鼻炎のことです。花粉症はいうに及ばず、いわゆるアレルギー疾患は近年とても増えており、春先には花粉情報が毎日流されるほどです。

アレルギーとは、体の中にある特定の物質（アレルゲン）に対する抗体ができて、自己免疫症状が出ることの総称ですが、西洋医学的には原因はいまだ解明されていません。

最近有力な原因説に、幼年期の腸内環境の未発達が挙げられていますが、これも認知にまではいたっていません。

原因がわからないので、西洋医療はおおむね対症療法と免疫療法を採用します。免疫療法とはアレルゲンになれさせる療法です。

カイロプラクティックでは、アレルギーの原因は胸椎（とくに第4、5、6、7、8、13番）と腰椎（第1、2番）のゆがみにあると考えます。治療例では、アレルギー疾患を持つ人には、とくに左へのゆがみ（右肩が下がる。胸椎が左に曲がる。右骨盤が上がる）が多くみられます。

そこで、胸椎、腰に関わる〈ほぐし〉のほとんどが対応することになります（P44〜167）が、ここでは、よりカンタンな改善法を紹介します。

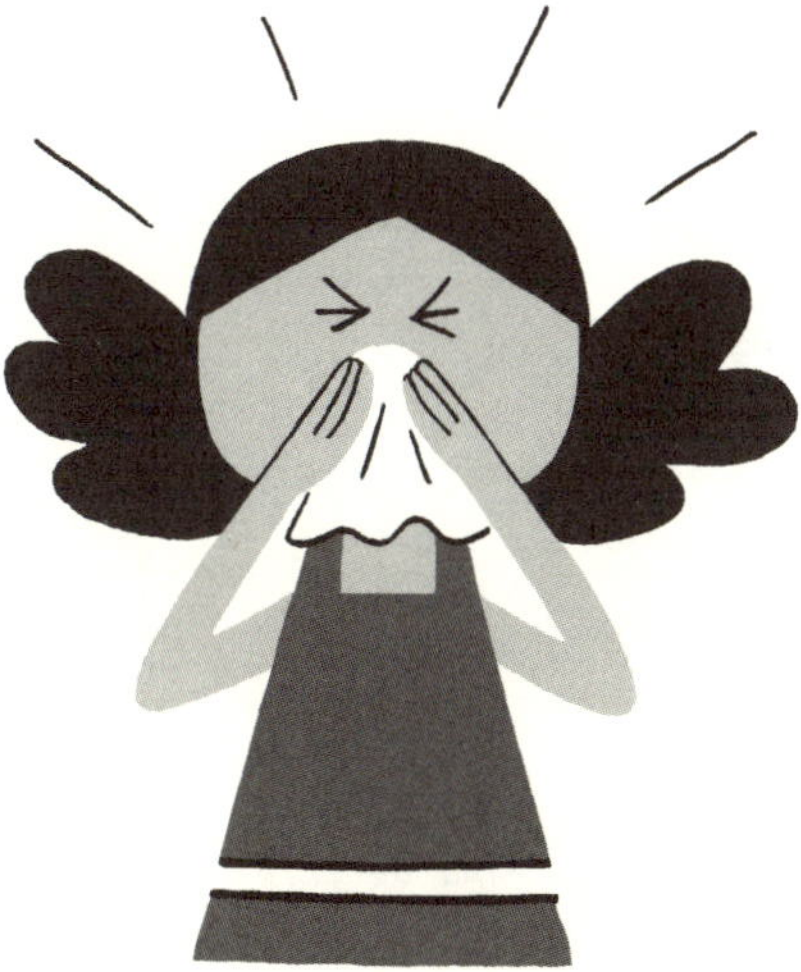

【鼻の下をこする】

押すようにしてこする
鼻の両脇を押してもよし

写真下のように、人指し指で鼻の下を押すようにしてこすります。顔の筋肉の緊張をゆるめる一種の対症ワザですが、緊急の場合などに試してください。ツボとしては、鼻の両脇（黒目の下）がよく知られています。ここを痛いくらい強く押すのもよいでしょう。根本的には、胸椎と腰椎のゆがみを治す<ほぐし>動作がおすすめです。

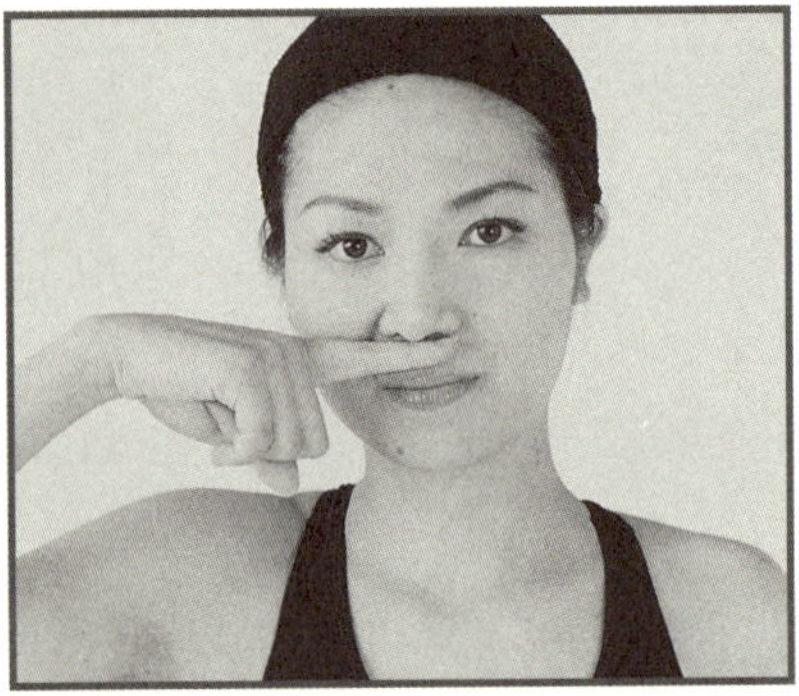

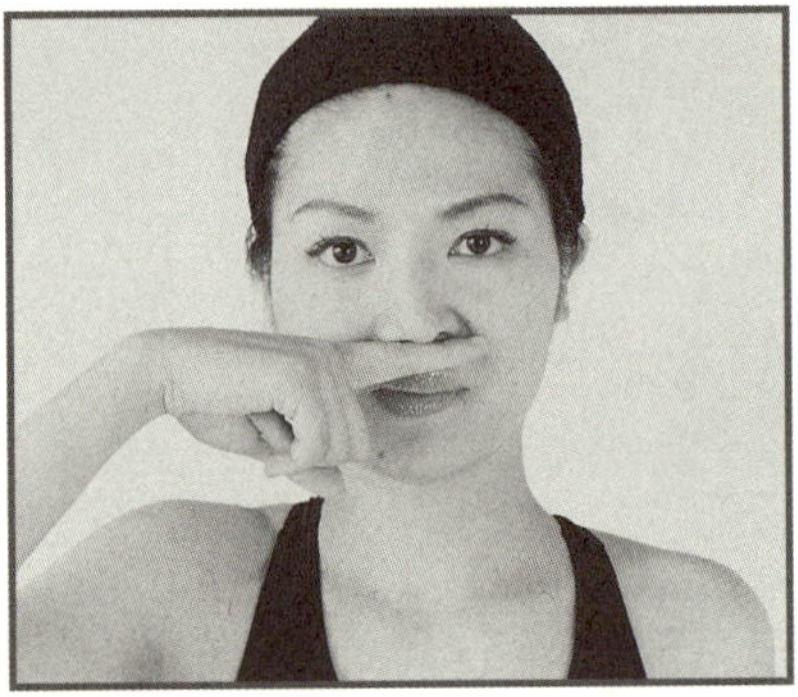

【親指の付け根を押さえる】

たまった熱を発散させる
血行をよくし免疫力も正常に

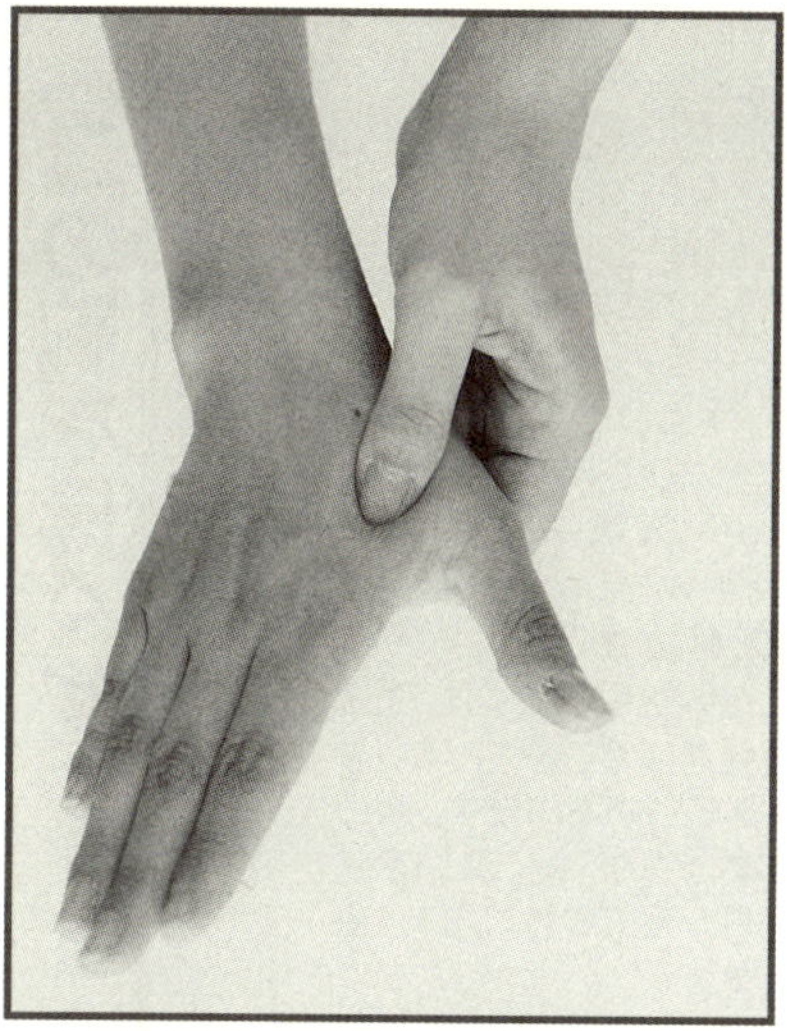

東洋医学では、花粉症などの春先のアレルギー性症状は、冬の間にたまった熱の発散現象だと考えます。手足には熱の発散を刺激するツボが集中しており、とくに親指は呼吸器の働きに大いに関係があります。この付け根をもみほぐすと、ツボ刺激になるだけでなく、総指伸筋という指を動かす筋肉や、前腕筋膜の緊張をゆるめて、血行をよくします（上）。カイロプラクティックには、トリガーポイントという解剖学的な理論があります。ある部位の痛みが遠く離れた部位に散っていく経路を考えて、その経路に沿って施術します。これがツボと合致する場合があるのです。

【二の腕をほぐす】

遠く離れた頚椎のほぐしに

まず、左手を前に出し、手のひらを正面に反らせます。次に、右手でひじの上あたりを軽くつかみます(下)。そして、手のひらを上下に振るようにします。押さえた手はそのままです(左上、左下)。これを10回ほどくりかえします。終わったら、左右交替します。単純な動作ですが、上腕筋膜、上腕二頭筋の緊張をほぐし、これにつながっている三角筋、広頚筋もゆるめます。腕の緊張を解くことが、首まわりのほぐしにも役立つのです。頚椎がやわらかくほぐされると、鼻炎の緩和に有効なのです。

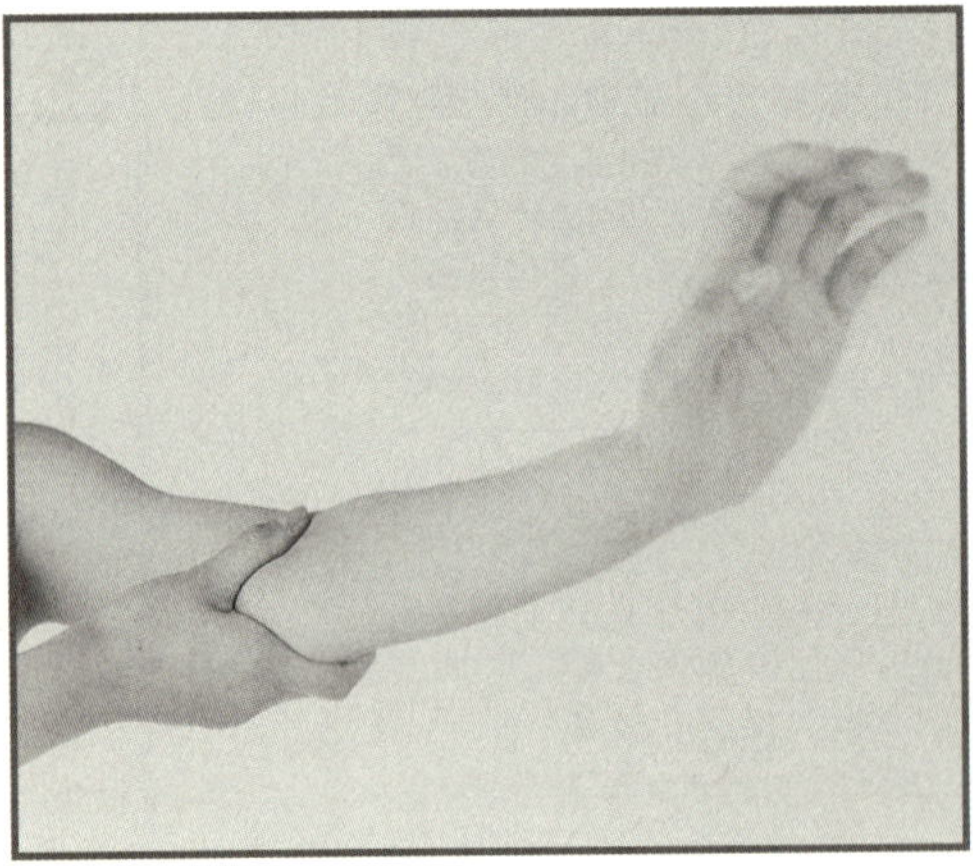

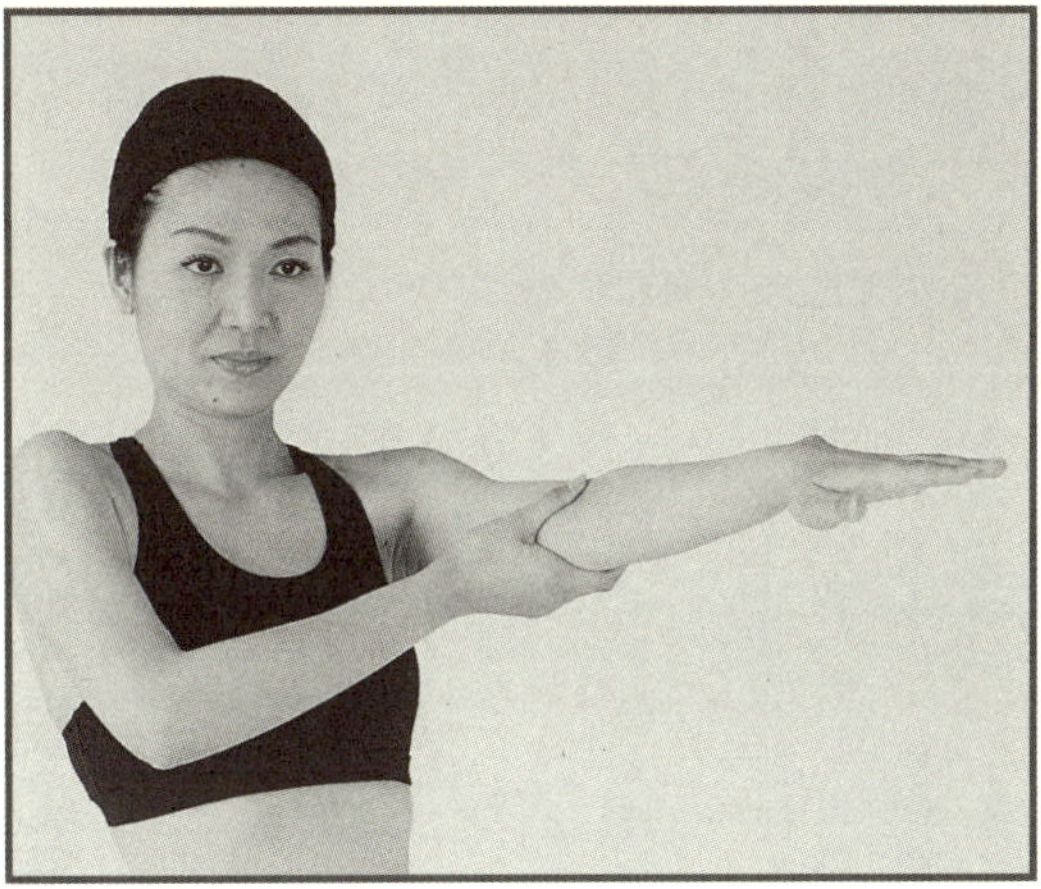

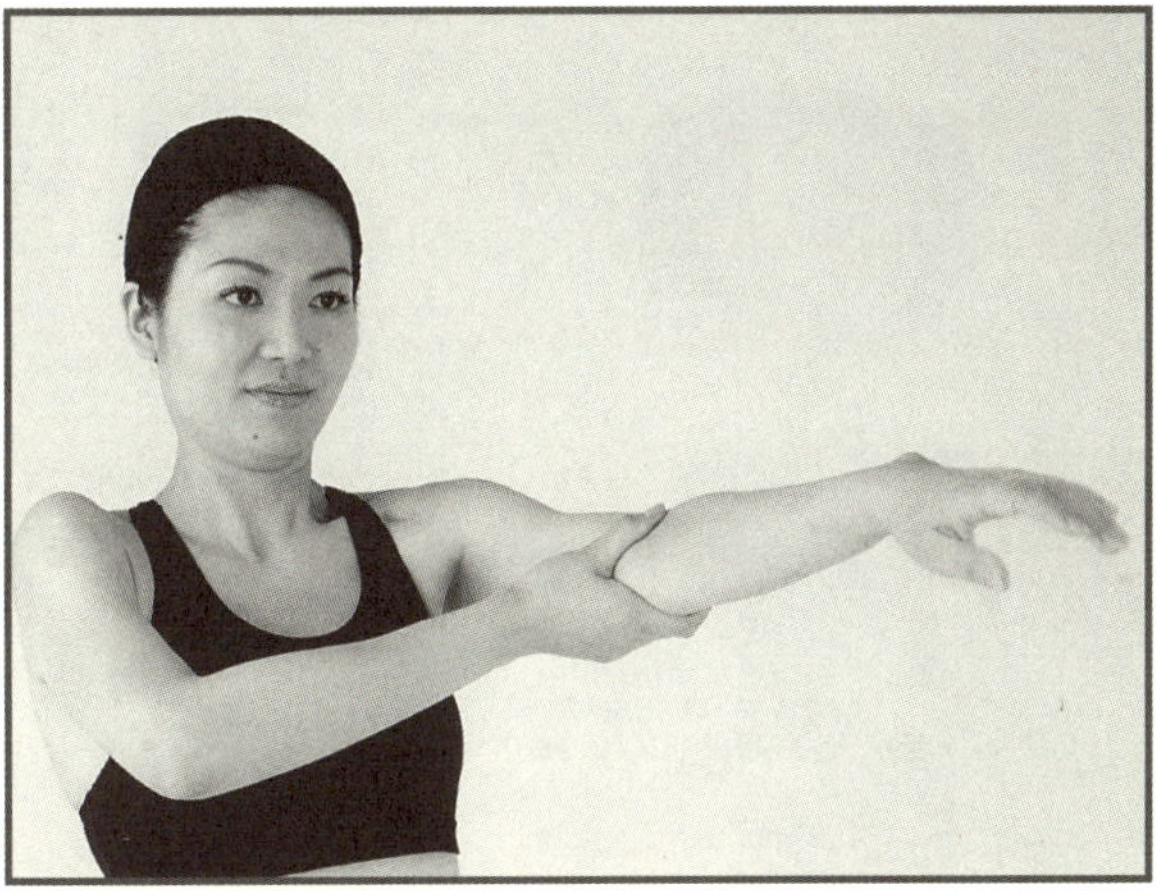

【胃　編】

矯正する主な脊椎の部位
胸椎5～12番、腰椎1番

【胃の不調の原因と対策】

胃炎は食べ過ぎ、飲み過ぎなどが主な原因ですが、胃・十二指腸潰瘍となると、胃液の分泌が増えて内壁の粘膜が傷ついて起こります。ストレスも重要な要因といわれます。

〈ほぐし〉カイロでは、胸椎5～12番、腰椎1番のゆがみが遠因と考えます。そこで、この部分のゆがみに関わる筋肉・筋膜をほぐすことになります。

腰椎の〈ほぐし〉は、とくに胃下垂の人に有効です。

ここでは即効性のある動作を紹介しましょう。

ちなみに、悪性腫瘍などの場合は、行わないでください。

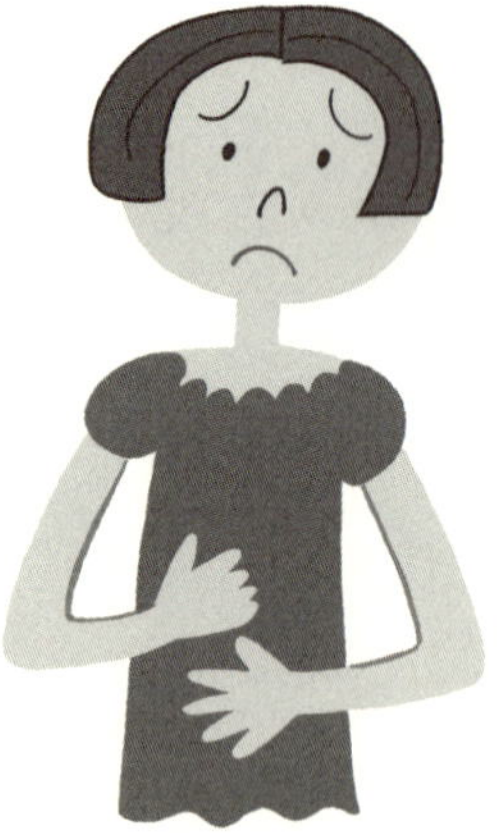

【胃の裏を押さえて上を向く】

とてもカンタン
即効で胃の不調を解消する

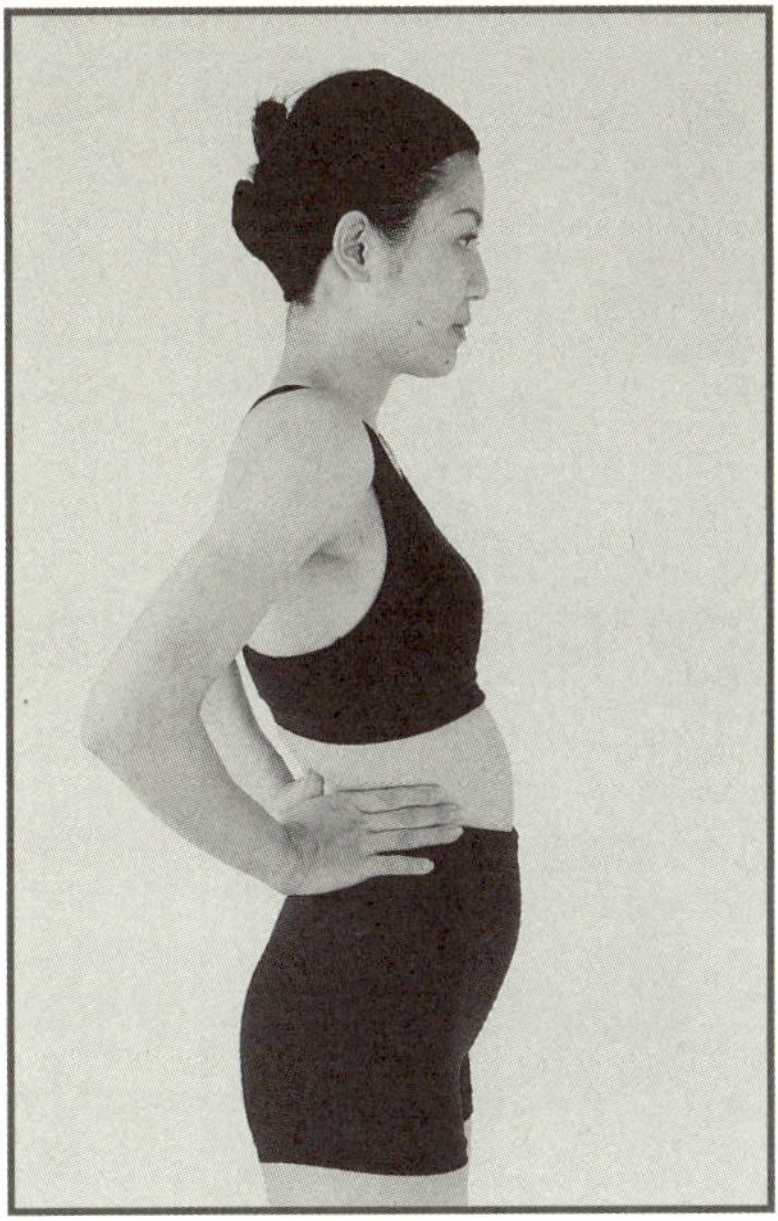

足は肩幅くらいに開き、力を抜いて立ちます。次に、両手の親指を腰の上、胃の裏あたりにあてがいます。顎は引いて、視線を正面に向けます（上）。

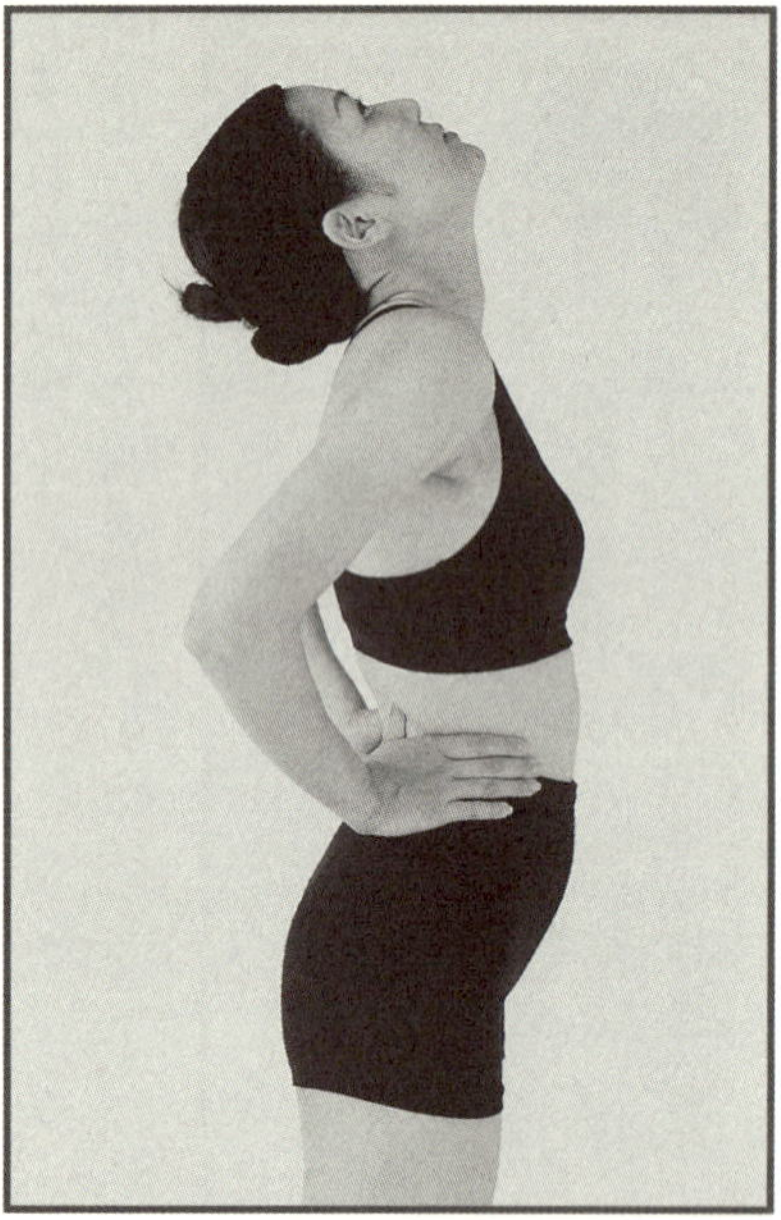

そのままの姿勢で、徐々に頭を後ろに反らしていきます。グーッと首の前を伸ばして、天井を見るようにしてください。反らしていくときに息を吸ってください(上)。いっぱいのところまで頭が反ったら、10秒ほど静止しましょう。このとき、ゆったりと腹式呼吸をしてください。腰を反らす必要はありません。あくまで、首から上を反らすのです。元に戻していくときに、息を吐きます。これを5回くらいくりかえしましょう。胸からおなかにかけて、気持ちよく伸びていくのが実感できるでしょう。

押さえどころは胃のうしろ 軽く押せば指圧効果も

下のように、胃の後ろあたりを親指で押さえつけます。ウェストにかけて、つかむようにするとよいでしょう。この動作の基本は胸の筋膜(大胸筋筋膜)を伸ばし広げること。女性の場合とくに、内臓が全体的に下がって働きが低下しやすいので、正しい位置に押し上げることが大事です。大胸筋の筋膜を伸ばし広げて、柔軟にほぐすと、腹膜も引き上げられて、内臓が本来の位置に戻ります。本来の位置に戻った胃腸は、自由な働きができるようになり、不調が解消していくのです。胸筋筋膜のほぐしは、当然、胸椎のゆがみの是正にもつながります。また、腰椎のゆがみも正されていきますから、この動作を毎日実行すれば、胃の不調、不快症状に悩むことは少なくなります。

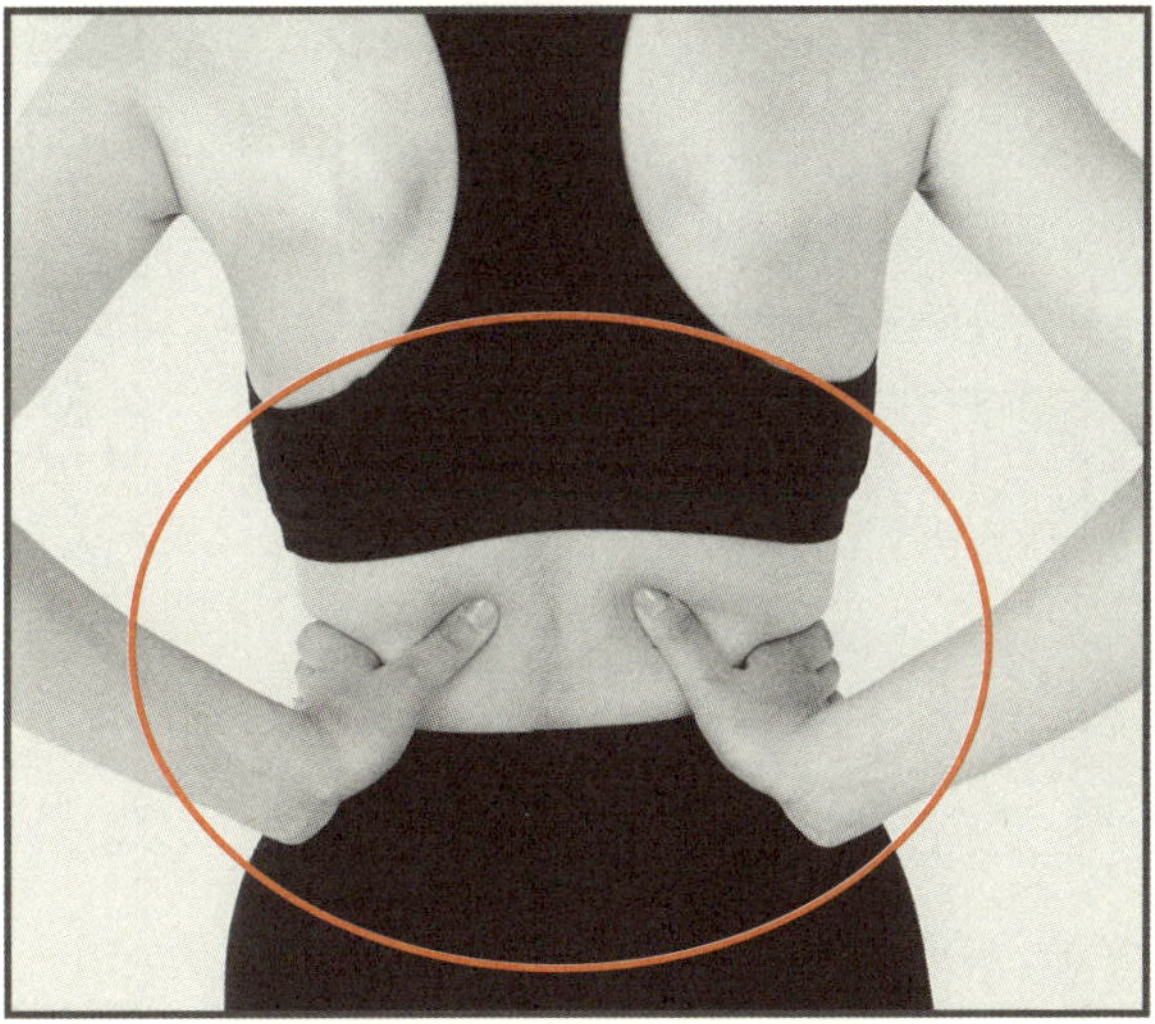

【おなかを押さえて足を上げる】

ももをほぐして腰椎を正す
胃下垂気味の人におすすめ

仰向けに寝て、両手をおなかの上にあてがいます（下）。おへその両サイドくらいのところです。

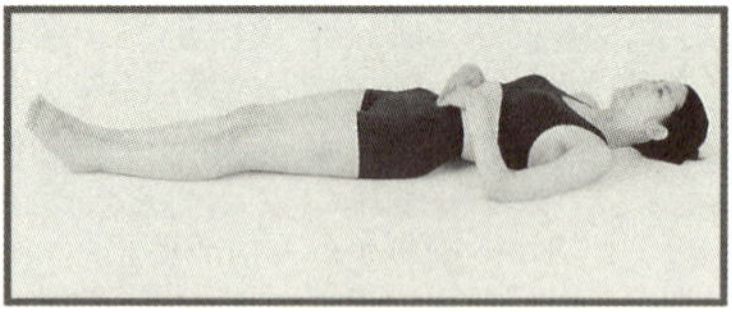

次に右足を曲げていきます。おなかの上の手は押さえたままです（下）。

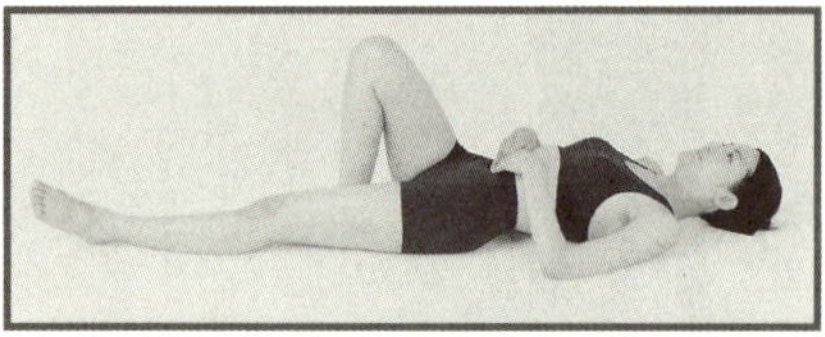

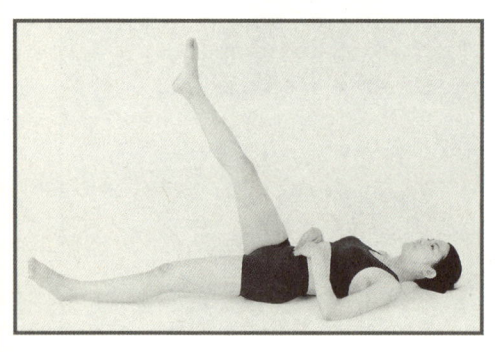

押さえどころは　おへその上あたり　あまり強くしないで

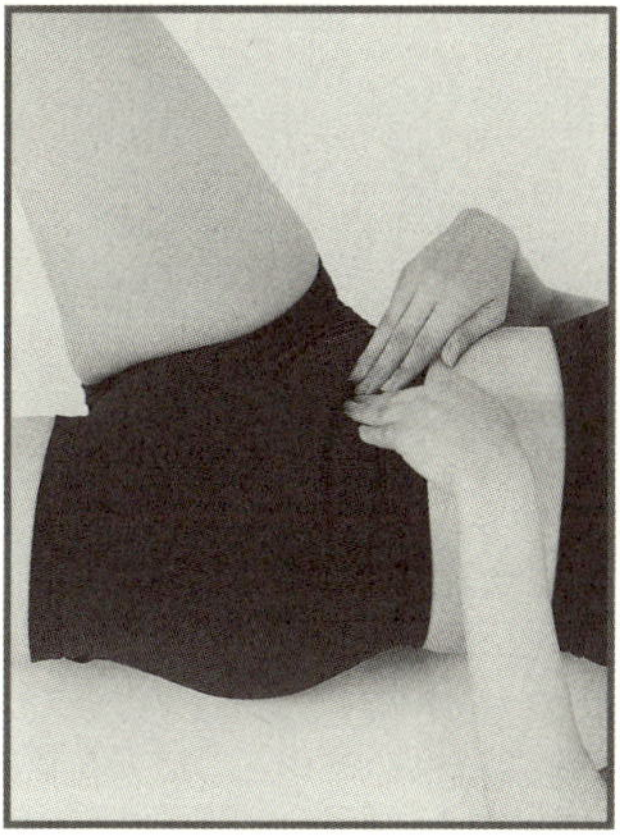

腹直筋という筋肉は、肋骨の下から性器の上あたりまで伸びています。いわゆる腹筋です。腹筋が弱いと、胃腸は下がりやすいので、胃下垂気味の人はP１４８「体起こし」などの動作も実行してほしいのですが、ここで紹介したのは、太ももまわりの筋肉・筋膜をほぐして腰椎のゆがみをなくし、それによって胃腸をはじめ内臓が下がってくるのを防ぐ動作です。おなかを押さえるので、指圧効果も期待でき、便秘解消にも有効でしょう。

ゆっくりと右足を上げていきましょう。このとき、息を吸い込んでいきます。できるだけ、上げた足と床が直角になるようにしましょう。限界まで上がったら、5秒ほどそのままの姿勢を保ちます。元に戻していくときに、息をゆっくり吐いていきます。この動作を、左右交互に行ってください。腹直筋の筋膜を押さえて、太ももの前面の筋肉・筋膜（大腿四頭筋と大腿筋膜、大腿筋膜張筋）と、後面（大腿二頭筋と大腿筋膜）を伸ばしてほぐします。これによって、腰まわりの筋肉・筋膜もやわらかくなり、腰椎の矯正に役立つのです。腰椎のゆがみが正されると、胃下垂も治っていきます。

【ハッと息を吐く】

喉の奥から思いっきりよく
胃から邪気も出ていきます

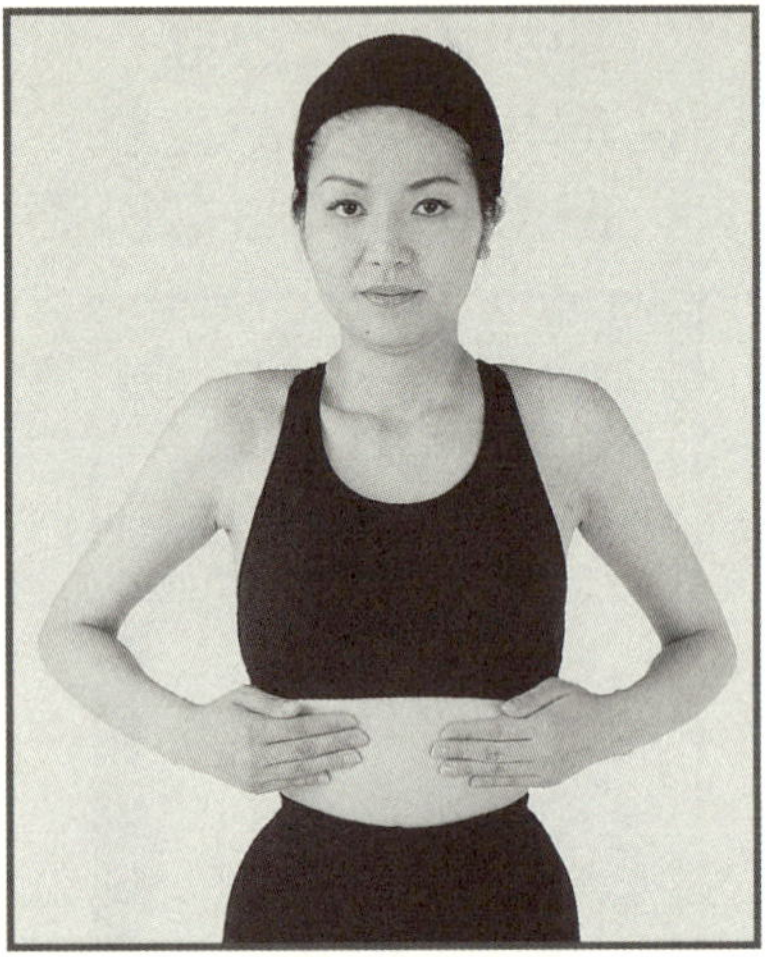

自然体で立って、両手をみぞおちの両側にあてがいます。前項の動作で押さえた腹直筋膜の始まるところです。ここを押さえるのです(上)。

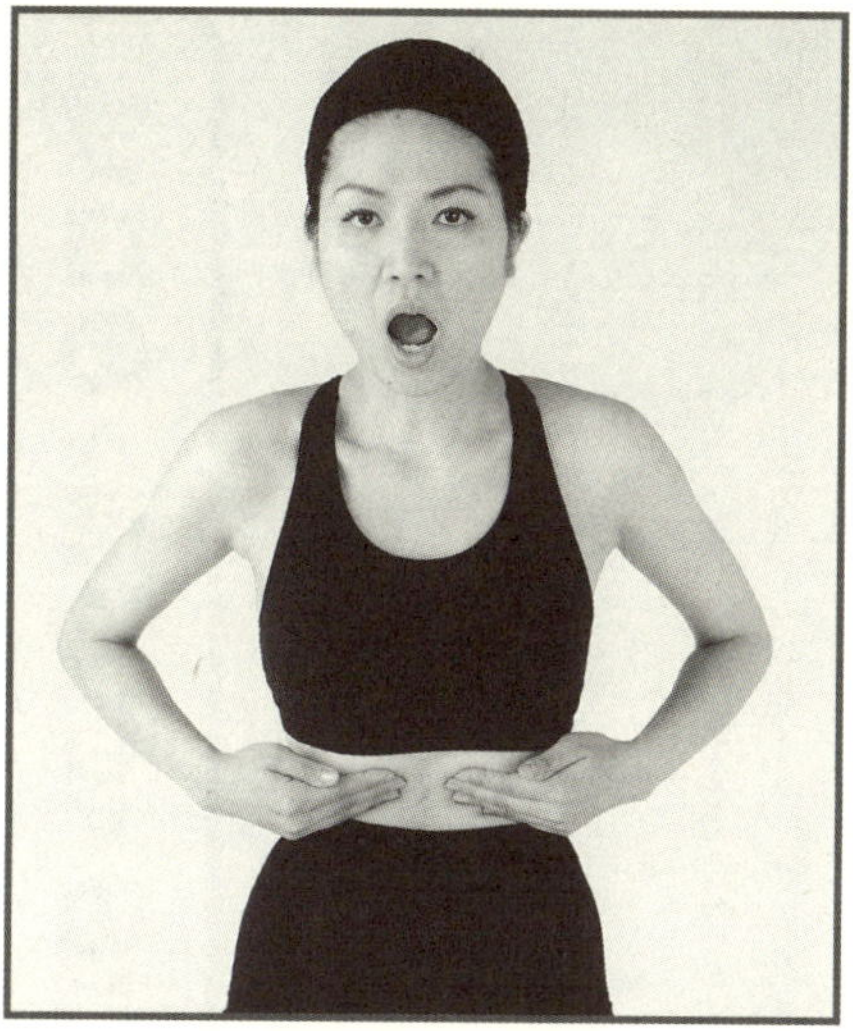

次いで、急激におなかを引っ込ませて、喉の奥から勢いよく息を吐き出します。「ハッ」と気合いを入れてください(上)。声を出すというのではなく、あくまで大きく、勢いよく息を吐くのです。胃から悪いものが全部出ていく感じがするでしょう？空手などの武道でやる「息吹き」に似ていますが、この動作のポイントは、腹直筋膜の一方の付け根を押さえていることです。これによって、腹筋の伸縮が効果的になり、胃の働きも活性化します。古来の「気合いを入れる」動作と、筋膜ほぐしが合体したユニークなワザです。

胃の不調を解消！プロの〈ほぐし〉のテクニック

胸椎のゆがみを治す必殺技
背中のつらいこりにも効果抜群

この施術技は、一般的な〈ほぐし〉カイロのコースには入っていないオリジナルテクニックです。

患者は施術台にまたがって両腕を首の後ろで組みます。先生は患者の背後にまわり、やはり施術台にまたがって、左手で、組んだ手のひじのあたりを支持し、右手は胃の裏あたりを手のひらで押さえます。

そのままの姿勢で、患者の上体を左にねじります（左上）。

下半身は施術台で固定されていますから、上体のねじれ効果がとてもよく、カチカチにこった背筋群、肩まわりの筋肉群が充分にほぐされていきます。

左右交互に充分にねじります（左下）。

一方の手が脊椎の上を押さえていることにもなるので、直接脊椎の矯正にもつながるダイナミックな手技です。

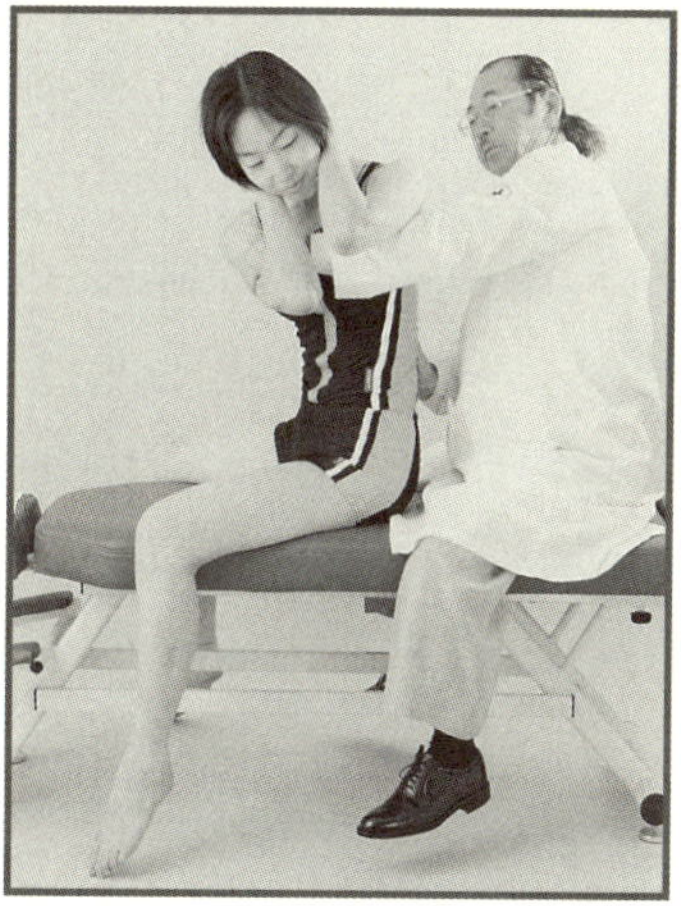

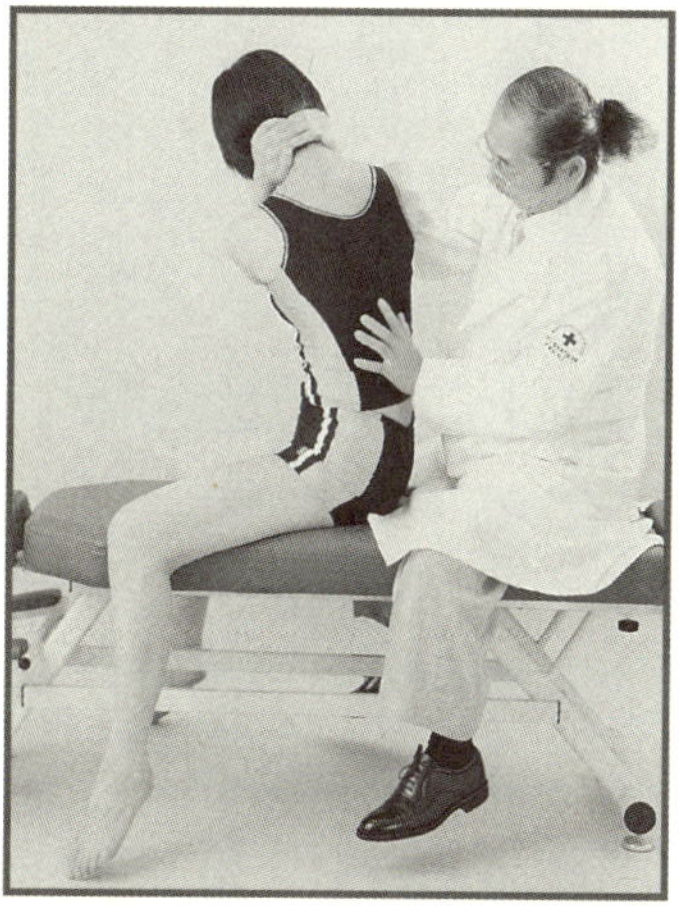

前ページの手技の応用版で、先生は施術台に片足を載せて、膝で患者の背中を押しつけます。そのまま患者の上体を手前に倒し、体重を利用して充分に背筋群と脊椎を後ろに曲げ伸ばします（左）。

前ページの手技は左右へのひねり、ねじりでしたが、これは脊椎が前ゆがみになっているのを矯正する技です。

相当ダイナミックですので、通常は脊柱の押圧や三方牽引（P73）などで、背中全体を充分にほぐしてから施術します。

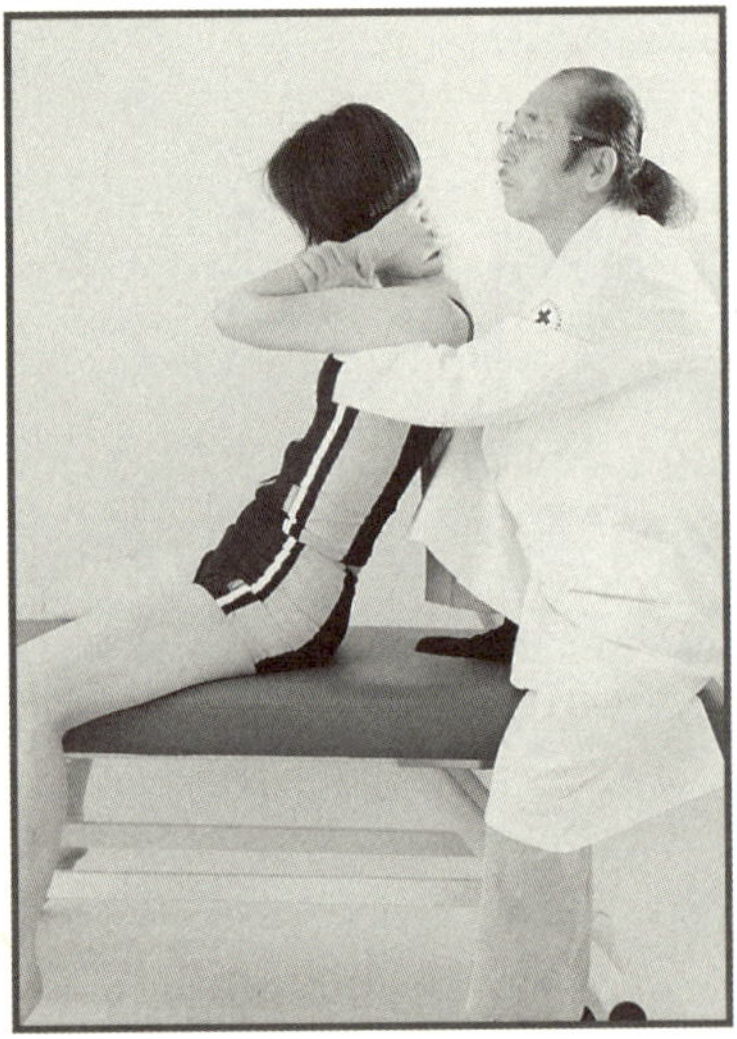

【足がだるい編】

矯正する主な脊椎の部位
骨盤

「足がだるい」原因と対策

　脚部全体の血行が悪くなって、むくみが出たり疲れてきます。疲れてくると、足の裏の土ふまずが彎曲を失って、いわゆる扁平足の状態になります。

　これは主として、ふくらはぎの腓骨筋という筋肉の疲労によって起こります。骨盤内の筋膜にもつながっていて、骨盤もカチカチにこってしまいますから、まずはそのこりをほぐすために、脚部全体の筋肉・筋膜をほぐしましょう。

　足のだるさ、疲れは膝関節の異状、腰痛など様々なトラブルの原因にもなりますから、早めに取り除くようにしましょう。

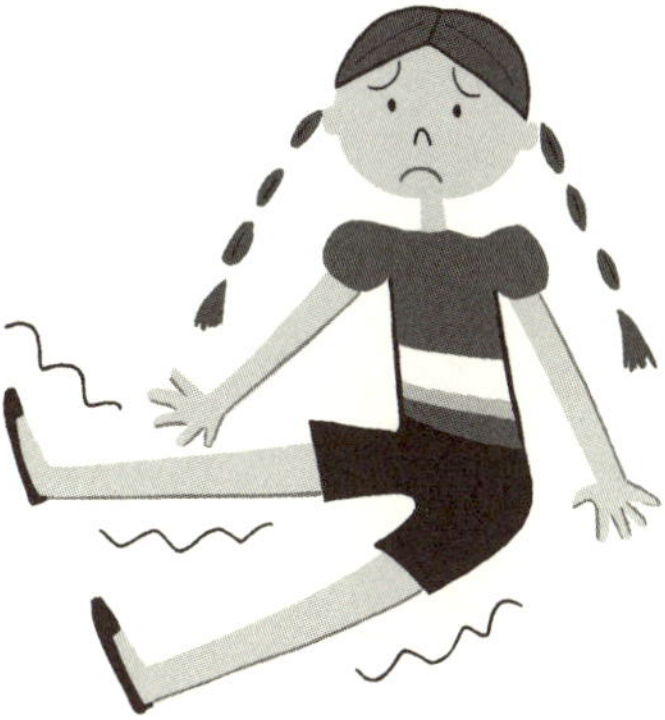

【ももの付け根を押さえて足を伸ばす】

足全体がだるくてつらいときにマッサージよりはるかに根本的

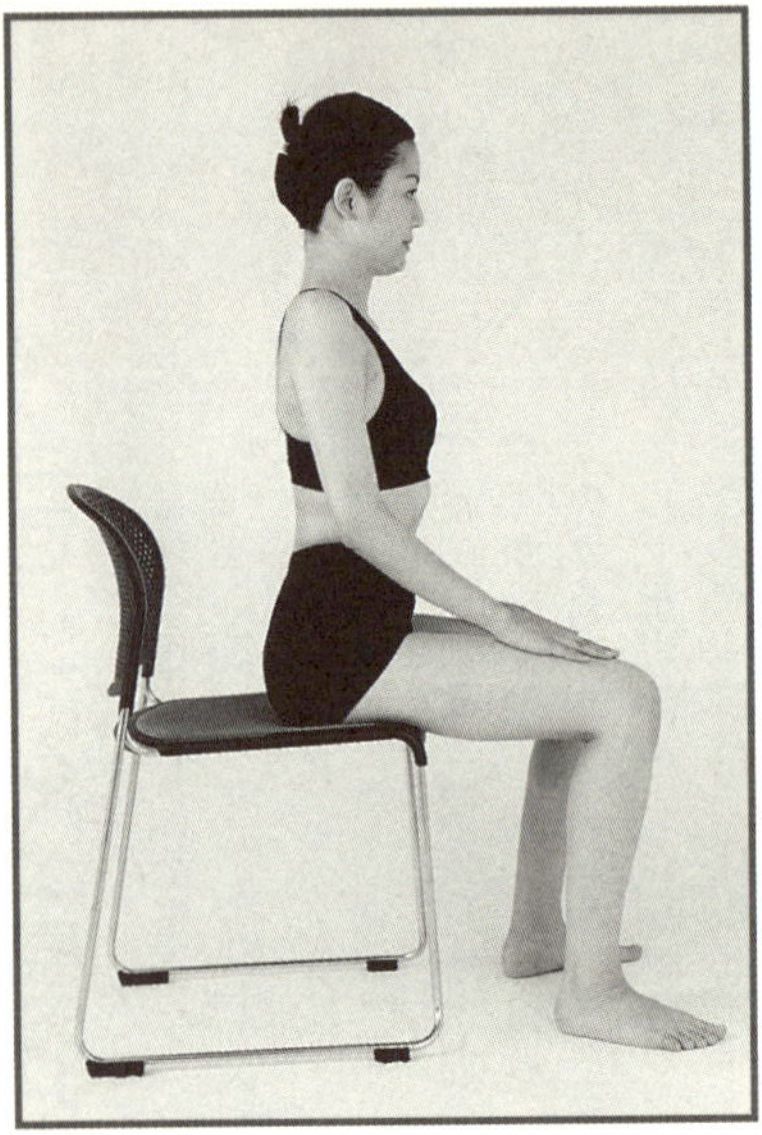

イスに腰かけます。このあと足を曲げ伸ばすことを考えて、浅めに腰かけても、深めでも、自分に合う方でけっこうです（上）。

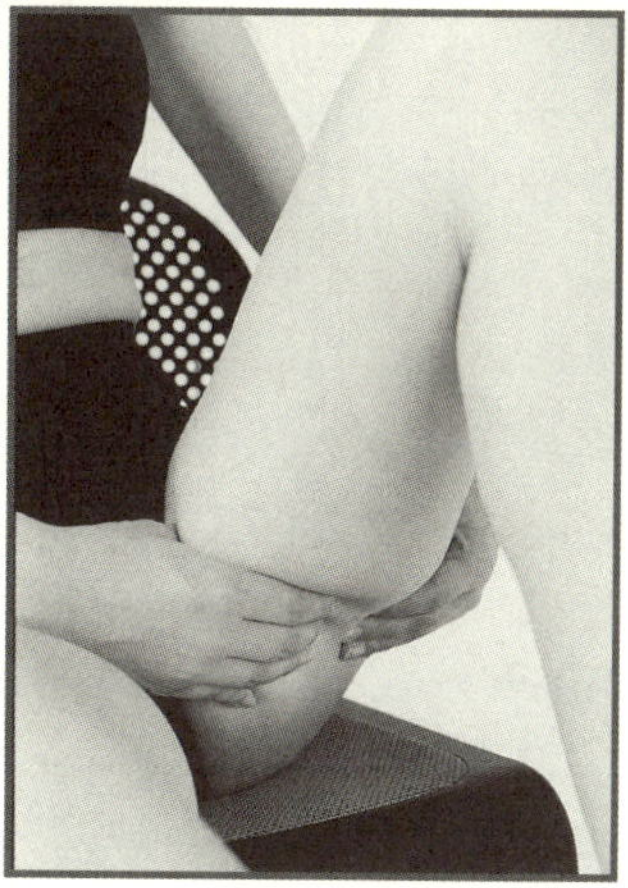

次に、左足の太ももの後ろの付け根あたりを両手で押さえます。大腿筋膜の付け根を押さえることになります（左）。

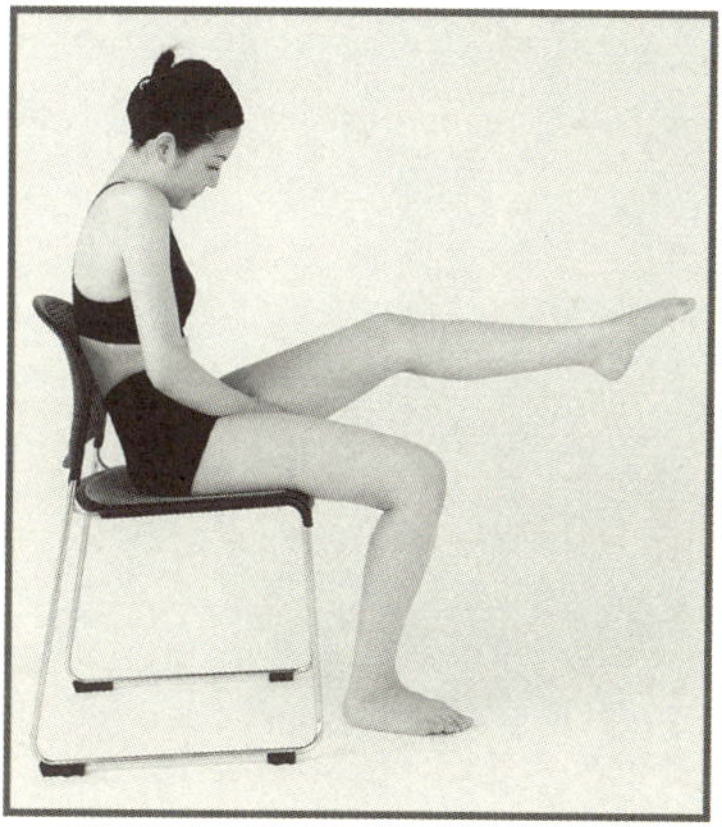

押さえたまま、足を伸ばし、また折り畳みます。自転車をこぐように、ゆっくりと曲げ伸ばししてください（右）。5回ほどくりかえしたら、左右交替して同じ動作をしましょう。この動作によって、脚部全体の筋肉・筋膜も緊張がゆるんで、血行もよくなります。付け根を押さえていることによって、充分に脚部がほぐされ、だるさや疲れがとれるのです。

【アキレス腱を押さえる】

自然に手がいくポイントです
脚部の裏側にも刺激が

イスに腰かけて、片足をつま先立ちにし、手指でアキレス腱をもみます（下）。もっともポピュラーな足疲れ解消法かもしれません。アキレス腱は、すぐ上のひらめ筋や、ふくらはぎの腓腹筋、そして膝より上の大腿筋、骨盤などとつながっていますから、ここを充分にほぐすことで、脚部全体の緊張がゆるむのです。実感できる効果としては、膝から下の疲れ解消がメインです。

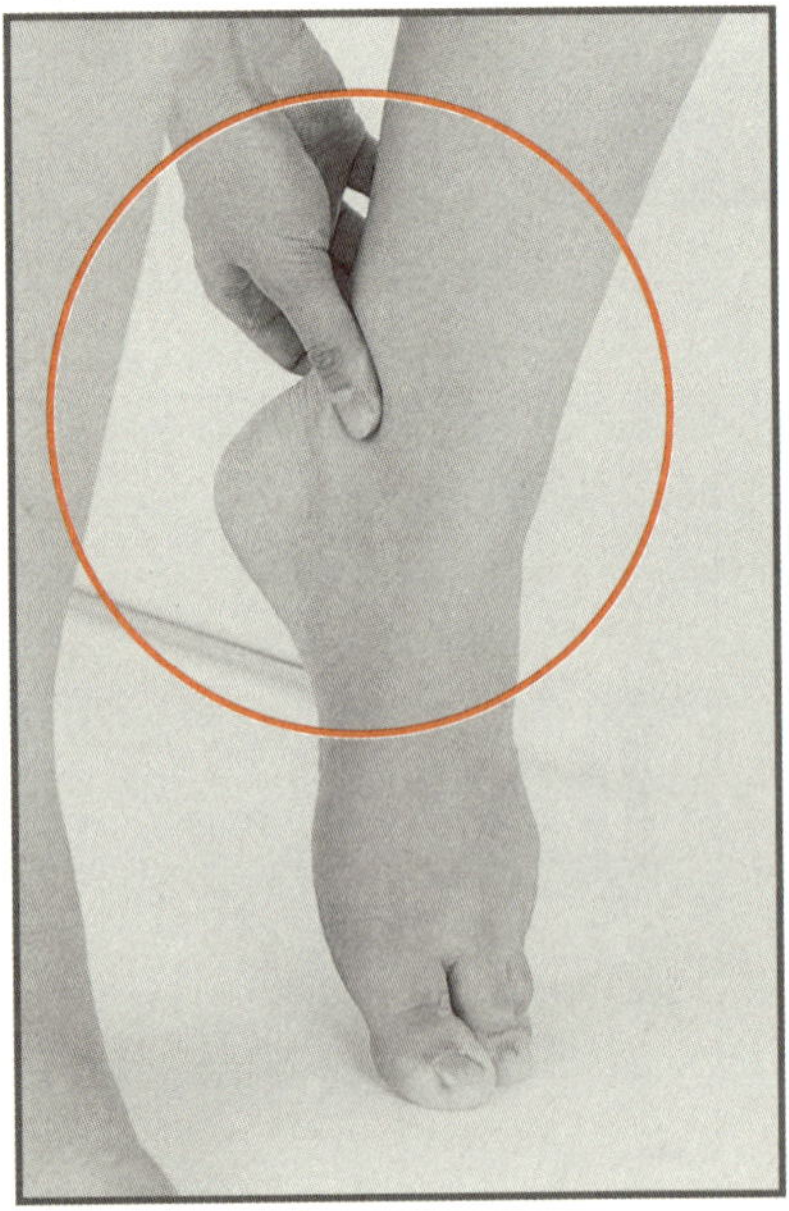

【かかとを押さえる】

足裏マッサージとも似ているが筋肉・筋膜ほぐしが目的

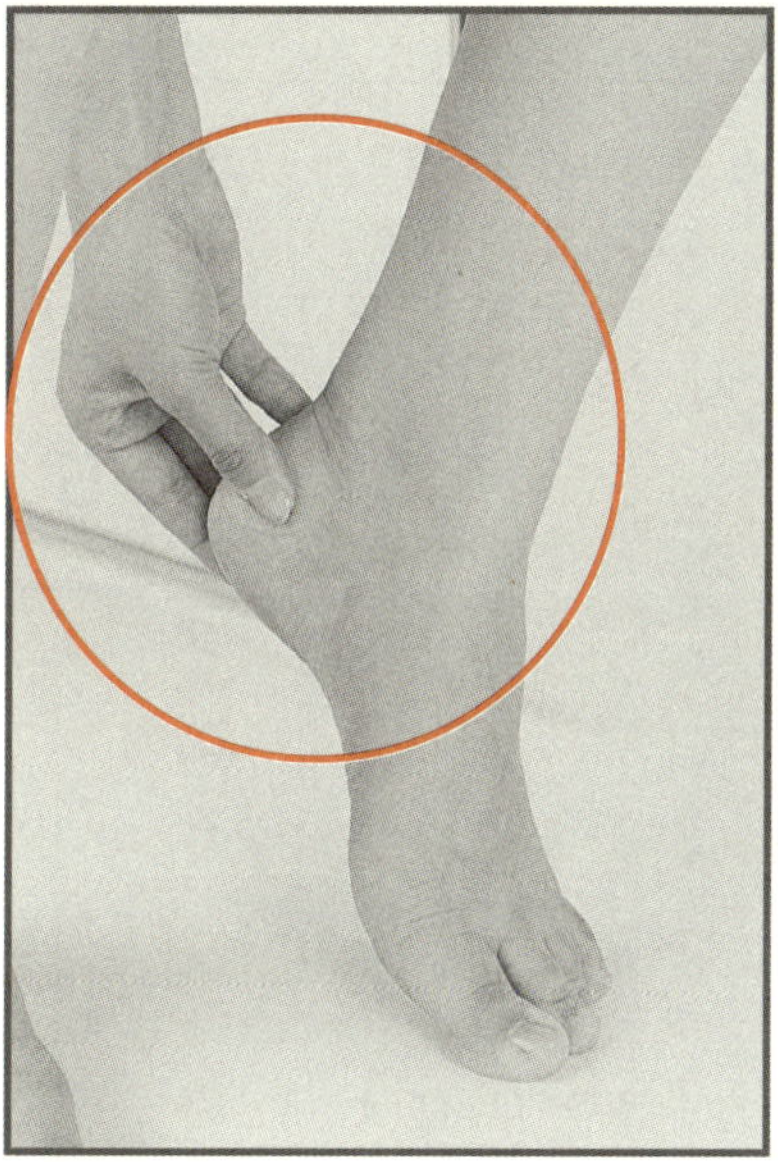

右頁の動作の別バージョンです。今度はかかとを押さえます（上）。アキレス腱と直接つながっていますから、効果は似ていますが、足裏マッサージの慰安効果も加味されて、気持ちもリラックスするでしょう。しかし、この動作の本当の目的は、膝から下の足裏筋肉のほぐしにあります。ポピュラーな健康法、青竹踏みでもよいでしょう。

プロのワザ

足全体をブラブラさせる

脚部の疲れ、だるさを解消するプロの〈ほぐし〉手技は、大腿筋群（太もも）の押圧、下腿筋群（膝から下）の押圧、股関節の回転、膝関節の屈曲・伸展、足関節の背屈など、10通りほどあります。

ここでは、正規のマニュアルにはない、もっともカンタンでわかりやすい方法を紹介しましょう。

患者は施術台にうつぶせになります。先生は後ろから片足を引っ張り、ブラブラと足全体をスイングさせます。これを左右交互に行います。

とても単純な手技ですが、脚部全体の緊張がゆるみ、血のめぐりもよくなります。即効性のある技といってよいでしょう。ただし、骨格のゆがみを是正するところまではいきません。

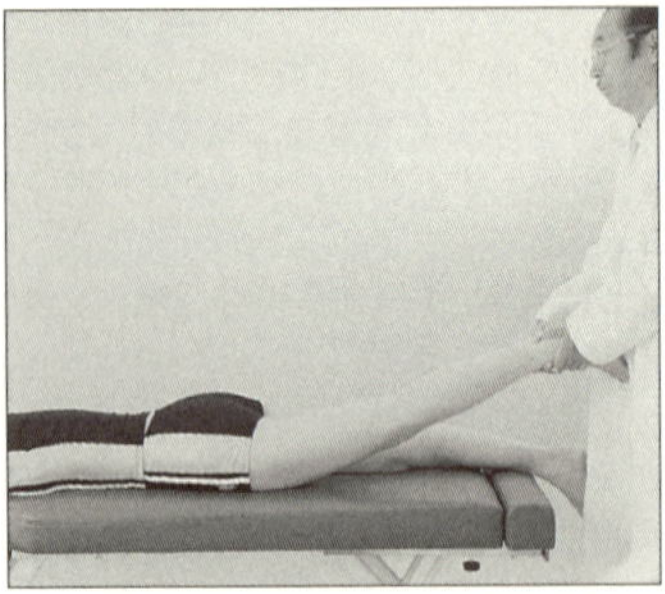

【便秘編】

矯正する主な脊椎の部位
骨盤

【便秘の原因と対策】

便秘は腸の蠕動運動が不活発になって起こりますが、その原因は様々です。食物繊維の摂取不足、水分不足、腸内環境の悪化などが挙げられますが、腹筋の衰えや骨盤のゆがみも原因になっていることは、意外に知られていません。

P172でも説明したように、骨盤がゆがむと腸の位置も正常でなくなり、働きが悪くなります。もちろん便の腸内通過にもさしさわりが生じます。

ですから、筋・骨格系という体の構造上から便秘を解消するためには、骨盤のゆがみを正すのが根本的な方法となります。これにともなって腹筋も強化されます。

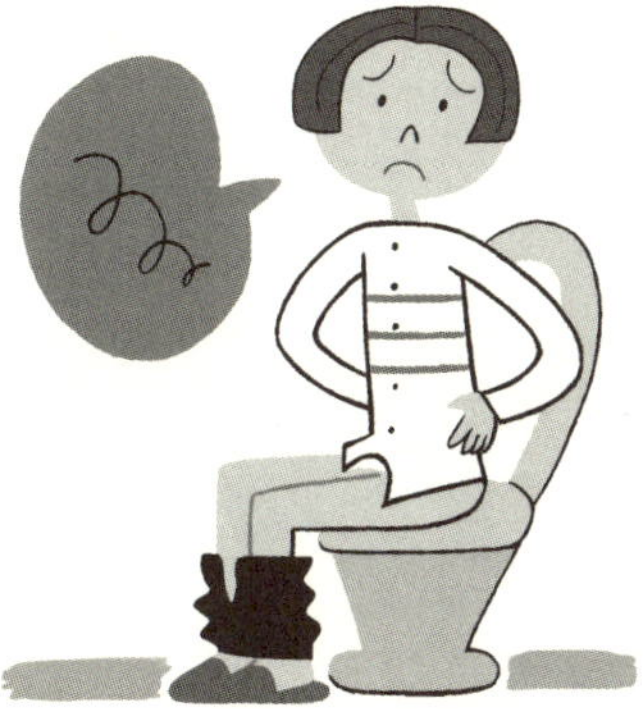

【おなかの付け根を押さえて足を曲げ伸ばす】

腸の動きもよくなる＜ほぐし＞テク
食物繊維もよく食べて

P222の胃の不調解消動作にやや似ていますが、こちらは足を曲げず、両足を一緒に上げます。基本姿勢は下のように、仰向けに寝て両手を下腹にあてがいます。軽く押さえる感じです。

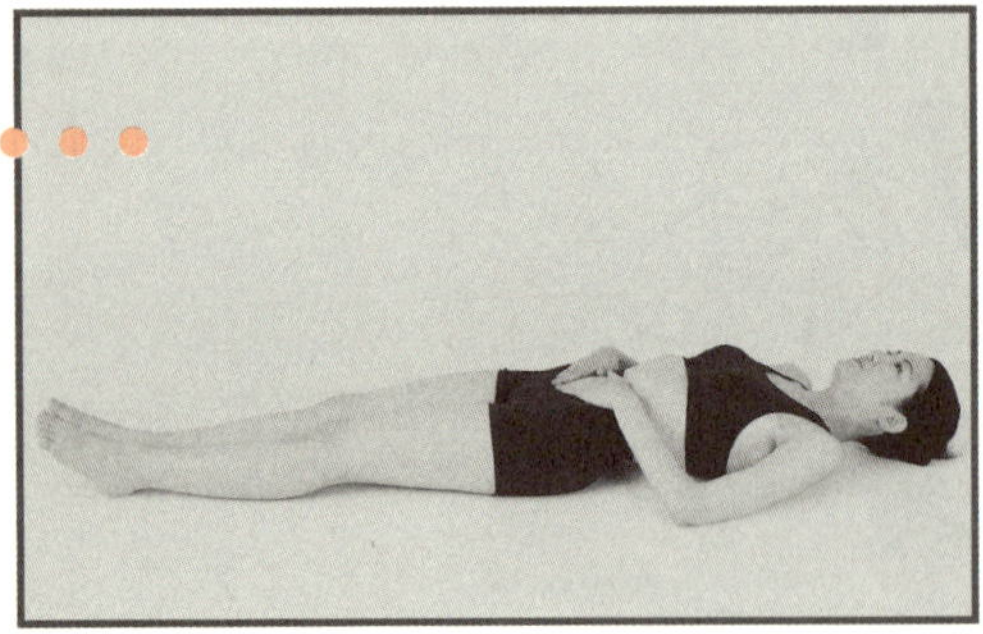

次に、足を伸ばしたまま、一挙に上げていきます。腹筋が固くなるのがわかります。でも両手は下腹から離さないでください(下)。腰に少し痛みがある人は無理をしないで、ゆっくりと上がるところまで上げましょう。この動作を3〜5回くりかえします。腹筋の強化だけでなく、脚部の筋肉、とくに太ももの大腿筋群が充分に強化されます。腹直筋膜の付け根を押さえていますから、腹直筋、大腿筋がそれぞれによく伸縮します。足を上げていくときに、ゆったりと大きく腹式呼吸で息を吸い、下ろすときに吐きましょう。この動作では、呼吸法も大事です。

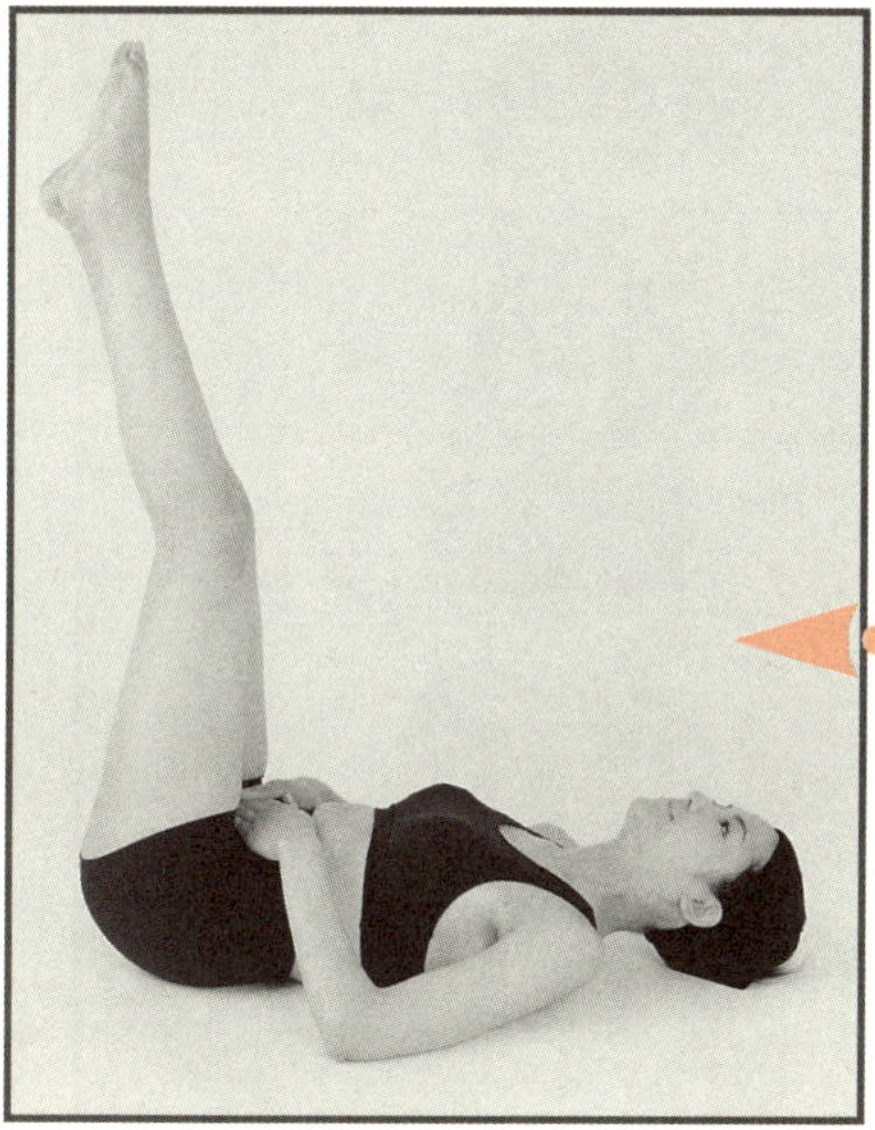

【両足裏をくっつけて体を曲げる】

足の裏を離さずに呼吸法も取り入れて

まず床にあぐらをかくようにして座り、足の裏を合わせます。両手は肩の高さで前に伸ばしましょう(下)。

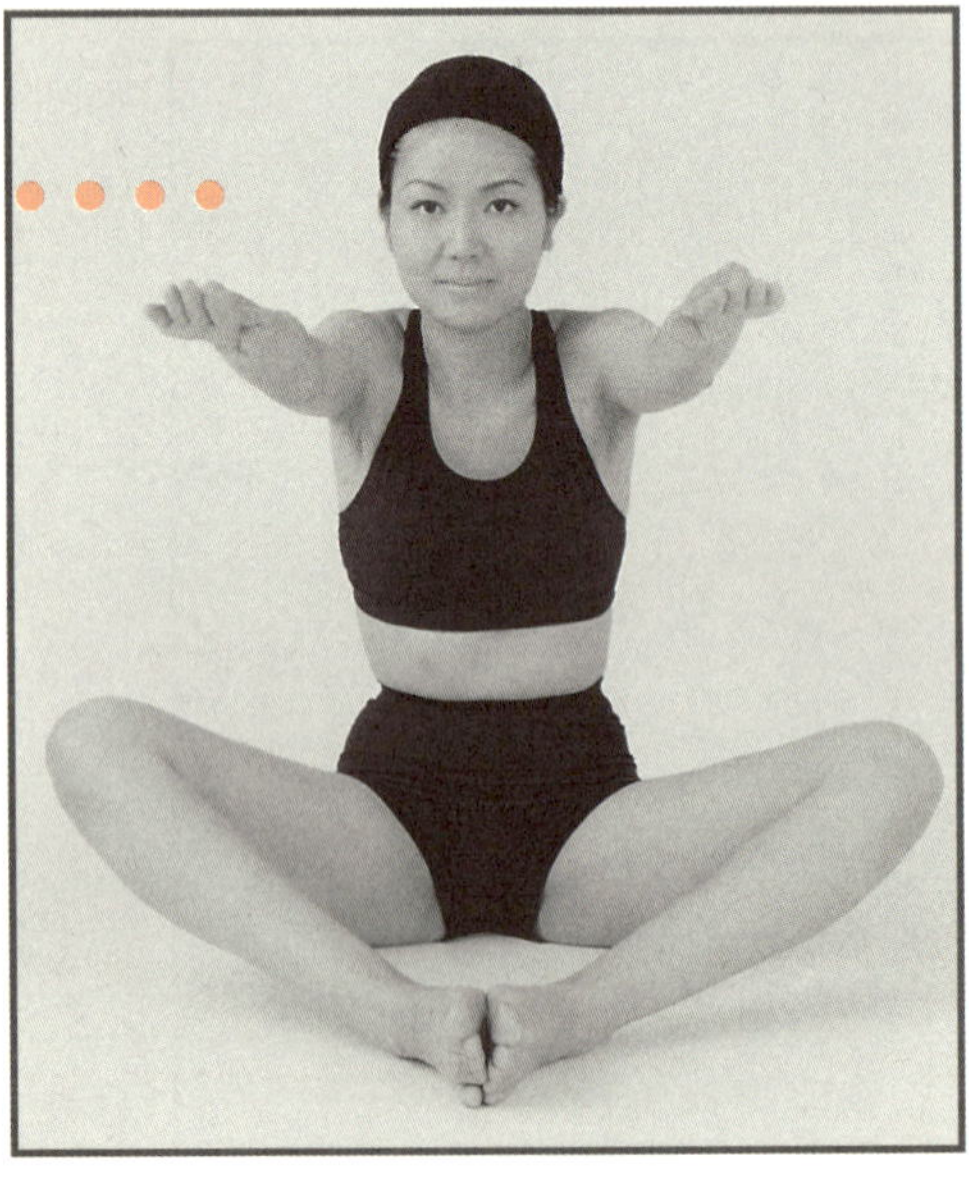

そのまま、上体を前に倒していきます(下)。両手は大きく前に突き出し、床につくように努力しましょう。この動作は、P39[カチカチ度セルフチェック]の6番目の動作によく似ています。これでどうしても足の裏が離れてしまう人は、腰まわりの筋肉がカチカチにこっています。曲げるときあまり反動をつけると、腰を痛める場合がありますから、焦らず無理をせず、ゆっくりと曲がるところまで曲げましょう。曲げていくときに大きく息を吐き出していきます。口を細めに開けて、両端から笛を吹くように長く吐き出します。おなかもへこませていきましょう。この動作で、背筋や大腿筋が充分に伸びますが、肝心なのは腸の動きを刺激することです。ですから、元の姿勢に戻るときも、ゆっくりと鼻から息を吸い込んでいってください。深い腹式呼吸によって、腹筋が柔軟になり、腸の動きも活発になります。

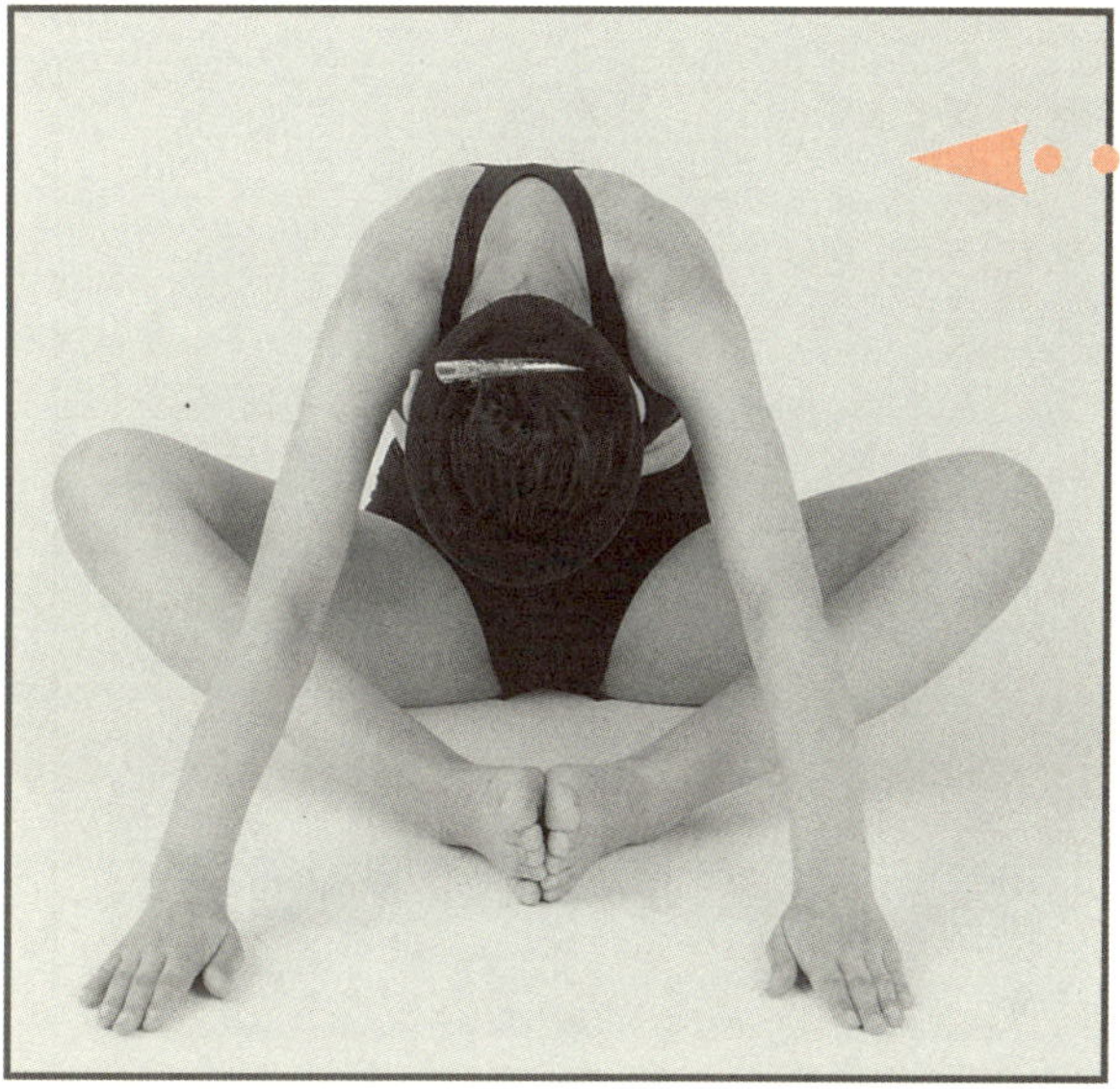

プロのワザ

腹筋群のほぐし
直接、腸も刺激する

〈ほぐし〉カイロのマニュアルにはない隠しテクですが、非常にわかりやすいと思います。

患者は仰向けになり、先生は両手でおなかの上を押圧します。マッサージはとくにしません。専門的には、腹直筋と筋膜の押圧という手技になります。

腹筋がほぐれるだけでなく、腸の蠕動運動を促進します。

ただし、骨格系のゆがみ解消にはなりません。

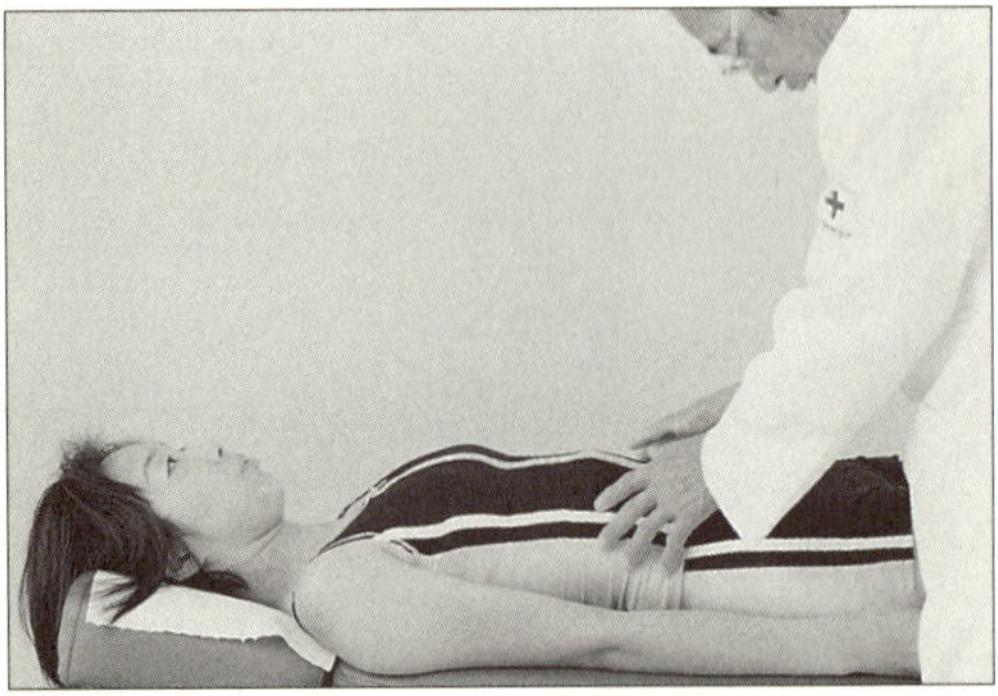

【復習もできる日常姿勢の○と×】

ここまでの内容を復習する気持ちで、あなたがついついとっている「悪い姿勢」がどれだけあるかを、毎日の生活シーン別にチェックしてみましょう。

1 入浴シーン

①図Aのように、エビのように背中を曲げる。
②図Bのように、浴槽の壁面に背中でもたれかかり、膝を軽く曲げる。

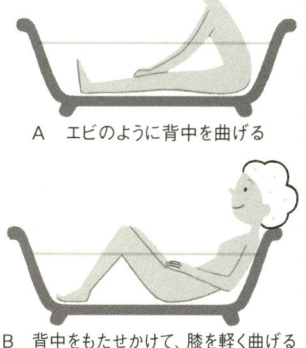

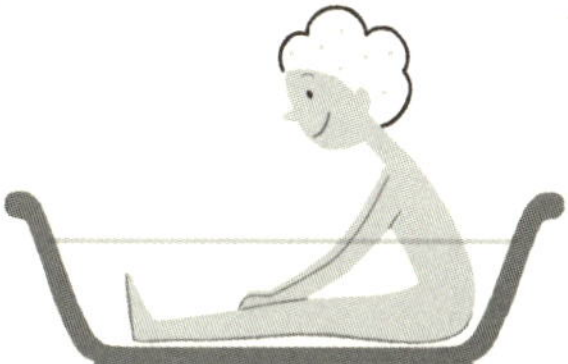
A　エビのように背中を曲げる

B　背中をもたせかけて、膝を軽く曲げる

【正解】よい姿勢はBです。
【解説】Aのように猫背になって入浴すると、内臓に負担をかけるのみならず、首や腰のカーブを乱してしまいます。背骨のバランスも崩れて、体全体の機能は低下し、老化を早めることも！

2 おそうじシーン（ぞうきんがけ）

①図Aのように、腰を浮かせて拭く。
②図Bのように、腰を落として拭く。

【正解】よい姿勢はBです。
【解説】最近はぞうきんがけをしない女性が増えているようですが、床を拭くのはけっこうエネルギーを消費して、ダイエットにもいい動作です。しかし、Aのような姿勢を続けていると、ギックリ腰や椎間板ヘルニアを起こしかねません。今は痛みがないからといって、油断は大敵。とくに「魔女のひと刺し」の異名をもつギックリ腰は、それまでに腰に何の兆候もなかった人にも、ある日突然襲ってくるものなのです。腰のためにもっともいい姿勢は正座なのですが、それでは自由に動けません。ですからBのように、腰をしっかり落とし、安定させてからぞうきんがけをしましょう。
　同様に、地面に落ちたものを拾うときや、靴のひもを結ぶときもBのような姿勢を心がけましょう。

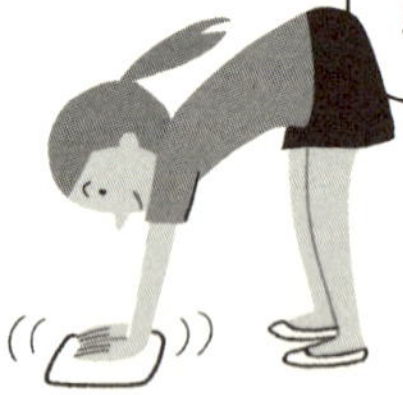
A　腰を浮かせて拭く

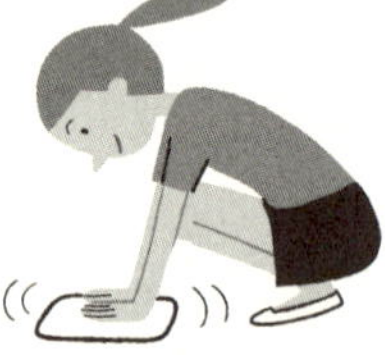
B　腰を落として拭く

3 デスクワーク

①図Aのように、上半身をまっすぐにしてイスに腰かける。
②図Bのように、脚を投げ出してイスに腰かける。

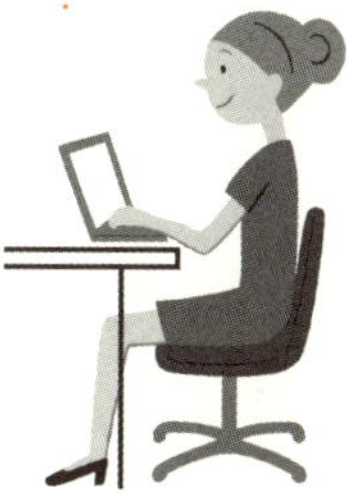

A　上半身をまっすぐにしてイスに腰かける

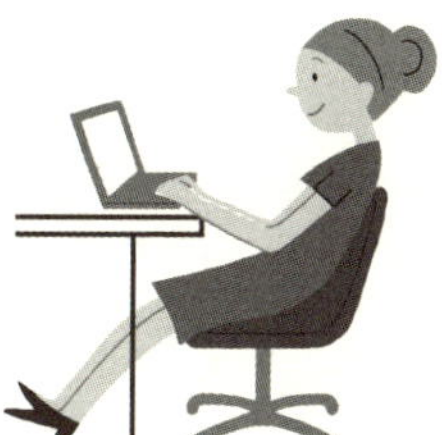

B　脚を投げ出してイスに腰かける

【正解】 よい姿勢はAです。

【解説】 Bはマナーとしても悪い姿勢ですが、ワープロやパソコンに向かって作業していると、無意識のうちにBのような姿勢をとっていることもあるので注意しましょう。Bの姿勢は、一時期は楽に感じるかもしれませんが、クセになるうちに腰、おなか、背中の筋肉を衰えさせ、スタイルを崩すばかりでなく、腰痛や肩こりの原因になることもあります。

Aの姿勢でも、不自然なまでに背筋をピンと伸ばすのもよくありません。イスには深く腰かけ、上体は頭の重みの分ほんの少しだけ前かがみにすると、自然な姿勢になり、腰への負担も減り、美しい姿になります。

4 通勤シーン

①図Aのように、脚を組んでイスに腰かける。
②図Bのように、くるぶしのところで組んでイスに腰かける。

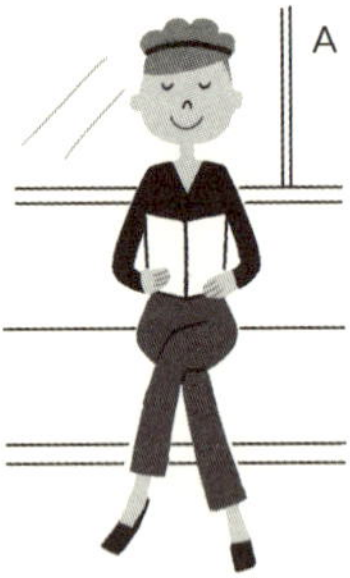
A　脚を組んでイスに腰かける

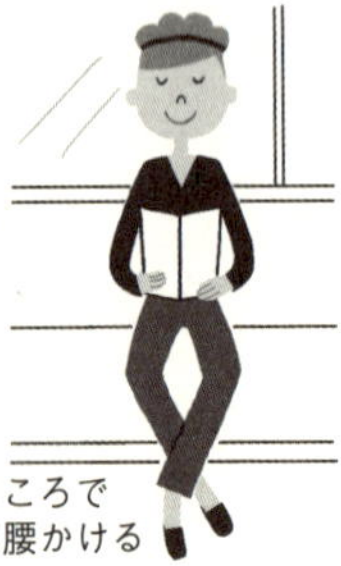
B　くるぶしのところで組んでイスに腰かける

【正解】 よい姿勢はBです。

【解説】 一見ちょっとだらしなさそうなBの姿勢ですが、実は骨格や筋肉には案外負担が少なく、いい姿勢なのです。ミニスカートをはいているときは、膝を軽く閉じてBの姿勢をとればOK。前述したように、脚を高い位置で組むAのような姿勢がクセになっている人は、すでに背骨や骨盤がずれている人。そのために肩こりや腰痛があるかもしれません。それでもなお脚組みを続けていると、ますます骨格はゆがみ、不快な症状をもっと悪化させてしまう恐れがあります。脚は組まないのが理想ですが、どうしてもというときは、くるぶしの位置で交叉させるようにして、早めに骨格のゆがみを矯正するようにしましょう。

5 立ち上がるとき

①図Aのように、最初に上体を前にかがめ、両手でイスを押しながら立ち上がる。
②図Bのように、頭の真上に向かって直立する。

【正解】よい姿勢はAです。

【解説】Bのように真上に向かって立ち上がるのはとてもよくありません。人によっては、次の瞬間腰に激痛が走るかもしれません。そうならないためにも、Aのように頭の重みを利用していったん前かがみになり、その反動で起き上がるようにしましょう。一度でも腰痛を経験している人は、Bの動作がいかに腰に衝撃を与えるか知っているため、無意識のうちにAのようにふるまうことが多いようです。

Aの動作は、正座から立ち上がるときやベッドから起き上がるときなどにも応用できます。

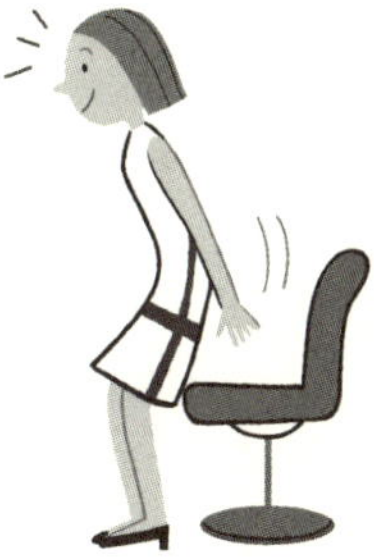
A　最初に上体をかがめ、両手でイスを押しながら立ち上がる。

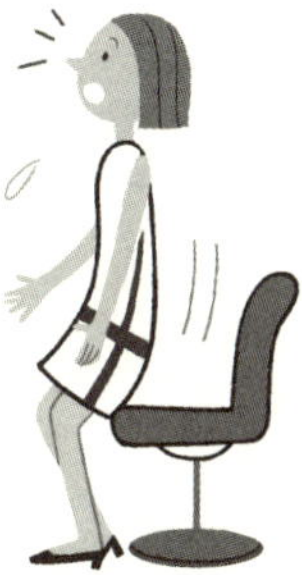
B　頭の真上に向かって直立する。

6 睡眠シーン

①図Aのように、うつぶせで寝る。
②図Bのように、横向きで寝る。

【正解】 どちらかというと、Bのほうがよい姿勢です。

【解説】 寝るときの姿勢でもっともよいのは、仰向けです。逆に、もっとも背骨や腰に負担をかける悪い姿勢がAなのです。どうしてもうつぶせでないと寝つけないという人は、薄くて柔らかい枕やバスタオルを丸めて腰の下に敷けば、筋肉は適度にゆるんで負担が減ります。

背骨や骨盤にズレがあると、腰や背中が安定しないため、何度も寝返りをうつことがあります。

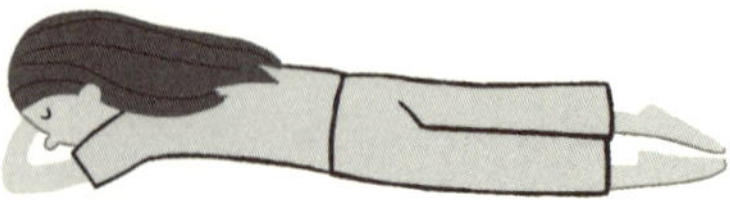

A　うつぶせで寝る

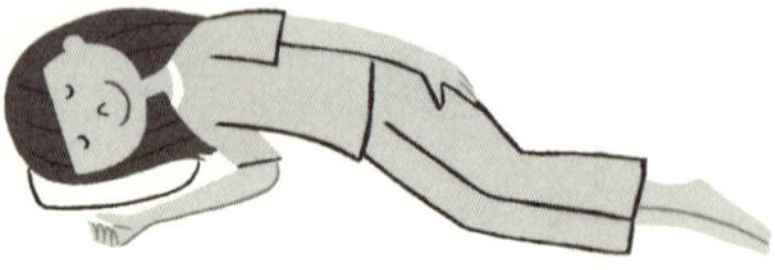

B　横向きで寝る

7 読書シーン

①図Aのように、枕を背もたれにして読む。

②図Bのように、枕などの上に脚を乗せて読む。

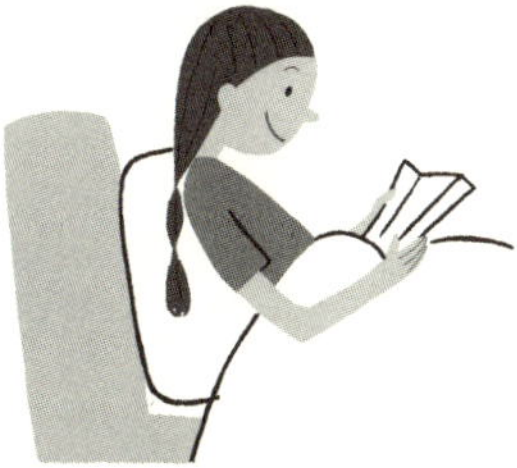

A　枕を背もたれにして読む

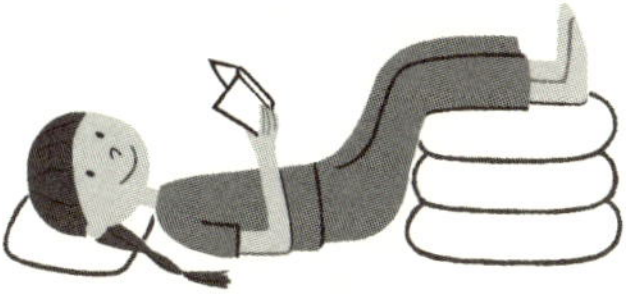

B　枕などの上に脚を乗せて読む

【正解】 どちらかというと、Bのほうがよい姿勢です。

【解説】 基本的に、寝転んだままの姿勢で本を読んだりテレビを見たりするのは感心できません。とくに、肩こりや手のしびれ、頭痛や背中痛のある人は、Aのような姿勢は避けましょう。この姿勢だと首の神経が圧迫され、寝違いを起こしやすくなるだけでなく、首のねんざの原因になりかねないからです。

やむを得ず寝たまま本を読む場合は、Bのように枕やクッションなどの上に両脚を乗せれば、腰への負担は減ります。このとき膝が直角に曲がるように高さを調節してください。そして、できるだけ室内を明るくして、本はおへその上あたりに置きます。

8 重い荷物の上げ下ろし

①図Aのように、踏み台を使う。
②図Bのように、踏み台を使わずに頭の上に荷物を上げる。

【正解】 よい姿勢はAです。
【解説】 腰が弱い人は、できれば重い荷物の上げ下ろしは避けましょう。どうしても必要なときは、Aのように安定した踏み台などを使い、荷物を頭より上に持ち上げない工夫をすることです。Bの姿勢は背骨を急に伸ばすので、筋肉への負担も大きく、靱帯や椎間板を痛める原因にもなります。
荷物の上げ下ろしや運搬作業をするときは、P80〜85のような、すぐできて即効性のある腰のほぐしを充分に行ってからにしましょう。

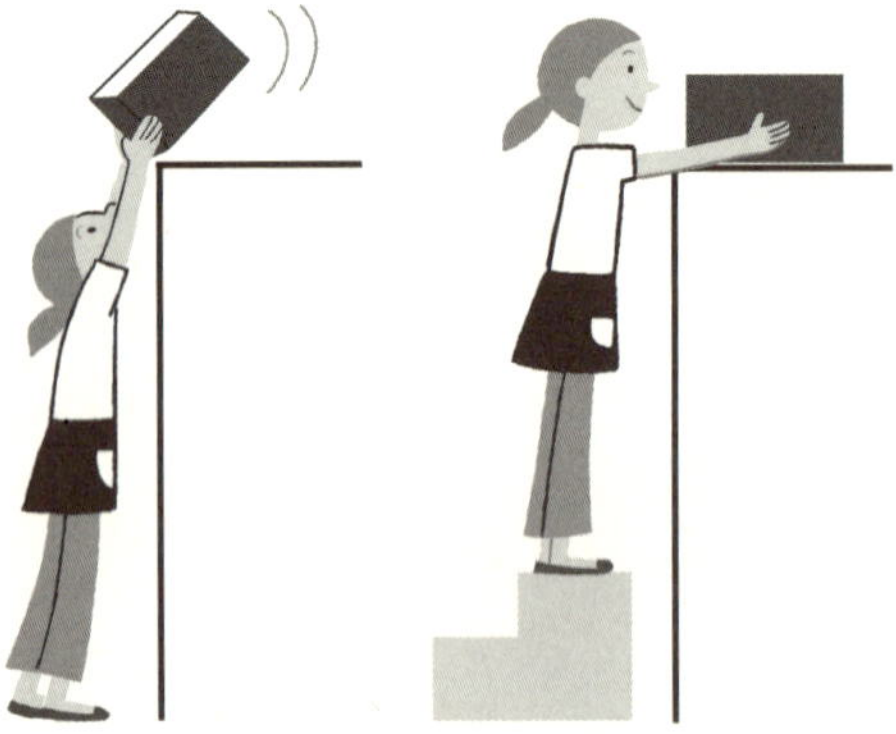

A 踏み台を使う

B 踏み台を使わずに頭の上に荷物を上げる

9 階段を昇るシーン

①図Aのように、つま先だけで昇る。
②図Bのように、足全体を使って昇る。

【正解】 よい姿勢はBです。
【解説】 高いヒールを履いていると、ついついAのような不安定な姿勢で階段を昇りがちです。高いヒールによって足首を不自然に固めた状態のままAの方法をとると、骨盤は徐々に形を崩し、婦人科系の病気につながる場合が少なくありません。
　階段の昇り降りは体全体の筋肉を鍛えるよいエクササイズになりますから、正しい姿勢で、できるだけ階段を利用するようにしましょう。

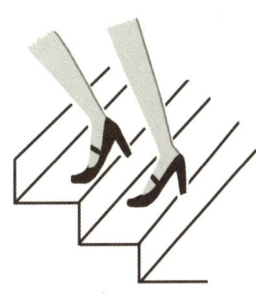

A　つま先だけで昇る

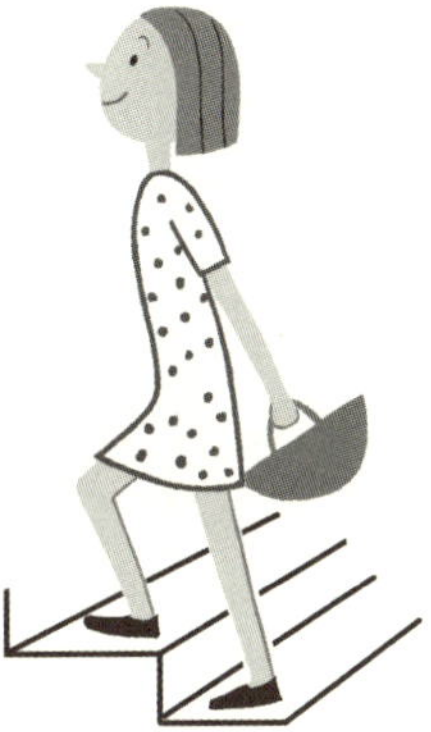
B　脚の全体を使って昇る

10 ドライブシーン

①図Aのように、車に乗り込むとき、頭から入る。
②図Bのように、車に乗り込むとき、お尻から入る。

【正解】 よい姿勢はBです。

【解説】 腰の弱い人にとって、車の乗り降りはけっこう苦痛をともなうもの。その点、Bのように、まず最初にシートにお尻を乗せてから、揃えた両足を引き入れる動作なら、腰への負担も少なく、美しい所作になります。降りるときは、まず両足を地面につけてから腰を上げます。

自分で運転するときは、背中に薄めのクッションなどを入れると快適です。

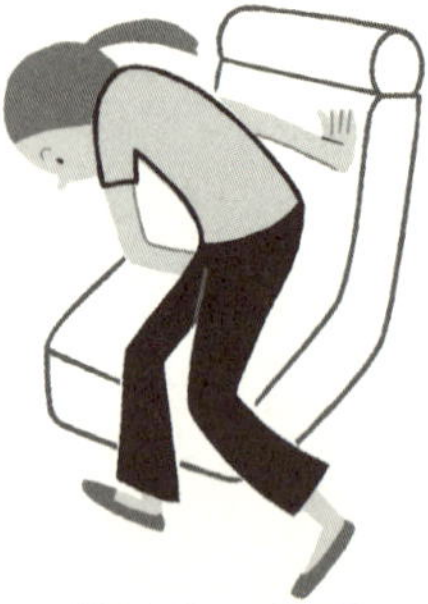
A　頭から入って乗り込む

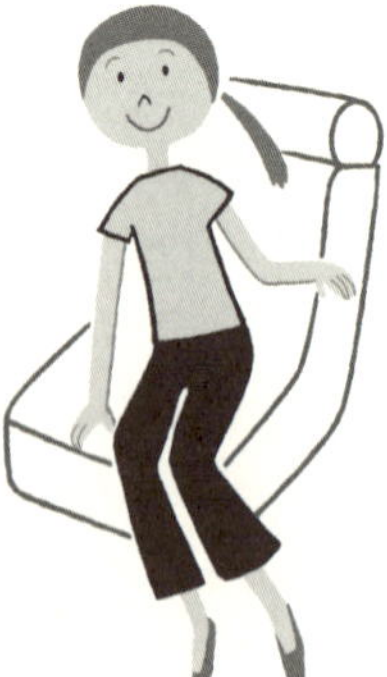
B　お尻から入って乗り込む

自分の手に負えなくなったら

[ほぐし] が受けられる主な治療院

札幌中央整体院	011-232-2112	札幌市中央区南四条西1-15-2　栗林ビル1・3F
旭川中央整体院	016-626-3321	旭川市一條通9丁目　一條ビル4F
青葉中央整体院	022-213-4434	仙台市青葉区中央2-7-30　角川ビル3F
長町中央整体院	022-246-7078	仙台市太白区長町5-2-6　森民ビル2F
村上中央整体院	03-3915-0100	東京都豊島区北大塚2-13-2　高原ビル3F
新大塚中央整体院	03-3945-3143	東京都文京区大塚5-8-10 あじげん館ビル2F
池袋腰痛センター	03-3984-4066	東京都豊島区池袋2-7-6　泰成ビル3F
代々木中央整体院	03-3377-0220	東京都渋谷区代々木1-29-5　教会ビル5F
村上整体駒込院	03-3947-0226	東京都豊島区駒込1-43-13　中村ビル2F
村上整体八王子院	0426-45-7118	八王子市東12-1　一平ビル3F
村上整体大宮院	048-648-0110	さいたま市大宮区大門町2-94　福呂屋ビル3F
村上整骨院	0471-45-7420	柏市あけぼの1-1-3
横浜中央整体院	045-586-1777	横浜市鶴見区豊岡町3-25　木島ビル5F
名駅腰痛センター	052-454-1408	名古屋市中村区則武2-6-17　名駅フォーレ2F
村上整体金沢院	076-261-3263	金沢市此花町5-6　郵政互助会ビル201
カイロプラクティック天地庵整体院	075-353-9513	京都市下京区綾小路通烏丸西入ル童侍者町169　四条烏丸松永ビル3F
福島腰痛センター(有)アートリゾート	06-6451-5281	大阪市福島区福島5-13-18　福島ビル3F
野田腰痛センター	06-6465-3777	大阪市福島区吉野3-8-1　西川産業第5ビル2F
クイックハウスケニーズ	06-6636-3114	大阪市浪速区難波中1-6-1　タケダビル4F
広島中央整体院	082-263-6783	広島市南区松原町10-25　芙蓉ビル2F
村上整体天神校	092-716-9430	福岡市中央区天神3-4-1　旭栄第一天神ビル2F
村上整体鹿児島院	099-206-1902	鹿児島市西田2-28-8　第11川北ビル701号
那覇中央整体院	098-864-0586	那覇市泊1-8-3
モリタ整体院	03-5609-4132	江戸川区平井3-24-8　森田ビル1F
美しが丘整体院	045-904-1077	横浜市青葉区美しが丘1-23-7　倉本プラザビル2F
佐野カイロプラクティックセンター	03-3952-6779	新宿区西落合1-21-13　藤崎ビル1F
旭カイロプラクティック	045-362-9339	横浜市旭区希望が丘102　大島ビル1F
南森町治療センター	06-6358-6862	大阪市北区天神橋2-5-18

※施術料、施術時間等は各治療院にお問い合わせください。

本書は、二〇〇二年八月に小社より刊行された
別冊宝島674号『体のゆがみを治す！　筋肉・筋膜ほぐし』を改訂したものです。

宝島社
文　庫

体のゆがみを治す！　筋肉・筋膜ほぐし

(からだのゆがみをなおす！　きんにく・きんまくほぐし)

2003年8月8日　第1刷発行
2003年12月25日　第3刷発行

編　者　別冊宝島編集部
発行人　蓮見清一
発行所　株式会社 宝島社
〒102-8388 東京都千代田区一番町25
電話：営業部03 (3234) 4621／編集部03 (3234) 3692
振替：00170-1-170829 ㈱宝島社
印刷・製本　株式会社廣済堂

乱丁・落丁本はお取替いたします。

First published 2002 by Takarajimasha, Inc.

Printed and bound in Japan
ISBN4-7966-3480-0